本书是国家社科基金西部项目
"反脆弱视角下西南深度贫困地区健康扶贫实证研究"（项目批准号：19XSH009）
研究成果

邓睿　黄源　著

破解因病致贫难题

云贵川深度贫困县
健康扶贫成效研究

UNRAVELING THE DILEMMA OF
ILLNESSES CONTRIBUTING TO POVERTY

A REPORT ON IMPLEMENTING HEALTH SOLUTIONS
TO POVERTY REDUCTION IN SEVERELY IMPOVERISHED COUNTIES
IN YUNNAN, GUIZHOU AND SICHUAN PROVINCES, CHINA

社会科学文献出版社
SOCIAL SCIENCES ACADEMIC PRESS (CHINA)

前　言

贫困是人类社会最沉重的社会问题之一，消除贫困一直都是人类追求的理想，并成为国际社会和各国共担的使命。消除贫困也是社会主义的本质要求，更是党和政府所关注的重要目标和任务。

健康是人类生存和社会发展的基本前提，亦为人类社会追求之永恒目标。全民健康不仅成为我国经济社会发展中优先考虑的议题，更是现代化强国的应有之义。

贫困与健康是两大互为因果的重要命题。贫困带来的健康风险和脆弱性容易引发疾病，而疾病又会以长期、反复、复杂的方式导致人力、财力损耗，成为深度贫困的主要根源，"贫"与"病"交织缠绕，互相影响，形成"贫—病—贫"的恶性循环。因此，防范因病致贫和因病返贫，已经成为全球减贫事业中的难点和痛点。

没有全民健康，就没有全面小康。健康扶贫是脱贫攻坚中的一场重要战役。中国的经验证明，健康扶贫既是贫困治理的伟大创新，也是扭转贫困地区和贫困人群健康脆弱性的可行之举。中国的经验还证明，通过提升医疗保障水平、采取疾病分类救治、提高医疗服务能力、加强公共卫生服务等措施，能够让贫困人口"看得上病、方便看病、看得起病、看得好病、防得住病"，不仅增强了健康脆弱群体的反脆弱能力，还为贫困人口在不确定性中维持生存和成长提供了强有力的支持。健康扶贫的战略举措不仅打破了"贫—病—贫"恶性循环，更成为破解这一难题的关键"变量"。

尽管中国在 2020 年实现了消除绝对贫困的全面胜利，贫困却不会就此停滞，而是以相对贫困、动态贫困和多维贫困等形式长期存在。虽然健康扶贫仅是国家各项精准扶贫举措中的一部分，是打赢脱贫攻坚战的阶段性超常规举措，但在全面脱贫之后，农村居民的健康服务保障和健康水平提升依然是我国新征程过程中的重要篇章：首先，在健康中国建设的背景下，广大农村人口健康仍是全民健康的基石；其次，疾病不仅是农村地区防范返贫的动态监测风险点，也是治理多维贫困和相对贫困不可回避的重要议题；再次，农村人口发展、农村人居环境改善的问题均与卫生健康问题交互影响，决定着乡村振兴的成败；最后，医疗卫生也是实现破除城乡二元分割，促进城乡协同发展格局的关键要素。

本书积极响应贫困治理中因病致贫的重点、难点问题，聚焦中国健康扶贫的伟大创新，以期为评价健康扶贫取得的实际成效和经验总结提供理论依据和实证支持。书中引入反脆弱理论，揭示了深度贫困地区的健康脆弱性和健康扶贫实施后的反脆弱性，拓展了与脆弱性相关的研究范畴和应用领域。研究者克服了新冠疫情、交通不便、经费紧张等现实困难，在脱贫前后进行了10次进村入户调研，获取了可靠且珍贵的第一手数据和资料，全面覆盖了建档立卡贫困户和非贫困户，生动描绘了脱贫前后的真实变化。

本书共六章。第一章介绍了研究的背景、对象、主要内容和方法；第二章对国内外贫困治理的内涵和做法进行了全面梳理，深入剖析了深度贫困地区面临的健康脆弱性问题，对中国健康扶贫工程的制度框架与其生成逻辑进行了分析；第三章至第五章以2020年为全面脱贫时间节点，对云贵川5个深度贫困县（市）脱贫前后的情况进行调研，从个体、家庭、医疗卫生服务和人居环境四个维度评价了健康扶贫对西南深度贫困地区产生的深远影响；第六章基于反脆弱的基本原理，客观总结了健康扶贫取得的实际成效，揭示了西南深度贫困地区在医疗卫生发展进程中的不足和面临的新挑战，在此基础上，提出了进一步优化健康促进方案的对策与建议，为脱贫后接续推进这些地区的卫生健康事业的发展点明方向和重点，使脱贫地区人民群众能继续在健康扶贫政策中受益。因能力与时间有限，本书难免有所疏漏，期望得到读者批评指正。

邓睿、黄源

2023年11月于昆明医科大学

目 录
CONTENTS

第一章 绪论

消除贫困、改善健康是全球发展进程中的两个重要共识，也是中国政府坚持不懈，携手全民迈入小康生活的奋斗目标。在脱贫攻坚的最后冲刺阶段，深度贫困是最具攻克难度的堡垒。由于多重困境叠加，深度贫困地区脆弱性凸显，健康风险冲击大大增加了脱贫难度。2016年，国家卫生计生委等15个部门联合发布《关于实施健康扶贫工程的指导意见》，采取提高医疗保障水平、实施分类救治、加强医疗卫生服务体系建设、加大疾病防控力度、加强妇幼健康工作和开展爱国卫生运动等举措，防止因病致贫、因病返贫。健康扶贫既是攻坚战，也是持久战，即使在2020年全面脱贫后，因病致贫返贫的风险仍将持续存在，贫困地区对抗健康脆弱性的能力若不能有效提升，势必折损脱贫工作实绩，动摇扶贫成效的稳定性。在全面小康和全民健康同频共振的时代背景下，本研究旨在通过对云贵川5个深度贫困县（市）① 脱贫前后的深入调查，从个体、家庭、医疗卫生服务和人居环境等多个维度真实展现健康扶贫的成效，总结经验与不足，提出持续完善和建设发展的思路。

---

① 本书选取云南省怒江傈僳族自治州泸水市、云南省文山壮族苗族自治州广南县、云南省迪庆藏族自治州香格里拉市、四川省凉山彝族自治州越西县、贵州毕节市威宁彝族回族苗族自治县这5个2019年尚未脱贫的云贵川深度贫困县（市）为调查点。国家级贫困县包括县、区、旗、县级市、自治县等县级行政单位，上述5个国家级贫困县（市）中，云南省怒江傈僳族自治州泸水市、云南省迪庆藏族自治州香格里拉市均为县级市，为简便起见，本书书名、目录与标题中均使用"贫困县"，行文中酌情使用"贫困县"或"贫困县（市）"。特此说明。

第一节　研究背景

一　贫困治理的国际环境与进展

在谋求和平与发展的当今世界，贫困问题仍然是世界各国亟待解决的重大难题，是实现人类可持续发展目标的现实难关。在某些发达国家或地区，富足与贫困并存的现象日益凸显。一方面是国家或地区整体上呈现经济繁荣、国家富足、社会稳定的良好局面，另一方面则是不断有更多的人陷入极端贫困，造成社会发展的不平衡，出现富足与贫困并存、城市化进程与贫民窟相伴相生的尴尬境地。而在欠发达国家或地区，贫困危机带来的问题不再是单纯的经济发展滞后，由贫穷引发的一系列社会动荡、环境恶化、地区冲突、恐怖主义、人口素质下滑等连锁反应，更有可能造成国家和地区灾难性的巨变。由是观之，贫困不仅是人类社会长期面临却难以消除的一个"时间难题"，也是一个横跨不同经济发展层级、不同国家或地区空间的"共治难题"，消除极端贫困也因此成为人类社会繁荣进步、持续发展的必由之路，需要集中各国或地区的力量，深化减贫合作，探索更为积极有效的路径和措施。

2000 年，联合国千年首脑会议上各国领导人达成共识，提出了以"消除极端贫穷和饥饿"等为主要内容的千年发展目标（Millennium Development Goals，MDGs），以期在 2015 年实现极端贫困人口比例减半的全球减贫阶段性目标。为积极推进世界贫困治理工作的开展，2013 年世界银行再一次呼吁各国采取行动，到 2030 年，实现基本消除极端贫困，即生活在 1.25 美元/天极端贫困线以下的人口比例降至 3%，并且为了缩小贫富差距，各国还需极力帮扶最贫穷的 40% 的人口增收。

随着国际社会对减贫事业的持续倡导，全球的贫困治理也取得了令人激动的新进展。一是极端贫困人口数量持续减少，2015 年极端贫困人口比例减半的全球目标基本实现。联合国《千年发展目标 2015 年报告》显示，全球极端贫困人口从 1990 年的 19 亿下降到了 2011 年的 10 亿，比预期设定提前了 5 年实现减半目标。2015 年底，全球极端贫困人口已降至 8.36 亿。① 世界银行 2016 年发布的报告《2016 年贫困和共同繁荣：战胜不平等》也指出，极端贫困人口占世界总人口的比重从 1990 年的 35% 下降至 2013 年的 10.7%，这一明显的减贫成效得益于世界经济的持续增长，以及中国、印度等发展中国家做出的突出贡献。② 例如，中国在 2002 年就率先实现了极端贫困人口比例减半的目标，其贫困人口的比例从 1990 年的 61% 下降到 2002 年的 30% 以下，2014 年又进一步降至 4.2%，对全球减贫工作的贡献率超过 70%。③

二是全球贫困治理的地区经验日益丰富，治理方式更加多样化。自 20 世纪中叶以来，多个发展中国家就开始积极探索适宜的减贫道路，为世界减贫事业的发展积累了多样化的范本与经验。印度实施以农业发展与收入再分配为主的多项减贫政策，如农村减贫计划、国家农村就业计划、农村青年企业家计划、农业开发计划等，④ 并开办了针对贫困人口技能培训的"赤脚学院"。⑤ 巴西则根据"发展极—增长点"理论建立了亚马逊自由贸易区，开展全国交通网、东北部农业发展计划，对穷人进行现金转移支付，实施最低收入保障，通过多项扶助措施帮助贫困家庭解决基本医疗、温饱、住房、教育与就业问题。⑥ 泰国作为东南亚的君主立宪制国家，其历届政府也高度重视减贫战略的制定与实施，既有针对基本生活保障的农村与城市社区基金、大米典押政策、英拉政府"最低日薪 300 铢"和"本科毕业最低月薪 15000 铢"计划、农产品最低保障价、老年人和残疾人生活保障金及巴育政府福利卡等社保措施，也有针对医疗、

① United Nations. The Millennium Development Goals Report 2015 [R]. New York：United Nations，2015.
② World Bank Group. Poverty and Shared Prosperity 2016：Taking on Inequity [R]. Washington，DC：World Bank，2016.
③ United Nations. The Millennium Development Goals Report 2015 [R]. New York：United Nations，2015.
④ 蓝志勇，张腾，秦强. 印度、巴西、中国扶贫经验比较 [J]. 人口与社会，2018，34（3）：3 – 15.
⑤ 博伦. 印度"赤脚学院"减贫的答案在于穷人本身 [J]. 绿色中国，2018（18）：66 – 67.
⑥ 蓝志勇，张腾，秦强. 印度、巴西、中国扶贫经验比较 [J]. 人口与社会，2018，34（3）：3 – 15.

住房和教育的扶持政策，如"30铢治百病"计划、"仁爱住房"和稳定住房计划、15年免费高质量教育等，① 形成了从泰国王室、政府、私人企业到民间机构、社会团体和普通民众共同参与的减贫合力，② 并积极与周边国家开展扶贫合作。③ 中国基于国情提出的开发式扶贫、精准扶贫等减贫新思路和新理论，也使得中国的贫困治理工作走在国际前沿，闯出了一条具有鲜明中国特色的反贫困道路。

三是全球贫困治理的国际合作不断加强。随着贫困治理在全球范围内的持续推进，世界银行、联合国、世界贸易组织等国际机构也积极发挥协调作用，通过发布共同倡议或规划，提供国际援助，以及举办国际性盛会等方式，指导世界范围内的贫困治理，整合治贫力量，协调减贫合作。千年发展目标圆满完成后，2015年9月，联合国193个成员国在峰会上进一步通过了可持续发展目标（Sustainable Development Goals，SDGs），消除贫困仍是未来15年全球共同应对的首要议题。国际减贫的主体也趋于多元化，新兴经济体崛起，某些国家在自身减贫工作稳步推进的同时，也积极致力于减贫事业的国际合作。④

然而，在全球减贫事业取得可喜进展的同时，贫困治理的可持续性也面临诸多挑战。世界银行数据显示，1990年至2015年全球极端贫困人口比例从近36%降至10%，2013年以前，全球极端贫困率的下降速度平均每年保持在1%，而后，极端贫困率下降速度明显放缓，说明越是往后，减贫难度越大，面临的挑战和不确定性也随之增多。⑤

---

① 李仁良.泰国政府扶贫减贫战略解析［J］.东南亚纵横，2020（6）：55-63.

② 李仁良，〔泰〕特万·乌泰瓦.泰国扶贫减贫战略解析：私人企业和民间组织的个案研究［J］.东南亚纵横，2020，（6）：64-72.

③ 杨保筠，潘艳贤.交流互鉴：促进中国与泰国在扶贫减贫领域中的合作——对中国广西和泰国沙缴府边境地区案例的观察与思考［J］.东南亚纵横，2020（6）：41-54；李家成，李曾桃子.澜湄合作机制框架下的湄公河次区域减贫问题研究［J］.中国-东盟研究，2019（3），81-122.

④ 卢光盛，熊鑫.国际减贫合作的体系变化与中国角色［J］.云南师范大学学报（哲学社会科学版），2020，52（1）：118-129.

⑤ The World Bank. Decline of Global Extreme Poverty Continues But Has Slowed［EB/OL］.（2018-09-19）［2021-08-16］. https://www. worldbank. org/en/news/press-release/2018/09/19/decline-of-global-extreme-poverty-continues-but-has-slowed-world-bank.

　　首先，世界经济增速出现下滑，减贫工作推进乏力。经济发展是国家或地区开展各项工作和实现稳步发展的物质基础和主要推动力，而全球贫困治理工作获得的前期进展与世界经济的增长密切相关。长期以来，中国、印度、泰国等国家依托经济发展对贫困治理做出了不小的贡献。然而，当前世界经济局势不佳，经济增速出现衰退现象。一方面，以美国为主的西方发达国家经济低迷不振，债务居高不下，阻碍了全球经济增长。另一方面，经济全球化进程面临逆全球化潮流，最突出的表现是英国脱欧、美国"退群"以及贸易保护主义抬头。① 经济的不景气导致反贫困工作资金投入不足，贫困加剧，返贫现象增多，减贫进程放缓，治理难度大幅提升。②

　　其次，全球贫困治理发展不平衡，治理效果参差不齐，区域差异大。在全球极端贫困人口比例成功减半，贫困治理取得阶段性成功的总体态势下，存在国家之间、地区之间的不平衡发展，部分国家和地区由于经济乏力、战争动乱等仍然面临严重的贫困问题。在过去几年间，全球95%的贫困人口主要集中在东亚及太平洋地区、南亚以及撒哈拉以南的非洲地区。随着减贫工作的推进，东亚及太平洋地区、南亚的贫困人口比例分别从1990年的50.6%、60.8%迅速降至2021年的18.8%、7.2%，而同期撒哈拉以南的非洲地区的贫困人口比重仅从56%下降到42.6%，成为降幅不明显、贫困人口的全球比重却在增长的地区。③ 从国家内部来看，贫困分布也存在明显的地区差异和城乡差异，这些内部差异的形成有可能是威胁社会和谐稳定的不良因素，会增大脱贫难度。

　　再次，贫困治理趋势逐渐向相对贫困转变，减贫事业迈向新阶段。随着千年发展目标的成功实现，极端贫困人口绝对数量有效减少，世界范围内部分国家或地区的减贫事业焦点逐渐从绝对贫困治理转为相对贫困治理。相对贫困可以理解为个人或家庭依靠其劳动所得能够基

---

① 刘曙光. 当前世界经济形势及中国的对策 [J]. 理论学刊, 2019 (6)：46 – 58.

② 徐秀军. 新兴经济体与全球经济治理结构转型 [J]. 世界经济与政治, 2012 (10)：49 – 79 + 157 – 158.

③ Cruz M, Foster J, Quillin B, et al. Ending Extreme Poverty and Sharing Prosperity：Progress and Policies [R]. World Bank Group, Policy Research Notes, 2015.

本满足生存需要,但其生活水平却仍然低于社会平均水平的状态。相对贫困作为一类"比较"型的贫困,将难以避免地长期存在于人类社会,除物质生产资料外,其治理领域还涵盖了精神、教育、健康、能力等诸多层面,关注点从解决生存问题拓展到了提高生存质量。在亚洲,大部分发展中国家的极端贫困人口比例都降到了3%以下,消除绝对贫困已进入最后阶段,应对相对贫困的新阶段已然到来。① 此外,目前国际社会对于相对贫困问题的研究也尚处于起步阶段,有效的治理手段和路径仍需探索完善。

复次,易贫弱势群体的脱贫问题尚需进一步探讨。随着全球贫困治理逐渐从绝对贫困转向相对贫困和多维贫困,减贫关注点也从单纯的低收入群体拓展至了弱势群体,例如女性和老年人。女性因在家庭和社会层面的弱势地位而面临较大的致贫返贫风险,"贫困女性化"仍是未来贫困治理中的难点,② 而纳入性别视角的扶贫策略可在一定程度上助力减贫事业的可持续发展,阻断贫困的代际传递。③ 随着人口老龄化在多国乃至全球的快速增长,老年人口在收入、能力、健康等多维度的致贫风险应对也成为未来治贫工作中亟待应对的挑战。

最后,贫困治理存在健康短板,因病致贫、因病返贫现象频发。健康是提供充足人力资本的重要保障,对经济增长和可持续发展的重要性不言而喻。目前全球的绝对贫困治理取得了重要进展,极端贫困人口拥有最低限度的物质生活资料,但由于健康投入不足、健康知识匮乏以及基本医疗卫生服务供给缺乏等问题,他们仍然面临较大的疾病风险和疾病负担。世界卫生组织研究报告显示,2017 年全球有 1 亿人因医疗费用而陷入极度贫困状态,因病致贫的人数约为 1.8 亿人。④ 2020 年,新冠

---

① 博鳌亚洲论坛. 亚洲减贫报告 2020:全球化变动与公共危机影响下的亚洲贫困 [R]. 2020:76 – 80 + 168 – 173.

② 仲超. "贫困女性化"的形成与治理 [J]. 云南社会科学,2019 (6):143 – 150 + 183 – 184.

③ 世界银行著. 胡光宇,赵冰译. 2012 年世界发展报告:性别平等与发展 [M]. 清华大学出版社,2012.

④ WHO and World Bank. Tracking Universal Health Coverage:2017 Global Monitoring Report [R]. 2017.

疫情的冲击，不仅对全球经济造成重创，也造成新的健康风险和致贫形态。

针对全球范围内的贫困治理工作，虽然不同的区域具有不同的减贫进程和特征，但从整体趋势分析，世界减贫愿景正迈向更高和更深层次的追求。从千年发展目标到可持续发展目标的更迭正反映了全球贫困治理工作的演进与深化。千年发展目标涉及贫穷和饥饿、教育、疾病、环境恶化及女性歧视五大领域，以消除极端贫穷和饥饿为首要目标。虽然经过 25 年的奋斗历程，全球反贫工作和千年发展目标的各项工作成效斐然，但仍有数以亿计的穷人、残疾人、老年人，或因性别、种族和地区遭受不平等待遇的弱势群体，被排挤在了发展之外。① 因而，在千年发展目标之后，可持续发展目标突出强调了多维度贫困治理体系的建设，更加关注权利和能力贫困，在要求消除一切形式的贫困的同时，更加注重社会、经济和环境多个向度的可持续发展，倡导从健康、教育、安全、环境、社会生活等方面采取综合措施，提高贫困人口以及弱势群体的生存韧性，建立对抗贫困风险的长效机制。

进入 21 世纪，健康与贫困依然深度交织，致使中低收入国家的人们常常裹挟于"医疗贫困陷阱"（the Medical Poverty Trap）之中，这日益受到国际社会的广泛关注。② 联合国可持续发展目标中的第三项就是健康福祉，下设有实现全民健康保障，人人享有基本保健服务、基本药物和疫苗等具体指标。这也是对全民健康覆盖（Universal Health Coverage，UHC）全球倡议的积极回应，③ 以不断扩大健康保障覆盖面，提升人们的经济风险应对能力，通过提供健康促进、预防、治疗、康复等连续性服务，提高人们的疾病风险应对能力，实现可持续的健康发展。

---

① 叶江. 联合国"千年发展目标"与"可持续发展目标"比较刍议［J］. 上海行政学院学报，2016，17（6）：37 - 45.

② Whitehead M，Bird P. Breaking the Poor Health-Poverty Link in the 21st Century：Do Health Systems Help or Hinder?［J］. Annals of Tropical Medicine and Parasitology，2006，100（5 - 6）：389 - 399.

③ World Health Organization. Resolution WHA58. 33. Sustainable Health Financing，Universal Coverage and Social Health Insurance［R］. 2005.

二 中国贫困治理的进程与目标

中国曾是世界上贫困人口最多的发展中国家，消除贫困、改善民生、逐步实现共同富裕，是社会主义的本质要求。虽有学者把1986年作为中国扶贫的正式起点，这是因为"贫困地区经济开发领导小组"在那一年6月成立，标志着中国开始有计划、有组织、有规模地展开了贫困治理的专项工作，[①] 但也有不少学者认为，自新中国成立以来，中国政府就始终在与贫困做斗争，由于时代背景、政治经济环境和社会发展的阶段性目标不同，1986年以前的扶贫并不能从狭义层面理解，而是计划经济体制和农村经济体制下广义的扶贫。[②]

新中国成立之初，国家积贫积弱，人民一贫如洗，衡量贫困最直观的饥饿现象普遍存在。1949～1978年，中国虽没有出台明确的扶贫政策或规划，但这一阶段的扶贫措施总体上以"救济"方式为主，以着力应对灾荒为目标，在国家财政的支持下，通过现金补贴或实物救济的方式缓解贫困人口的生存危机。[③] 在这一时期，中国政府除了促进农业生产、工业生产、交通运输业的迅速恢复与发展外，还大力发展集体经济，建立了农村信用合作体系和社会保障制度，发展了农村基础教育和基本医疗卫生事业，以期通过平等的收入分配和普惠的集体福利解决全社会的极端贫困问题。然而，由于计划经济体制低效率，基本消费品生产不足，以及救济水平低、规模分散等，此阶段的贫困治理仅能基本应对最低生存需求，未能从根本上改变农村的贫困面貌。[④]

在改革开放前夕，中国贫困问题仍十分严峻。国家统计局在《关于

---

① 左停，杨雨鑫，钟玲. 精准扶贫：技术靶向、理论解析和现实挑战 [J]. 贵州社会科学，2015 (8)：156 – 162.

② 程联涛. 我国农村扶贫开发制度创新研究 [M]. 贵阳：贵州人民出版社，2017；范小建. 60年：扶贫开发的攻坚战 [J]. 求是，2009 (20)：35 – 37.

③ 曾小溪，汪三贵. 中国大规模减贫的经验：基于扶贫战略和政策的历史考察 [J]. 西北师大学报 (社会科学版)，2017，54 (6)：11 – 19；雷明，李浩等. 中国扶贫 [M]. 北京：清华大学出版社，2020：21 – 22.

④ 曾小溪，汪三贵. 中国大规模减贫的经验：基于扶贫战略和政策的历史考察 [J]. 西北师大学报 (社会科学版)，2017，54 (6)：11 – 19；黄承伟. 中国扶贫开发道路研究：评述与展望 [J]. 中国农业大学学报 (社会科学版)，2016，33 (5)：5 – 17.

中国农村贫困状态的评估和监测》中，把 100 元设定为 1978 年的贫困线进行计算，当时全国贫困人口的规模为 2.5 亿人，占全国人口总数的 25.97%，占当时农村人口总数的 30.7%，占世界贫困人口的 1/4。若按现行农村贫困标准衡量，1978 年我国农村贫困人口可以达到 7.7 亿人，贫困发生率为 97.5%，可以说是全民皆贫。1979～1985 年是中国贫困治理的第二个阶段，是以"体制改革"为主导的扶贫阶段。① 这一阶段中国的扶贫工作与改革开放同步进行，农村经济体制发生了重大变革。一方面，通过家庭联产承包责任制，农产品交易市场化，提高农副产品收购价格，改革农产品购销和流通体制，大大提高了农村和农民的生产积极性；另一方面，通过信用贷款、以工代赈、扩大就业机会等方式，让扶贫策略从以生存救助为主的无偿救济向帮助生产为主、辅以有偿救济转变。这一阶段的有效举措让中国的减贫速度出现了历史性突破，到了 1985 年底，绝对贫困人口数量比 1978 年减少了一半（1.25 亿人），贫困发生率降至 14.8%，平均每年减贫人口达 1786 万人。②

1986 年是中国贫困治理的重要节点，在这一年，贫困地区经济开发领导小组成立，扶贫工作被列入国家"七五"计划，"贫困县"的概念和纳入标准开始出现，中国的扶贫工作也由此开始进入了有计划、有组织、有目标的全新时期。有学者把 1986～1993 年划分为中国扶贫历程的第三个阶段，即以县为中心的扶贫阶段③或大规模开发式扶贫阶段④，主要原因是在此阶段，中国的贫困治理方式从区域瞄准变为县级瞄准，贫困户、五保户、救济户等个体贫困的划分也在这一时期出现，体现了扶贫工作从粗放型向精准型过度，从救济式向开发式转变。到 1993 年，全国农村贫困人口减少到了 8000 万人，平均每年减少 643 万人，贫困发生率下降到了 8.8%。有学者主张将起始于 1986 年的扶贫阶段延长至 2000 年，称为

① 曾小溪，汪三贵．中国大规模减贫的经验：基于扶贫战略和政策的历史考察 [J]．西北师大学报（社会科学版），2017，54（6）：11－19；万广华，史清华等．中国扶贫理论研究 [M]．北京：中国农业出版社，2019：3－4.
② 雷明，李浩等．中国扶贫 [M]．北京：清华大学出版社，2020：6，25.
③ 雷明，李浩等．中国扶贫 [M]．北京：清华大学出版社，2020：25.
④ 黄承伟．中国扶贫开发道路研究：评述与展望 [J]．中国农业大学学报（社会科学版），2016，33（5）：6.

"解决温饱的开放式扶贫阶段",① 因为这一跨越 14 年的扶贫历程均是以解决温饱问题为出发点,并且呈现一定的共同特点:一是扶贫工作从社会救助事业中脱离出来,形成了有机构、有专门工作经费和专项政策的系统工程;二是从以往的救济式扶贫转变为开发式扶贫;三是扶贫资金的使用由分散转变为重点集中;四是建立了以省为主的扶贫工作机制;五是扶贫主体由单一政府支援变为政府主导下多部门协同参与的扶贫格局。② 在这一时期,中国政府于 1994 年出台了首个扶贫攻坚的纲领性文件,即《国家八七扶贫攻坚计划》,因而也有学者主张把 1994～2000 年的贫困治理称为"八七扶贫攻坚"阶段。这一阶段的核心目标就是集中人力、物力、财力,用七年左右的时间,基本解决 8000 万名农村贫困人口的温饱问题,标志着中国的扶贫工作开始进入政府主导的攻坚式扶贫模式。到 2000 年底,农村绝对贫困人口减少到了 3209 万人,贫困发生率降至 3.4%。③

2001～2010 年,以《中国农村扶贫开发纲要(2001—2010 年)》的出台为标志,中国的贫困治理开始进入巩固温饱的全面扶贫阶段,这一时期的扶贫工作不再仅关注单一维度的收入贫困,而是转向多维贫困的视角,从健康、教育和社会福利等多方面改善贫困人口的福祉,也更加重视贫困地区的基础设施、教育资源、医疗卫生、发展环境和文化事业等多领域的协同建设。同时,贫困瞄准重心也进一步下沉,在全国范围内确定了 15 万个贫困村,采取了"整村推进"的路径,在实施开发式扶贫的同时,引入了农村最低生活保障制度,采取"两轮驱动"的扶贫战略。④ 到 2010 年,以 1274 元为贫困标准线,中国贫困人口已减少至 2688 万人,贫困发生率下降到了 2.8%。

---

① 万广华,史清华等.中国扶贫理论研究 [M].北京:中国农业出版社,2019:4;曾小溪,汪三贵.中国大规模减贫的经验:基于扶贫战略和政策的历史考察 [J].西北师大学报(社会科学版),2017,54(6):14.

② 曾小溪,汪三贵.中国大规模减贫的经验:基于扶贫战略和政策的历史考察 [J].西北师大学报(社会科学版),2017,54(6):14-15.

③ 黄承伟.中国扶贫开发道路研究:评述与展望 [J].中国农业大学学报(社会科学版),2016,33(5):8.

④ 黄承伟.中国扶贫开发道路研究:评述与展望 [J].中国农业大学学报(社会科学版),2016,33(5):8.

2011 年 4 月，《中国农村扶贫开发纲要（2011—2020 年）》审议通过，中国的扶贫工作从解决温饱问题转为"两不愁三保障"①，进入全面小康的冲刺阶段。在这一时期，中国将扶贫标准提高到了 2300 元，按新标准重新核算后，全国农村贫困人口为 1.22 亿人。2012 年，中国共产党第十八次全国代表大会把脱贫攻坚纳入"五位一体"总体布局和"四个全面"战略布局，脱贫攻坚战全面打响。2013 年 11 月，习近平总书记在赴湖南省花垣县十八洞村考察时首次提出了"精准扶贫"的概念。②此后，随着精准扶贫的确立与具体化，"四个切实"③、"五个一批"④、"六个精准"⑤、"七个强化"⑥、"八条要求"⑦ 和分类施策⑧共同构成了新时期中国扶贫的精准方略。精准扶贫不仅是一种战略措施，更是集理论、政策、机制和行为等于一体的完整系统，⑨ 也是有计划性地对特定贫困地区和贫困人口进行帮扶从而促进社会正向变迁的一个过程。⑩ 进入精准扶贫阶段后，中国贫困治理的内涵更加多元化，以"两不愁三保障"为基本脱贫标准，更加注重区域性整体脱贫和贫困人口全方位脱贫，

---

① "两不愁"指农村贫困人口不愁吃、不愁穿；"三保障"指义务教育、基本医疗和住房安全有保障。

② 精准扶贫：提速脱贫奔小康［EB/OL］.（2019 - 12 - 03）［2024 - 01 - 28］. https://www. gov. cn/xinwen/2019 - 12/03/content_5458138. htm？eqid = 854a63470005224d0000000 03645c448e.

③ 四个切实：切实落实领导责任；切实做到精准扶贫；切实强化社会合力；切实加强基层组织。

④ 五个一批：通过扶持生产和就业发展一批，通过易地搬迁安置一批，通过生态保护脱贫一批，通过教育扶贫脱贫一批，通过低保政策兜底一批。

⑤ 六个精准：扶持对象精准、项目安排精准、资金使用精准、措施到户精准、因村派人精准、脱贫成效精准。

⑥ 七个强化：强化领导责任、强化资金投入、强化部门协同、强化东西协作、强化社会合力、强化基层活力、强化任务落实。

⑦ 八条要求：合理确定脱贫目标、加大投入支持力度、集中优势兵力打攻坚战、区域发展必须围绕精准扶贫发力、加大各方帮扶力度、加大内生动力培育力度、加大组织领导力度、加强检查督查。

⑧ 分类施策：因人因地施策、因贫困原因施策、因贫困类型施策。

⑨ 刘解龙. 经济新常态中的精准扶贫理论与机制创新［J］. 湖南社会科学，2015（4）：156 - 159.

⑩ 陈成文，廖欢. 精准扶贫：一个概念的社会学意义及其政策启示［J］. 开发研究，2016（4）：71 - 76.

着力解决深度贫困，在外源性扶持的基础上，更看重对贫困人口的赋权和赋能，通过教育、技能培训、健康服务等具体措施积极提升贫困人口的内生动力和可持续发展的能力。摆脱贫困成为全面建成小康社会的底线任务和标志性指标，也是接续推进乡村振兴的重要基石。2020 年底，我国脱贫攻坚战取得了全面胜利，现行标准下 9899 万名农村贫困人口全部脱贫，832 个贫困县全部摘帽，12.8 万个贫困村全部出列，区域性整体贫困得到解决，我国完成了消除绝对贫困的艰巨任务。①

总结中国 70 余年来的贫困治理历程，不难看出，党和国家一直高度关注人民的生活水平，消除贫困是中国社会发展进程中的首要目标，是实现中国特色社会主义全民共同富裕蓝图上的明媚底色。早在 20 世纪 70 年代，中国就开启了反贫困的艰辛之旅，大致经历了生存保障、体制改革、解决温饱、巩固温饱和全面小康五个阶段的扶贫开发历程（见表 1－1）。中国政府基于各时代发展的特点，制定了"救济式""以工代赈""以县为中心""八七扶贫攻坚""整村推进""精准扶贫"等各扶贫阶段的政策主线和模式，探索出了一条符合中国实际的从经济到多维、从粗放到精准、从输血到造血的扶贫开发壮丽图景，形成了系统的具有针对性、瞄准性的减贫思路。② 中国的贫困面貌因此发生了翻天巨变，农村地区已基本从整体贫困变为整体消贫，成为首个兑现联合国减贫目标的发展中国家，为世界减贫事业做出了卓越贡献。

表 1－1　中国贫困治理的阶段历程

年份	阶段	扶贫导向	治理方式	阶段年末农村贫困人口数（万人）	扶贫标准（元）	阶段年末农村贫困发生率（％）
1949～1978	保生存的扶贫阶段	应对灾荒，缓解生存危机	无偿救济	25000	100	30.7

① 中华人民共和国国务院新闻办公室．《人类减贫的中国实践》白皮书 ［EB/OL］.（2021－04－06）［2021－08－08］. http://www.gov.cn/zhengce/2021－04/06，content_5597952. htm.

② 雷明，李浩等．中国扶贫 ［M］.北京：清华大学出版社，2020：20－46.

续表

年份	阶段	扶贫导向	治理方式	阶段年末农村贫困人口数（万人）	扶贫标准（元）	阶段年末农村贫困发生率（%）
1979～1985	体制改革的扶贫阶段	释放农业生产力，解决温饱问题	帮助生产＋有偿救济	12500	206	14.8
1986～2000	解决温饱的扶贫阶段	以县为中心，解决温饱问题	开发式	3209	625	3.4
2001～2010	巩固温饱的扶贫阶段	注重多维贫困的整村推进	开发式＋最低生活保障	2688	1274	2.8
2011～2020	全面小康的扶贫阶段	全面全方位消除绝对贫困	精准扶贫	551*	3747	0.6

＊2019 年末数据，2020 年实现农村人口全部脱贫。

三　开展健康扶贫研究的意义与价值

在新时代脱贫攻坚任务抓紧实施的同时，习近平总书记提出了"没有全民健康、就没有全面小康"[①] 的重要论断，进一步丰富了小康社会的基本内涵，人民健康被放在了优先发展的战略位置。2015 年 10 月，党的十八届五中全会明确提出推进健康中国建设。2016 年 8 月 19 日，在全国卫生与健康大会上，习近平总书记强调"加快推进健康中国建设，努力全方位、全周期保障人民健康，为实现'两个一百年'奋斗目标、实现中华民族伟大复兴的中国梦打下坚实健康基础"。[②] 同年 10 月，中共中央国务院印发《"健康中国 2030"规划纲要》。2017 年 10 月，在党的十九大报告中，习近平总书记再次指出："人民健康是民族昌盛和国家富强的重要标志。要完善国民健康政策，为人民群众提供全方位全周期健康服务。"[③]

可见，在全面建成小康社会的最后冲刺阶段，贫困治理与健康治理同向同行，同频共振，交织互促。全面脱贫是全面建成小康社会的底线任务，基本医疗有保障成为实现"两不愁三保障"农村人口脱贫的核心

---

① 习近平谈治国理政（第二卷）［M］.北京：外文出版社，2017：370.
② 习近平关于社会主义社会建设论述摘编［M］.北京：中央文献出版社，2017：101.
③ 十九大以来重要文献选编（上）［M］.北京：中央文献出版社，2019：34.

指标。贫困治理有助于减少疾病风险，改善人群健康状况，提高人口素质，而健康治理又是降低医疗服务成本，增加人力资本，避免个人和家庭灾难性支出的重要手段。深度贫困是中国脱贫攻坚最后冲刺阶段的"硬骨头"，由于多重致贫因素叠加，深度贫困地区脆弱性凸显，健康风险冲击大大增加了脱贫难度和不稳定性。

无论是响应 2015 年后全球消除贫困和全民健康覆盖的国际倡议，还是顺应新时代中国社会的发展要求，贫困与健康成为本研究重点关注的两条主线。中国推行的健康扶贫工程，既是贫困治理的伟大创新，也是扭转贫困地区和贫困人群健康脆弱性的可行之举，是贫困与健康两条主线的交汇点。健康扶贫不仅是保障手段，更是与个体和家庭之间形成的一种互动机制，形塑着农户的生计方式、风险意识和健康结局，也影响着医疗卫生系统自身的建设与发展。

本研究以"脆弱性"为切入点，以"反脆弱"理论框架为依据，以 2020 年为全面脱贫时间节点，在梳理了"贫—病—贫"形成机制的基础上，研析了健康扶贫的制度框架与生成逻辑，通过脱贫前后两次实证调查，了解云贵川深度贫困县健康扶贫产生的多层级影响，以此识别出不同层级对抗健康风险冲击的潜能和反脆弱性。研究融合了社会学、管理学和公共卫生理论视角，从微观到宏观全面评析了健康扶贫产生的效果和影响，形成了立体而丰富的研究内容，为总结健康扶贫的实际成效和经验提供了理论依据和实证支持。通过脱贫前后的对比研究，剖析了医疗卫生工作中的不足和脱贫地区面临的新挑战，为进一步优化健康促进方案提出了对策与建议。

第二节　研究对象、理论视角与主要内容

一　研究对象

本研究重点关注云南、贵州、四川深度贫困县的健康扶贫工作。本研究以"脆弱性"为切入点，引入反脆弱的理论视角，从个体、家庭、医疗卫生服务和人居环境四个层级评析健康扶贫成效，剖析存在的突出问题，进而运用反脆弱原理对深度贫困县的医疗卫生发展和防范因病致贫的

机制提出完善思路和对策建议。在现场调查中，具体研究对象又包括建档立卡贫困户①和非贫困户，以及县、乡、村医疗卫生服务机构和人员。

二 理论视角

在现代社会的发展模式下，工业化、城市化、环境污染及技术发展导致并加剧了社会的脆弱性；社会公平丧失、社会群体边缘化等问题逐渐显现，加剧了地区的脆弱性。为提高社会对风险的抵御能力，"反脆弱发展"的理念逐渐进入研究者的视野。1998 年，美国学者大卫·A. 麦恩泰（David A. McEntire）在阐述有关灾害学研究的理论视角时，首次提出了"非脆弱性发展"（Invulnerable Development）的概念，将其定义为"以应对脆弱性为导向的一种发展方式，旨在减少由灾导致的社会、政治和经济方面的阻滞"。② 具体而言，这种发展方式可以是用以减少风险和易感性，增强灾难中事物复原力和韧性的一系列决策和行动。③ 2014 年，美国风险管理学家纳西姆·尼古拉斯·塔勒布（Nassim Nicholas Taleb）提出了"反脆弱"（Anti-fragile）的概念，它是麦恩泰"非脆弱性"的进一步深化，其主旨并非以降低脆弱性为根本，而是更加强调事物应对不确定性的能力和结果。"反脆弱"的本质及理论架构虽并非专门针对贫困治理，但这一针对脆弱性的延伸解读也更加全面地描绘了个体、群体或系统在风险威胁和干预下的正负响应及程度，从而判断和提升个体和群体的反脆弱能力，确保在不确定性中应变获益。④ 基于塔勒布的理论架构，理解反脆弱首先需要辨析脆弱性的"三元结构"，即脆弱性（创伤性损伤）—复原力（创伤性修复）—反脆弱（创伤性成长），从而了

---

① 建档立卡贫困户是 2014 年各省按照扶贫开发和农村最低生活保障制度，以 2013 年农民人均纯收入 2736 元的国家农村扶贫标准为识别标准，对每个贫困户建档立卡，纳入全国统一的扶贫信息网络系统。

② McEntire D A. Pendulum Policies and the Need for Relief and Invulnerable Development [J]. International Journal of Mass Emergencies and Disaster, 1998, 16 (2): 213 – 216.

③ McEntire D A. Sustainability or Invulnerable Development? Proposals for the Current Shift in Paradigm [J]. Australian Journal of Emergency Management, 2000, 15 (1): 58 – 61.

④ 〔美〕纳西姆·尼古拉斯·塔勒布著. 雨珂译. 反脆弱 [M]. 北京：中信出版社，2014.

解风险冲击后的演进过程。其次，风险及干预手段的影响面又可从个体、群体和系统三个纵向维度进行识别。最后，基于结果，可从过度补偿后的正负效应和对抗冲击的凹凸效应角度评价反脆弱力的强弱。总体而言，反脆弱的本质就是当事物暴露在波动性、随机性、混乱和压力、风险和不确定性下时，不仅具有复原力或强韧性，更重要的是可以链接自体能力与外源支持，在风险应对中获益或成长。

反脆弱理念是国内社区发展研究的新动向。柳红霞等基于"短板效应"解析了反脆弱理念，并指出补短助强的反脆弱理论不仅适用于先发社区，也适用于贫困落后社区。贫困社区因自身优势不明显，在消除脆弱性时更应该将推动社区公共服务均等化、实现社区发展的底线公平等手段作为突围路径。① 邓涛等对我国民族地区社区治理现代化进行了探析，发现民族地区资源匮乏，自然、社会及结构脆弱性等交织，先导式的发展对其并不适用，因而倡导反脆弱性的发展模式以降低民族地区的风险暴露度，增强风险敏感度和抵御力。② 在国内扶贫开发研究领域中，针对反脆弱性的研究甚少，仅有两位学者提及过"反脆弱性"一词。李雪萍以西藏社区为切入点，映射贫困落后地区的多重脆弱性叠加现状，指出贫困地区需突破发展陷阱，在助强的同时补齐短板，实现"反脆弱性发展"。③ 2016 年，李雪萍进一步针对区域脆弱性提出了反脆弱发展的思路，认为"反脆弱"是一种以重视和减少脆弱性为导向的发展方式，倡导降低风险性，提供反应力、抵抗力和恢复力强的决策行动。④ 2018 年，刘风基于对农村合作社贫困治理能力的研究，认为农村合作社具有一定的反脆弱性，主要体现在治理能力的现代化、结构化和项目化上。⑤

---

① 柳红霞，邓涛. 反脆弱发展：社区发展的新路径 [J]. 天津行政学院学报，2017，19 (1)：19 – 24.

② 邓涛，吴开松. 治理现代化导向下民族地区社区发展转向与路径选择 [J]. 湖北民族学院学报（哲学社会科学版），2019，37 (1)：56 – 62.

③ 李雪萍. 反脆弱性发展：突破发展陷阱的路径——基于西藏城镇社区发展的实证调查与理论分析 [J]. 华中师范大学学报（人文社会科学版），2013，52 (2)：18 – 24.

④ 李雪萍. 反脆弱发展：连片特困地区贫困治理的新范式 [J]. 华中师范大学学报（人文社会科学版），2016，55 (3)：6.

⑤ 刘风. 农民合作社的反脆弱性及其贫困治理能力 [J]. 中国农业大学学报（社会科学版），2018，35 (5)：9.

　　"脆弱"是本研究的核心关键词，也是研究的创新立足点。深度贫困地区的健康脆弱性是在贫困和疾病两个风险因素夹击下形成的恶性循环，是健康能力和支持性环境逐渐弱化的过程，而反脆弱却是脆弱性的正向推衍，强调个体和群体在不确定性中维持生存和成长，强调自下而上地探索与发展，贫困人口虽是贫困和疾病风险中的脆弱群体，但他们的反脆弱力才是破解"贫—病—贫"循环的颠覆性"变量"。反脆弱是解读脆弱性的全新理论，可借鉴的核心观点有四方面：一是脆弱性的"三元结构"，从脆弱性—强韧性/复原力—反脆弱三个横向维度观测风险应对的演进；二是从个体、群体和系统多个纵向层级识别脆弱性与反脆弱；三是从干预后的正负效应和对抗冲击的凹凸效应角度评价反脆弱力的强弱；四是运用不对称性、杠铃策略、主动试错等原理提升反脆弱力。本研究基于该理论框架，首先通过对贫困、健康和脆弱性的文献回顾，深入探析了深度贫困地区的健康脆弱性。其次通过脱贫前后的两次横断面调查，对个体、家庭、医疗卫生服务和人居环境的变化及反脆弱效应进行了实证分析与解读。最后，基于反脆弱的基本原理，对健康工程中的遗留问题进行了剖析，并提出了对策与建议。研究逻辑框架参见图1-1。

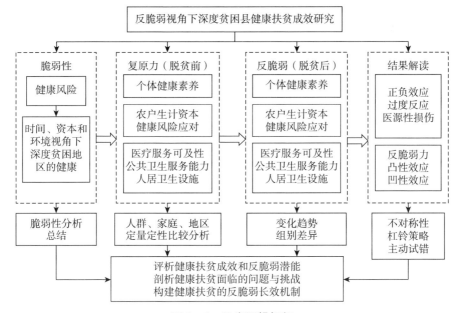

图 1-1　研究逻辑框架

三　主要内容

基于反脆弱的核心理念，具有反脆弱的个体、群体和系统不仅有抵抗风险冲击的能力，更具有在风险暴露或面临不确定性时表现出逆向"生长"的能力。[①] 有研究也证实，虽然医疗保险能对疾病风险冲击产生缓冲作用，但在农村低收入群体中效果不明显，增强个体应对风险冲击的能力才是降低贫困脆弱性的关键因素。[②] 可行能力不足就意味着人们丧失了获得收入的能力，从而不能满足自身的基本生存和发展需要，这是导致个体或家庭陷入贫困的根源。[③] 除收入低下外，社会歧视、公共基础设施缺乏、家庭内部资源收益分配不均、政府公共财政支出不到位都会引起人们可行能力的不足或被剥夺。[④] 因此，应对贫困风险可行能力的发挥既包括贫困主体的自身发展，也包括外部的支持性环境。本研究也主要立足于内源动力和外部环境，从个体、家庭、医疗卫生服务和人居环境四个层级的可行能力评价研究健康扶贫的成效。本书将用 6 章的篇幅展开阐述。

第一章概述了国内外反贫困的进程和全民健康覆盖的倡议背景，阐明了本书的研究对象、理论框架和主要内容，说明了研究数据的来源和研究方法。

第二章对贫困内涵、贫困治理和健康扶贫的核心要义进行了阐述。在梳理众多国内外文献和健康扶贫的政策后，将其概括为三个方面：一是贫困内涵的演进，贫困治理的主要学科观点，以及国内学者有关贫困研究的成果；二是在解读贫困与健康因果循环关系的基础上，提出了"时间、资本、环境"三维健康脆弱性分析框架，认为深度贫困地区的健康脆弱性是以时间为中轴，多重资本和内外环境交织作用的结果；三是通过对健康扶贫工程的介绍，分析了健康扶贫抵御因病致贫风险的底

① 〔美〕纳西姆·尼古拉斯·塔勒布著. 雨珂译. 反脆弱 [M]. 北京：中信出版社，2014.
② 邹薇，方迎风. 健康冲击、"能力"投资与贫困脆弱性：基于中国数据的实证分析 [J]. 社会科学研究，2013（4）：1-7.
③ 〔印〕阿马蒂亚·森著. 任赜，于真译. 以自由看待发展 [M]. 北京：中国人民大学出版社，2012.
④ 张秀艳，潘云. 贫困理论与反贫困政策研究进展 [J]. 经济问题，2017（3）：1-5.

层逻辑、制度框架及在云贵川三省的实践要求。

第三章是对个体层面健康扶贫成效的评价。该章聚焦于个体层面的"可行能力",通过对脱贫前后云贵川深度贫困县居民健康素养的调查分析,客观呈现个体在健康知识、信念和行为序列上的变化情况,描述不同人群、地区和知识维度上的差异性,运用社会传播和健康教育的相关理论对居民健康素养提升的效果和难点进行原因剖析。健康素养是一种认知和社会技能,决定个体是否有动机和能力获取健康信息和服务并用于维护自身健康。研究结果显示,深度贫困县居民的健康素养总体具备率呈上升趋势,但仍低于全国城乡居民水平,文化程度、年龄、家庭人均纯收入和职业是影响健康素养提升的关键因素,与农村生活关联性较弱的知识点是健康知识普及中的难点。

第四章是对家庭层面"可行能力"的成效评价。首先,该章在系统回顾了可持续生计与生计资本的基础上,构建了涵盖人力、物质、金融、社会、自然五个维度的农户生计资本指标体系。其次,基于实证调查结果,描述了云贵川深度贫困县农户脱贫前后各维度生计资本的变化趋势。最后,重点考察了脱贫后不同农户生计资本的差异,论述了不同维度生计资本对家庭健康风险应对的影响。研究结果显示,深度贫困县农户的生计资本获得提升,贫困脆弱性得到缓解。其中,物质资本和金融资本的提升最为明显,建档立卡贫困户和山区户的人力资本仍较欠缺,社会资本是所有农户生计资本的薄弱面。

第五章是对医疗卫生服务和人居环境改善成效的评价。该章首先概述了脱贫攻坚前三省深度贫困县医疗卫生服务和人居环境的基本情况。其次,以"适宜"能力建设为导向,以健康扶贫的医疗卫生机构"三个一"、医疗技术人员"三合格"、医疗服务能力"三条线"的要求为底线,重点考察了脱贫前后深度贫困县医疗卫生服务可及性和基本公共卫生服务能力的变化,分析了重点人群健康保障和重点疾病防控的成效。最后,为了评价健康扶贫在外围环境风险抵御方面的成效,还对农户室内燃料、饮水、卫生厕所等方面的建设与改善情况进行了分析阐述。研究结果表明,云贵川深度贫困县的医疗卫生机构数总体上保持稳定,床位数和专业卫生人员数出现明显增长,基本上实现了县、乡、村医疗机构"三个一"的建设目标，居民医疗服务可及性获得明显提升；妇幼保健、重点慢性病健康管理，以及重大传染性疾病、寄生虫病和地方病防治工作取得显著进展；农户清洁燃料、清洁饮用水和卫生厕所的普及率也得到明显改善。

第六章是对深度贫困县健康扶贫成效的反思。该章基于前述的实证研究结果，运用反脆弱理论，对云贵川深度贫困县健康扶贫重要举措的潜在价值进行了总结，并对工作中存在的问题及面临的挑战进行了分析，力图就深度贫困地区的健康脆弱性得出更加明晰的判断，并据此提出相应的宏观政策完善思路和针对健康教育、农户生计资本、医疗卫生服务、人居环境建设的改进措施，以及接续乡村振兴发展的思考与展望。

第三节　数据来源与研究方法

一　研究设计和数据来源

为了全面客观评价健康扶贫实施后的效果，本研究采取动态分析的思路，以 2020 年全面脱贫为时间节点，分别于 2019 年 10 ~ 12 月（脱贫前）和 2021 年 3 ~ 6 月（脱贫后）开展了两次横断面调查，着重分析脱贫前后个体健康素养、农户生计资本、医疗服务可及性和人居环境的变化趋势。正文描述中的脱贫前后特指全面脱贫前后，即 2019 年和 2021 年的前后两次调查，而非建档立卡贫困户的脱贫前后。为使研究具有一定的代表性，兼顾民族构成和区域位置，研究团队从云南、四川、贵州三省选择了 2019 年尚未脱贫的 5 个深度贫困县（市）为现场调查点，包括云南省怒江傈僳族自治州的泸水市、文山壮族苗族自治州的广南县、迪庆藏族自治州的香格里拉市，四川省凉山彝族自治州的越西县，贵州毕节市的威宁彝族回族苗族自治县。研究方案通过了大学伦理审查委员会的核准审批。

为确保研究数据的可靠性和全面性，本书采用的数据、资料主要有如下来源：一是两次横断面调查所采集的问卷调查和访谈数据；二是公开发布的文献资料，包括中英文期刊论文、论著，国内外权威机构报告，各级政府发布的相关政策和文件，全国和各省公开发布的 2015～2020 年卫生健康统计年鉴和相关统计数据，国家高端智库的研究报告。

二 研究方法

（一）案面研究

一方面，本研究通过国内外各大文献数据库，较为系统地梳理了中外学者针对贫困、贫困动态和脆弱性的著述，贫困与健康、深度贫困、健康扶贫的相关评析、研究成果，以及中外权威机构发布的报告和基本监测数据，从而深刻把握脆弱与反脆弱的核心理论观点和健康扶贫的前期研究成果。另一方面，本研究收集汇总了国家针对深度贫困地区的扶贫规划和政策，并对健康扶贫相关的政策进行了系统梳理与解读，同时关注了各地在政策执行过程中的措施、进展、经验与不足，从而准确把握政策演变历程，理解健康扶贫总体框架思路及破解贫困人口健康脆弱性的底层逻辑。

（二）定量调查

定量调查采取入户问卷调查的形式，包括居民健康素养和家庭健康状况两份问卷。居民健康素养采用中国健康教育中心制定的《2019 年全国居民健康素养监测调查问卷》；家庭健康状况调查问卷包括农户家庭成员的基本信息（如性别、年龄、民族、贫困标识、居住地形等）、农户一年内的生计资本、医疗服务可及性及其利用，以及卫生设施建设状况。具体指标的界定、数值计算方法参见第三章和第四章。脱贫后的第二次调查为追踪回访，调查地点和总数基本保持不变，调查对象尽可能与首次调查的农户样本一致，同时确保个体调查对象在年龄、性别、学历等方面的匹配性，以最大限度减少误差。所有调查对象为在调查点居住 6个月以上的居民，排除因存在严重认知功能障碍或听力障碍而无法顺利完成调查或回答困难的对象。

调查采取多阶段分层随机抽样法，根据经济发展水平高低，在每个调查县（市）分别抽取了较好和较差的 1 个乡镇〔每县（市）共 2 个乡镇]，在每个乡镇依据距离远近抽取了 2 个行政村，最终共计纳入 20 个行政村；将样本村内的家庭划分为建档立卡贫困户与非建档立卡贫困户两类，随机从每类农户中抽取 35 户完成家庭健康调查，再随机从每户抽取 1 名成年人接受健康素养调查。本研究中健康素养调查样本量的计算公式①为：

$$N = \frac{Z_{\frac{\alpha}{2}}^2 \times P(1 - P)}{\delta^2} \times Deff$$

以我国居民 2019 年的健康素养水平 19.17% 为依据，确定 $P = 0.1917$，设允许相对误差为 20%，允许绝对误差 $\delta = P \times 20\% = 0.03834$，双侧 $\alpha = 0.05$，则 $Z_{\frac{\alpha}{2}} = 1.96$。设计效率（$Deff$）取 1.5，计算得到本研究中纳入的调查对象最少需 608 例。实际调查中考虑到调查对象失访、拒访等问题，为保证样本量足够有效，拟增加 15% 的样本量，最终确定 2019 年样本量至少为 700 例，2021 年为 750 例。

问卷调查由经过统一培训且合格的调查员开展，采用面对面访谈的方式。现场数据收集前，统一培训参与调查的所有人员，使其熟悉调查问卷内容和填表要求。前后两次调查的人员有 1/3 为同一批人员，其他不同人员也严格按照统一标准进行了培训。数据收集过程中，严格按照实施方案收集数据，指定专人对数据质量进行核查，核查员在现场对问卷进行复核和卷面审查，对发现的错项和漏项进行及时的修改和补填，保证数据真实性、客观性。

（三）深度访谈

定量调查的同时，本研究还对三类人员（共计 46 人）开展了深度访谈：①农村居民，包括 12 名建档立卡贫困人口和 12 名非贫困人口。重点了解居民的健康观念，生活方式，健康行为（如吸烟、饮酒等），就医体验，对扶贫帮扶措施的认同感、满意度，以及脱贫前后个体及家庭在健康状况和医疗卫生服务方面的变化情况。②村落中关键知情者，包括 3 名村主任和 10 名村医。重点了解村落的社会经济文化背景，精准扶

---

① 孙振球，徐勇勇. 医学统计学 ［M］. 北京：人民卫生出版社，2019：107.

贫实施后村落发展情况、村卫生室建设情况和人居环境变化，当地居民面临的主要疾病风险，健康服务需求与利用情况，基本公共卫生服务开展过程中面临的困难与应对之策。③省、县、乡三级参与健康扶贫工作的管理者和医护人员，共计9人。重点了解健康扶贫的政策、具体措施和执行情况；脱贫前后，不同层级医疗卫生服务机构和人员的情况、医疗服务能力的变化情况；贫困地区，尤其是深度贫困县医疗卫生服务开展过程中的难点、应对措施或改进建议。

(四) 数据分析

采用 EpiData 3.1 软件建立数据库，对两次入户问卷调查的有效问卷进行双录入，并进行了一致性核查。使用 SPSS 25.0 和 Stata 15.0 进行统计描述和统计分析，以及相关图形绘制。计数资料采用率/构成比统计，偏态分布的计量资料采用 M（P_{25}，P_{75}）表示，正态分布的计量资料采用均数±标准差表示。脱贫前后以及不同人群间各项率和构成比的比较采用 χ^2 检验，偏态分布的计量资料之间的比较采用 Wilcoxon 秩和检验。检验水准均为 $\alpha = 0.05$。健康素养影响因素分析采用非条件二分类 Logistic 回归。农户生计资本的赋值和权重计算采用极差标准化和熵权法，各项生计资本测量值的计算采用综合指数法。

定性研究数据的分析主要采用主题框架分析的思路，对数据进行编码、归类，以问题聚焦和个案聚焦的方式对资料进行描述和解释，对定量数据进行补充的同时，更全面、深入、细致和客观地呈现调查点的现实情景和动态变化。

第二章　贫困与健康扶贫

贫困与健康是关乎人类生存需求和社会进步的两个重要议题，既是诸多抽象宏大理论学说的关注点，又是各国政府具体而微的决策点。在国内外学者不断探索和实践求知下，有关贫困与健康关系的认识日益明晰，理论视野与治理手段也日趋丰富。其中，"脆弱性"作为一个源于灾害学的概念，成为可用于解读某些人群应对贫困和疾病风险冲击时，表现出的"无力无能"共有特质的关键视角。厘清三者的内涵及相互关联性是进一步探知"反脆弱"的重要基础。本章在系统文献回顾的基础上，重点描绘了贫困与反贫困、贫困与健康的关系，以及脆弱性视角下的贫困和健康。

第一节　贫困内涵及治理

一　贫困内涵的演进

"贫困"一词与"富足"相对，可指物质经济方面的短缺，也可用于描述精神上的贫瘠。它是一种物质现象，也是一种社会现象，是人类社会发展中攻坚克难的全球性问题。国外学者对贫困的研究和论辩已跨越一个世纪，关于贫困的界定也经历了由浅至深，内涵和外延不断丰富的过程。西伯姆·朗特里（Seebohm Rowntree）1889 年在英国约克郡进行了有关贫困的研究，并于 1901 年提出了"绝对贫困"的概念，即家庭总收入不足以维持生计的最低需要，包括食品、住房、衣物和其他项目。[①]

---

① Rowntree B S. Poverty: A Study of Town Life [M]. London: Macmillan, 1901: 103.

这一经典论断对贫困研究产生了深远影响，此后的诸多学者也主要从收入和基本生理需要的角度来理解贫困。彼特·阿尔柯克（Pete Alcock）在《认识贫困》一书中就指出："绝对贫困被认为是一个客观上的定义，它建立在维持生存的概念基础之上，维持生存就是延续生命的最低需求。因此，低于维持生存的水平就会遭受绝对贫困，因为他没有足以延续生命的必需品。"[①] 绝对贫困是一种直观的贫困，表现为个人或家庭的收入水平低于当时社会接受的最低标准，而最低标准的度量常用贫困线来表示，也可视为最低生活支出。世界银行在《1990 年世界发展报告》中首次提出了"1 天 1 美元"的绝对贫困线标准，并于 2005 年上调至 1.25 美元，2015 年又上调至 1.90 美元。[②]

基于家庭收入和需求来界定的贫困具有一定的客观性，但人们的基本需求往往并非一成不变，也不仅限于基本生理需求。1966 年，朗西曼（Runciman）首先把"相对剥夺"（Relative Deprivation）的概念运用于贫困分析中，开拓了贫困认识的新思路。[③] 1967 年，维克托·福克斯（Victor Fuchs）明确提出了"相对贫困"的概念，即将一个国家人均收入中位数的 1/2 作为标准，低于该标准的个体即为相对贫困人口。基于相对贫困的理念，世界银行把收入低于社会平均收入 1/3 的人视为相对贫困人口，并且认为倘若某个体或家庭的收入比社会整体平均水平低很多，那么该个体或家庭就很少有机会充分地参与到社会活动中，继而逐渐被边缘化。[④] 简言之，相对贫困采取了参照视角，特指个人或家庭依靠其劳动所得能够基本满足生存需要，但其生活水平却仍然低于社会平均水平的状态。

20 世纪中叶后，一批学者和国际组织开始拓展对贫困的诠释，研究

---

① Alcock P. Understanding Poverty (2nd ed) [M]. New York：Palgrave，1997：68.

② 世界银行. 1990 年世界发展报告 [M]. 北京：中国财政经济出版社，1990；Cruz M，Foster J，Quillin B，et al. Ending Extreme Poverty and Sharing Prosperity：Progress and Policies [R]. World Bank Group，Policy Research Notes，2015：10.

③ Runciman W G，Epstein L D. Review of Relative Deprivation and Social Justice [J]. American Political Science Review，1967，61（2）：532 - 533.

④ 王荣党，李保春. 西方贫困线理论渊源和构造方法的演进脉络 [J]. 财政研究，2017（7）：23 - 34.

视角及贫困度量逐渐从物质需求转向人文关怀、平等和人权。最著名的
当数阿马蒂亚·森（Amartya Sen），他认为贫困的实质是"交换权利"
的缺失，衡量贫困的标准还应强调获取、支配和控制基本生活物质的能
力。[①] 此后，国际上有关贫困的解读呈现动态演进的多元导向，包括物
质生活资源的匮乏状态、能力和权利的缺失，以及社会排斥和不平等的
存在。[②] 虽有国外研究提示贫困易出现在一些族群中，但众多学者认为
贫困本身实际上并没有身份的属性，致贫的根源往往是社会结构和族群
自身因素的交织，包括他们在环境、社会、政治等方面的受限、滞后或
被歧视[③]，以及群体的自控力不足[④]和贫困文化[⑤]。联合国开发计划署
（United Nations Development Programme，UNDP）也多次续写了贫困的定
义，指出："贫困不仅是缺乏收入和资源导致难以维持生计，还表现为饥
饿和营养不良、无法充分获得教育和其他基本公共服务、受社会歧视和
排斥以及无法参与决策。"UNDP 由此构建了"多维贫困指数"的衡量框
架，取代了 1997 年制定的"人类贫困指数"[⑥]，新的衡量框架涵盖 3 个
维度，共 10 个指标：一是健康维度，下设有营养状况、儿童死亡率指
标；二是教育维度，下设有儿童入学率、受教育程度指标；三是生活水
平维度，下设有饮用水、电、日常生活用燃料、室内空间面积、环境卫
生和耐用消费品指标。为进一步深化对多维贫困的理解，2016 年第四世
界扶贫国际运动组织（the International Movement ATD Fourth World）联合
牛津大学的研究员开展了一项国际研究，以探索贫困中的关键维度及彼
此关系，最终采用了 3 个相互关联的向度来描述贫困的复杂性，并将这 3

---

① 〔印〕阿马蒂亚·森著. 王宇，王文玉译. 贫困与饥荒 [M]. 北京：商务印书馆，
2001.

② 世界银行. 2000/2001 年世界发展报告 [M]. 北京：中国财政经济出版社，2001.

③ Hulme D, et al. Chronic Poverty：Meanings and Analytical Frameworks. the Chronic Poverty
Research Centre Working Paper No. 2，2001.

④ Banerjee A，Duflo E. Poor Economic：A Radical Rethinking of the Way to Fight Global Poverty
[M]. New York：Public Affairs，2012.

⑤ Lewis O. "The Culture of Poverty"，In Moynihan D P. On Understanding Poverty：Perspectives
from the Social Sciences [M]. New York：Basic Books，1969：187 – 220.

⑥ UNDP. Human Development Report 2016 [R]. New York：United Nations Development Pro-
gramme，2016.

个向度细分为 9 个关键贫困维度：一是核心体验向度，包括无助感、身心痛苦、斗争和反抗三个维度；二是关系动力向度，包括制度粗劣、社会乏力、价值忽视三个维度；三是稀缺维度，包括体面工作短缺、收入不足、资源福利缺失三个维度。① 这 9 个维度并非独立存在，而是相互交织影响，虽然各个维度在所有国家和大多数情况下都适用，但其形式和程度可因地理位置、时间等因素不同而有所变化。可见，经过一系列的探索和多学科的交叉融合，贫困的界定逐步突破单向解读，将人的全面发展和社会属性纳入了考量，综合形成了涵盖健康、教育、住房、公共物品等多维贫困的新视野，同时更加注重贫困主体的可行能力和自由选择的权利。②

国内有关贫困的研究已有 30 年的历史，由于时代背景的差异，很难用统一标准对中国的贫困进行界定和衡量。21 世纪以前，中国社会正处于发展的瓶颈期，人口基数大且生产力落后，人们对于贫困的理解多聚焦在衣、食、住、行等基本物质生活层面。1989 年，国家统计局农调总队将贫困定义为"个人和家庭的全部合法收入无法满足其食品、衣着、住房、医疗以及教育等必要的基本生活需求"。③ 20 世纪末至 21 世纪初，受西方学术思潮的影响，国内学者开始从多维度去理解贫困状态。一部分学者以微观层面的收入短缺为切入点，认为贫困首先是由低收入造成基本物质和服务资源缺乏，进而导致发展机会和手段缺少的状况。④ 其他学者则从更宏观的社会群体视角进行解读，认为贫困是一定的社会成员所拥有的生活福利资源无法满足特定社会最基本水准的生活境况，⑤ 甚至认为贫困等同于权利的剥夺，包括生理形式和社会形式的

---

① Bray R，De Laat M，Godinot X，et al. The Hidden Dimensions of Poverty［R］. Montreuil：Fourth World Publications，2019.

② 陈宗胜，黄云，周云波. 多维贫困理论及测度方法在中国的应用研究与治理实践［J］. 国外社会科学，2020（6）：15 – 34.

③ 《中国农村贫困标准》课题组. 中国农村贫困标准研究［J］. 统计研究，1990（6）：37 – 42.

④ 刘尧. 农村知识贫困与农村高等教育［J］. 清华大学教育研究，2002（5）：51 – 56.

⑤ 谭诗斌. 贫困概念的三维要素——贫困理论探讨之二［J］. 脱贫与致富，2003（8）：4 – 6.

剥夺,[1] 并且还可由最基本物质生活的短缺引发人文方面的贫困。[2]

自1978年起,中国就步入了政府主导的大规模扶贫开发的历史进程,有关贫困的研究从20世纪80年代后逐渐增多,尤其是在精准扶贫实施后研究热度进一步提升。起初,受生产力发展水平低下的影响,国内学者也认同绝对贫困和相对贫困两种划分形式。[3] 80年代后,随着学术界对贫困内涵的拓展,国内学者开始尝试从不同视角重新划定贫困类型。例如,1988年姜德华等基于区域自然禀赋资源的差异,将中国的区域性贫困划分为黄土高原丘陵沟壑贫困、西南喀斯特山区贫困、青藏高原贫困和蒙新干旱区贫困。[4] 2003年,谭诗斌认为贫困包括了三大要素,即贫困主体、贫困客体和贫困尺度。根据这三大要素,贫困可被划分为若干类型:其一,若立足贫困主体,可将贫困划分为区域性贫困和个体性贫困,其中区域意义上的贫困又可进一步细分为国家贫困、地区贫困、农村贫困和城市贫困等,而个体性贫困则是指个人、家庭以及特定对象面临的贫困;其二,若以贫困客体为主,则可将贫困划分为物质性贫困和非物质性贫困,物质性贫困指个人经济资源、自然资源以及公共资源等的匮乏,而非物质性贫困是指个人能力及社会参与资源的缺乏;其三,若根据贫困尺度划分,则可分为绝对贫困、基本贫困和相对贫困三种。[5] 此后,许多学者主要以贫困成因为依据,将贫困划分为制度性贫困、体制性贫困、区域性贫困和素质性贫困,[6] 或者制度供给不足型贫困、区域发展障碍型贫困、可行能力不足型贫困、先天缺乏型贫困和族群型贫困。[7] 部分学者还专门对族群型

① 郭熙保. 关于贫困概念的演进与思考 [J]. 皖西学院学报, 2005 (6):12-17.
② 叶普万, 贾慧咏. 我国农村妇女贫困的现状、原因及解决对策 [J]. 理论学刊, 2010 (9):61-64.
③ 曹洪民. 关于贫困的标准 [J]. 中国贫困地区, 1997 (5):46-48.
④ 姜德华, 张耀光, 杨柳等. 中国贫困地区类型划分及开发研究提要报告 [J]. 地理研究, 1988 (3):1-16.
⑤ 谭诗斌. 贫困概念的三维要素——贫困理论探讨之二 [J]. 脱贫与致富, 2003 (8):4-6.
⑥ 张志豪. 科学把握贫困的概念 深刻认识扶贫的功能 努力把我国扶贫开发事业不断推向新阶段 [J]. 老区建设, 2008 (3):8-12.
⑦ 王曙光. 中国的贫困与反贫困 [J]. 农村经济, 2011 (3):3-8.

贫困进行了阐述,认为民族群体中出现的贫困既属于经济不发展而导致的贫困,又可归为非制度性贫困,① 是整个族群的生存境遇和文化习俗等原因造成的贫困。② 2019 年,万良杰对收入和消费③进行了不同排列组合,将贫困划分为绝对型贫困、支出型贫困、收入型贫困、技能开发型贫困、脆弱型贫困、急难型贫困、人情型贫困、人力资本型贫困和依赖型贫困等九种类型。④

除了对贫困内涵进行解读外,还有一批学者重点关注了贫困线的设定与测度。贫困线又叫贫困标准,是在一定的时间和空间下,维持人们的基本生存所必须消费的物品和服务的最低费用。目前具有代表性的贫困标准包括中国农村贫困标准、世界银行国际贫困标准和经济合作与发展组织国际贫困标准。⑤ 中国农村贫困标准和世界银行国际贫困标准都属于绝对贫困线范畴,而经济合作与发展组织国际贫困标准是一种相对贫困线,它将一个国家或地区社会中位收入或平均收入的 50% 作为这个国家或地区的贫困线。世界银行国际贫困标准由 1990 年的每人消费 1 美元/天上升到 2008 年的每人消费 1.25 美元/天,目前采用的是 2015 年规定的每人消费 1.9 美元/天。中国农村贫困标准始于 1985 年,国家统计局按照恩格尔系数法将人均年纯收入 200 元作为贫困线。1995 年后,国家统计局开始采用马丁法分别计算我国农村贫困人口的极端贫困线和低收入贫困线。2008 年后,国家统计局将两条贫困线合二为一,把 2009 年的贫困线定为家庭人均年纯收入 1196 元。2010 年后,农村地区开始实行新的贫困标准 2300 元,并且它随各年的经济发展水平浮动。

---

① 叶普万. 贫困概念及其类型研究述评 [J].经济学动态,2006 (7):67 – 69 + 119.

② 刘小珉. 贫困的复杂图景与反贫困的多元路径 [M].北京:社会科学文献出版社,2017.

③ 这里的收入包括基本收入、财产收入和职业收入;消费包括基本消费、生活质量提升消费和精神生活消费。

④ 万良杰,薛艳坤. 贫困流动性、贫困类型与精准脱贫施策研究 [J].湖北民族学院学报(哲学社会科学版),2019,37 (5):47 – 54.

⑤ 徐映梅,张提. 基于国际比较的中国消费视角贫困标准构建研究 [J].中南财经政法大学学报,2016 (1):12 – 20 + 29.

二 关于贫困程度的解读

有关贫困程度的解读，总体上可以从广度和深度来进行描述。[①] 贫困广度是将"广度"这一物理空间概念运用到贫困研究中，通常被理解为贫困人口的数量和规模，可用贫困发生率即贫困人口占总人口的比例来表示，能够较为简略地反映出某个国家或地区贫困的相对范围和严重程度。一个国家或地区的贫困发生率越高，说明其贫困人口的覆盖程度越广，贫困的发生规模也就越大，贫困程度也就越严重。然而，阿马蒂亚·森也指出，这种"人头比"是一个非常粗略的指数，难以反映贫困人口的收入差异，也不能表现出穷人收入的时间变化。[②] 此外，贫困广度也可用于贫困概念本身的解读，表示贫困外延的拓展边际。[③] 随着学界和社会对贫困认知的深入，贫困的概念也有了广义和狭义之分。狭义贫困仅从经济或物质维度考量贫困，覆盖面较为狭窄。广义贫困的概念则拓展到了健康、教育、精神等诸多领域，覆盖面更广。

目前有关贫困深度的解读主要涉及学术和政策两个层面。[④] 在学术层面，国际学术界尚未有关于"深度贫困"的明确界定，多采用"长期贫困"和"贫困陷阱"两种视角来凸显贫困的严重程度。世界银行在《1990 年世界发展报告》中对长期贫困有所提及，它特指贫困人口长期处于贫困，虽有扶持但仍难以摆脱贫困的状态。随后，鲍奇（Baulch）和霍迪诺特（Hoddinott）在研究动态贫困时明确将贫困划分为短期贫困和长期贫困，长期贫困也因而逐渐受到广泛关注。[⑤] 2007 年，国际学者专门组建了长期贫困研究中心（Chronic Poverty Research Centre），把长

---

① 李培林，陈光金，张翼等. 中国社会和谐稳定报告 [M]. 北京：社会科学文献出版社，2008：290.

② Sen A. Poverty：An Ordinal Approach to Measurement [J]. Econometrica，1976，44（2）：219–231.

③ 杨菊华. 后小康社会的贫困：领域、属性与未来展望 [J]. 中共中央党校（国家行政学院）学报，2020，24（1）：111–119.

④ 李小云. 冲破"贫困陷阱"：深度贫困地区的脱贫攻坚 [J]. 学术前沿，2018（7下）：6–13.

⑤ Baulch B，Hoddinott J. Economic Mobility and Poverty Dynamics in Developing Countries [J]. The Journal of Development Study，2000，36（6）：1–24.

期贫困定义为"人口生活水平处于贫困线以下，且持续时间或能力剥夺长达5年或以上"。[①] 国内外其他学者也对长期贫困进行了界定，主要从持续时间和贫困线角度加以识别（见表2-1）。相较于短期贫困，长期贫困是更难攻克的贫困，其致贫原因复杂，并且在长期贫困状态下人力资本发展缓慢，家庭固定资产薄弱，个体或家庭脆弱性凸显，[②] 如何消解长期贫困也成为当前许多地区或国家政策制定中的难点。

表2-1　关于长期贫困的主要定义

学者	定义
李实	消费和收入均低于贫困线，消费水平低下，没有储蓄难以维持生计
Mcculloch 等	平均消费长期低于贫困线，大概率处于贫困状态
Hulme 等	个体经历了5年或5年以上的确切的能力剥夺。个体可以指个人，也可以指一个家庭或家族
Mehta 等	连续三年都在贫困线以下的家庭
Jalan 等	某一时期观察到的贫困是由长期的低水平生活造成的

资料来源：李实. 九十年代末期中国城市贫困的增加及其原因 [J]. 中国扶贫网, 2001；Mcculloch N, Calandrino M. Vulnerability and Chronic Poverty in Rural Sichuan [J]. World Development, 2003, 31 (3)：611-628；Hulme D, Shepherd A. Conceptualizing Chronic Poverty [J]. World Development, 2003, 31 (3)：403-423；Mehta A K, Shah A. Chronic Poverty in India：Incidence, Causes and Policies [J]. World Development, 2003, 31 (3)：491-511；Jalan J, Ravallion M. Is Transient Poverty Different？Evidence for Rural China [J]. Journal of Development Studies, 2000, 36 (6)：82-99.

另一个解读贫困深度的理论视角是贫困陷阱。早在20世纪50年代，就有发展经济学家对贫困陷阱问题进行了讨论，雷格纳·讷克斯（Ragnar Nurkse）[③] 和纳尔逊（Nelson）[④] 分别提出了"贫困恶性循环"理论和"低水平均衡陷阱"理论，两种理论虽然从不同角度说明了贫困陷阱的形成，但都认为贫困陷阱形成的根本原因是资本不足和缺少投入。我

[①] Hulme D, Shepherd A. Conceptualizing Chronic Poverty [J]. World Development, 2003, 31 (3)：403-423.

[②] 何晓琦. 长期贫困的定义与特征 [J]. 贵州财经学院学报, 2004 (6)：53-57.

[③] 〔美〕讷克斯著. 谨斋译. 不发达国家的资本形成问题 [M]. 北京：商务印书馆, 1966.

[④] Nelson R. A Theory of Low-Level Equilibrium Trap in Underdeveloped Economies [J]. The American Economic Review, 1956, 46 (5)：894-908.

国学者认为，贫困陷阱是"处于贫困状态的个人、家庭、群体、区域等主体或单元由于贫困而不断地再生产出贫困，从而长期处于贫困的恶性循环中不能自拔"。① 基于贫困陷阱理论，贫困的形成及恶化是一个动态演进的过程，与诸多内外因素有关。个体可因资本缺失或权利剥夺而失去接受良好教育的机会，加上外在恶劣的生存条件和社会经济发展的滞后，从而囿于"穷困"的持续状态中，甚至延续到后代，形成贫困的代际传递。② 因此，处于贫困陷阱中的人口常常面临深层且持续贫困的窘境。

在中国，深度贫困是 2017 年后党中央针对脱贫攻坚提出的一个主攻方向，虽为政策层面的界定，但却是脱贫攻坚征程中，以习近平同志为核心的党中央对我国贫困面最广、贫困时间最长、贫困人口最多、致贫原因最复杂的某些地区和人口的集中概括和精准解读，也是指导完成最后一公里脱贫任务的关键所在。2017 年 6 月，习近平总书记在深度贫困地区脱贫攻坚座谈会上发表重要讲话，对深度贫困的发生、特点和成因进行了精辟论述。首先，我国的深度贫困现象主要波及 3 个层次：一是连片的深度贫困地区；二是分布在 14 个省区的贫困发生率高的深度贫困县；三是贫困户尤其集中的 12.8 万个建档立卡贫困村。其次，我国深度贫困的特征可概括为"两高、一低、一差、三重"："两高"即贫困人口占比高、贫困发生率高；"一低"即人均可支配收入低；"一差"即基础设施和住房差；"三重"是指低保五保贫困人口脱贫任务重、因病致贫返贫人口脱贫任务重、贫困老人脱贫任务重。最后，深度贫困的形成原因和现象体现出五大共性：一是集革命老区、民族地区、边疆地区于一体；二是基础设施和社会事业发展滞后；三是社会发育滞后，社会文明程度低；四是生态环境脆弱，自然灾害频发；五是经济发展滞后，人穷村也穷。③

---

① 刘雨松. 发展经济学"贫困陷阱"现象文献综述 [J]. 鸡西大学学报，2013，13（4）：50 - 52.

② 左停，徐加玉，李卓. 摆脱贫困之"困"：深度贫困地区基本公共服务减贫路径 [J]. 南京农业大学学报（社会科学版），2018，18（2）：35 - 44 + 158.

③ 习近平. 在深度贫困地区脱贫攻坚座谈会上的讲话 [M]. 北京：人民出版社，2017：6 - 9.

我国也有学者把深度贫困界定为"陷入贫困的程度很深并且难以脱贫,在这一种状态下,贫困人口在一定时点下收入水平低下、物质匮乏,也表现为贫困的长期性和代际性,导致难以在短时间内脱贫或脱贫后返贫"。① 总而观之,我国深度贫困的图景实质上包含了 4 个层次的外延和 3 个维度的内涵。从外延来看,深度贫困可发生在地区、县、村和个人 4 个层次:地区是指连片的深度贫困区,例如西藏和四省涉藏地区、南疆四地州、甘肃临夏、四川凉山和云南怒江,共 24 个市州 209 个县,其中少数民族人口居多,占总人口的 75.88%;县主要是指在 2017 年底全国认定的 334 个深度贫困县,分布在中国中西部和民族地区的 14 个省,其贫困发生率在 2017 年为 11%,是全国贫困发生率的 3.5 倍;村是指贫困发生率超过 20% 的贫困村,2017 年底认定的有 3 万个;② 个人尤指尚未脱贫且较难脱贫的老、病、残人口。

从内涵分析,深度贫困具有长期性、复杂性和难度大的特点。从我国深度贫困发生的地点来看,这些地区、县、村基本上都处于长期贫困状况,贫困持续时间较长,可以说是在新中国成立后从未摆脱过贫困的地方。另外,深度贫困的致贫原因十分复杂,既有外部环境和社会的制约因素,如资源禀赋稀缺、基础设施建设滞后和社会保障措施的不完善等③,又有地区和人口内部发展缺口的因素,既涉及自然环境、基础设施等硬件条件,又涉及生存伦理、文化认知、社会发育形态等软性资本,例如学者们指出贫困主体和客体的主动性倒置,④ "重消费轻积累"的贫困文化和不良风俗,⑤ 缺乏家庭发展规划、代际分工不明确、家庭积累

---

① 左停,徐加玉,李卓.摆脱贫困之"困":深度贫困地区基本公共服务减贫路径 [J].南京农业大学学报(社会科学版),2018,18(2):35-44+158.
② 2018 年 3 月 7 日下午,十三届全国人大一次会议新闻中心在梅地亚中心多功能厅举行记者会,国务院扶贫办主任刘永富就"打好精准脱贫攻坚战"的相关问题回答中外记者提问时提到的数据。
③ 张丽君等.中国少数民族地区扶贫进展报告(2017) [M].北京:中国经济出版社,2017.
④ 高松,杜发春.民族地区深度贫困的多维成因及治理对策——基于对德钦县羊拉乡的调查 [J].中国藏学,2018(4):91-97.
⑤ 刘小珉.一个苗族深度贫困村的贫困成因及扶贫对策——基于非经济因素的视角 [J].黔南民族师范学院学报,2018,38(2):99-105.

程度低，① 以及贫困人口主动脱贫的积极性缺乏和对福利政策的依赖性较强，② 均是造成深度贫困的重要原因。正因为多重因素的交织影响，我国的深度贫困除了表现为区域性整体贫困外，贫困地区或人口还长期处于内外禀赋资源稀缺和多重边缘化的境遇，③ 由此导致脱贫难度大，是贫困中的极端类型，容易形成"贫困陷阱"，难以通过单向维度的帮扶策略摆脱贫困。④

四川、贵州和云南是我国深度贫困县较为集中的地区，其中四川省45 个，云南省 27 个，贵州省 14 个，合计 86 个，占全国深度贫困县总数的 25.7%。⑤ 在深度贫困县中，不仅贫困发生率高，贫困人口基数也不容小觑。以云南省为例，云南省 27 个深度贫困县仅占全省 129 个县的20.9%，但 2015 年县域内贫困人口（259.3 万人）却占全省贫困总人口数（456.2 万人）的 56.8%，贫困发生率高达 25.8%，约是全省平均水平的2 倍，是非贫困的 4 倍，也是一般贫困县的 2.8 倍。⑥ 2019 年底，全国已有 95% 以上的贫困人口实现了脱贫，90% 以上的贫困县实现了摘帽，但仍剩余 52 个深度贫困县和 1113 个贫困人口超过千人或贫困发生率超过10% 的深度贫困村尚未脱贫，是脱贫攻坚中最硬的"硬骨头"，其中云贵川三省共计有 25 个县 597 个村尚未脱贫，⑦ 分别占全国尚未脱贫县和村总

---

① 田先红. 家计模式、贫困性质与精准扶贫政策创新——来自西南少数民族地区 S 乡的扶贫开发经验 [J]. 求索，2018（1）：124-131.
② 严金海. 关于坚决打赢脱贫攻坚战的几点思考——以囊谦县为例 [J]. 青海党的生活，2019（12）：10-13；汪三贵，胡骏，徐伍达. 民族地区脱贫攻坚"志智双扶"问题研究 [J]. 华南师范大学学报（社会科学版），2019（6）：5-11+191.
③ 郑长德. "三区""三州"深度贫困地区脱贫奔康与可持续发展研究 [J]. 民族学刊，2017，8（6）：1-8+95-97.
④ 李小云. 冲破"贫困陷阱"：深度贫困地区的脱贫攻坚 [J]. 学术前沿，2018（7下）：6-13.
⑤ 2017 年中共中央办公厅、国务院办公厅发布了《关于支持深度贫困地区脱贫攻坚的实施意见》，把西藏、四省涉藏地区、南疆四地州和四川凉山州、云南怒江州、甘肃临夏州（简称"三区三州"），以及全国贫困发生率超过 18% 的县定为深度贫困县，全国共确定有 334 个。
⑥ 数据来源：云南省扶贫开发办公室。
⑦ 四川省有 7 个县 299 个村，贵州省有 9 个县 6 个村，云南省有 9 个县 292 个村。数据来源于国务院扶贫开发领导小组 2020 年 1 月 25 日印发的《关于开展挂牌督战工作的指导意见》。

数的 48.1% 和 53.6%，是中国贫困程度较深、牵涉范围较大的地区。

在众多致贫成因中，因病致贫是引发深度贫困的突出问题。据全国建档立卡信息系统数据统计，2013 年底，因病致贫返贫户共计 1256 万户，占贫困户总数的 42.2%，2015 年这一比例提高至 44.1%，涉及近 2000 万名贫困人口。[1] 因病致贫人口比重的增大切实反映出两个不争的事实：其一，疾病是导致个体或家庭陷入贫穷的主因；其二，随着精准扶贫的持续推进，居住、就业、教育等原因导致的贫困可以通过具体措施或一次性帮扶措施获得消除，而疾病风险不仅长期存在而且很难在短期内获得较大改善。因而，到了 2017 年底，在尚未脱贫的 965 万户 2937 万人中，因病致贫返贫的仍有 411 万户（占 42.6%）1076 万人（占 36.6%）。[2] 在云贵川三省，因病致贫返贫户占比最高的为四川省，在 2017 年达到 50.2%，超过全国平均水平。其次为云南省，云南省经过两轮的精准核查，2017 年因病致贫返贫 288 万户 111.6 万人，因病致贫返贫率为 25.2%，其中患大病 21.1 万人、慢病 42.7 万人、重病 2.6 万人。经过三年健康扶贫工程的实施，云南省因病致贫返贫户占比逐年下降，从 2017 年的 25.2% 下降到了 2019 年的 20.8%（见表 2 - 2）。

表 2 - 2 云贵川三省因病致贫返贫户占比

单位：%

年份	2015	2016	2017	2018	2019
全国	44.1	42.3	42.6	—	
云南	11.7	14.5	25.2	20.8	20.8
四川	48.0*	52.3	50.2	42.0**	—
贵州	15.7***	21.7	21.0		

资料来源：* 我省健康扶贫亮出成绩单：贫困人口因病致贫返贫率清零 [EB/OL].（2021 - 03 - 18）[2024 - 01 - 28]. https://cbgc. scol. com. cn/news/1009691? from-related-news；** 四川：因病致贫返贫得到有效遏制 [EB/OL].（2019 - 09 - 08）[2024 - 01 - 28]. http://health. people. com. cn/n1/2019/0908/c14739 - 31342256. html；*** 仇雨临，张忠朝. 贵州少数民族地区医疗保障反贫困研究 [J]. 国家行政学院学报，2016（3）：69 - 75；云南省数据来源于云南省卫健委健康扶贫办；其余数据来源于贺丹主编. 中国健康扶贫研究报告 [M]. 北京：人民出版社，2019：123 - 124.

---

① 贺丹主编. 中国健康扶贫研究报告 [M]. 北京：人民出版社，2019：5.
② 贺丹主编. 中国健康扶贫研究报告 [M]. 北京：人民出版社，2019：24.

从患病的病种来看，无论在全国还是云贵川三省，贫困患者患病前十位的病种以慢性非传染性疾病为主，三省的主要病种基本上与全国一致，位列第一的均为高血压。老年性白内障和重型老年慢性支气管炎也是主要致贫疾病，这也佐证了在农村老年人群中，因病致贫问题更为突出。① 在云贵川三省中，云南省和贵州省的患病病种及其排序颇为相似，除了重性精神疾病（现称为严重精神障碍）位列第二外，肺结核病作为传染性疾病也成为主要致贫的疾病（见表2-3）。

表2-3 云贵川三省建档立卡贫困患者前十位病种情况

单位：人

地区	第一位	第二位	第三位	第四位	第五位	第六位	第七位	第八位	第九位	第十位
全国	高血压	脑血管病	糖尿病	重性精神疾病	冠心病	慢性阻塞性肺气肿	类风湿性关节炎	关节病（髋、膝）	重型老年慢性支气管炎	老年性白内障
	1726444	1233730	544906	523213	432600	406534	201140	168827	118310	116854
云南	高血压	重性精神疾病	糖尿病	类风湿性关节炎	脑血管病	肺结核病	慢性阻塞性肺气肿	老年性白内障	重型老年慢性支气管炎	多部位骨折
	218967	48408	41957	31525	19711	15455	15399	9673	6667	6619
贵州	高血压	重性精神疾病	糖尿病	类风湿性关节炎	脑血管病	慢性阻塞性肺气肿	肺结核病	关节病（髋、膝）	冠心病	重型老年慢性支气管炎
	105956	30543	22017	14161	12431	8392	6711	6520	5760	5047
四川	高血压	慢性阻塞性肺气肿	糖尿病	脑血管病	重性精神疾病	冠心病	类风湿性关节炎	重型老年慢性支气管炎	关节病（髋、膝）	老年性白内障
	90653	76148	43319	42510	30546	20589	20510	15235	8562	7389

资料来源：贺丹主编．中国健康扶贫研究报告［M］．北京：人民出版社，2019：129-133．

---

① 2017年底，在全国全部贫困患者中，60岁及以上老年人口占比高达52.1%。参见贺丹主编．中国健康扶贫研究报告［M］．北京：人民出版社，2019：24．

三　贫困治理

（一）贫困治理的理论视角

经济学视角下的贫困治理。20 世纪四五十年代，发展经济学家们认为，资本形成不充分是发展中国家和地区贫困产生的根源，因此，贫困治理策略应该从经济发展和物质繁荣上进行探索。英国伦敦大学的教授保罗·N. 罗森斯坦－罗丹（Panl N. Rosenstein-Rodan）[①] 提出了以"大推进"为核心的平衡增长理论，认为发展中国家要摆脱贫困应采用工业化的发展路径，对各工业部门进行大规模投资，实现平衡发展。美国经济学家赫希曼（Albert O. Hirschman）[②] 对此则进行了批驳，认为发展中国家并不具备"大推进"所需的资本、企业家和其他资源，实现平衡增长对发展中国家而言困难重重。此后，美国学者罗斯托（Walt Whitman Rostow）[③] 进一步细分了经济成长理论，认为人类社会的经济发展可按六个阶段依次推进，分别是传统社会阶段、准备起飞阶段、起飞阶段、走向成熟阶段、大众消费阶段和超越大众消费阶段，而在这六个阶段中，起飞阶段最为关键，是发展中国家摆脱经济欠发达状态的重要分水岭。

人力资本视角下的贫困治理。随着对贫困解读的加深，学者们关于贫困治理的理念也逐渐从物质资本延伸至了人力资本。人力资本视角下的反贫困理论认为，国家和个人贫困产生的主因是人力资本短缺，人们缺乏生存和发展所需的动力和能力。美国经济学家舒尔茨（Theodore W. Schultz）是倡导以提升人力资本促进经济发展的先驱。根据他的观点，单纯依靠自然资源禀赋和体力劳动已不能适应和有效推动现代经济的增长，而必须在生产活动中提高体力劳动者的智力水平，比如通过教

---

① Rosenstein-Rodan P N. Problems of Industrialization of Eastern and South-eastern Europe［J］. The Economic Journal, 1943, 53（210/211）: 202 – 211.

② 〔美〕艾伯特·赫希曼著. 曹征海，潘照东译. 经济发展战略［M］. 北京：经济科学出版社，1991.

③ 〔美〕罗斯托著. 国际关系研究所编译室译. 经济成长的阶段——非共产党宣言——［M］. 北京：商务印书馆，1962.

育，提高农民的智力水平和科学种植技术水平，才有可能促进农业的进步和收入的增加。① 阿马蒂亚·森在其反贫困论述中也十分强调人力资本，认为解决贫困问题必须从提高个人能力出发，进行人力资本投资，增强贫困人口的市场竞争力和抗风险能力，发挥其主观能动性。② 人力资本视角下的反贫困理论对全球贫困治理工作产生了深远影响，也使得全球减贫工作取得了实质性进展。

权利视角下的贫困治理。阿马蒂亚·森也是最早使用权利视角来解读贫困问题的学者，贫困人口的能力缺乏并不仅仅是内源问题，也是权利丧失的表现，应该把贫困和饥饿放在权利体系中加以审视。③ 所谓权利贫困就是缺乏政治、经济、文化和社会等基本人权的一种状态。④ 迪帕·纳拉扬（Deepa Narayan）等人也将权利和发言权的缺失视为界定贫困的核心要素。⑤ 在权利贫困理论的指导下，"赋权"的反贫困理论应运而生，也就是要赋予易致贫群体一定程度的权利，使他们能够平等地获得所需资源，从而有能力规避或摆脱贫困。

多维视角下的贫困治理。随着多维贫困的出现，当代反贫理论以及对减贫效果的衡量也突破了单一维度，开始呈现多维性。早在 1957 年，瑞典经济学家缪尔达尔（Gunnar Myrdal）就认识到贫困是多重因素相互作用的结果，应从经济、政治、文化乃至上层建筑等层面构建反贫困战略，并提出了"循环积累因果关系"理论。⑥ 世界银行是全球减贫的积极倡导者，从 20 世纪 90 年代初就开始推动反贫大战，《2000/2021 年世界发展报告》明确提出，除了促进经济增长外，还应创造机遇，提供赋权和安全保障的策略，推动国家为穷人提供制度保障，并赋予他们更多

---

① 〔美〕西奥多·W. 舒尔茨著. 吴珠华等译. 论人力资本投资 ［M］. 北京：北京经济学院出版社，1990.

② 〔印〕阿马蒂亚·森著. 王宇，王文玉译. 贫困与饥荒 ［M］. 北京：商务印书馆，2001.

③ 〔印〕阿马蒂亚·森著. 任赜，于真译. 以自由看待发展 ［M］. 北京：中国人民大学出版社，2002.

④ 刘国. 论消除权利贫困与构建和谐社会 ［J］. 河北法学，2007（9）：43－48.

⑤ 〔印〕迪帕·纳拉扬等著. 付岩梅等译. 谁倾听我们的声音 ［M］. 北京：中国人民大学出版社，2001：69－70.

⑥ 参见叶普万，王军. 世界反贫困战略演变述评 ［J］. 山东社会科学，2005（10）：77－81.

参与发展的权利。① 此后，国际贫困治理也由此呈现多维路径，对减贫效果的衡量也由单一的量化指标发展为贫困深度和主体生存能力提升等多维度的描述，例如物质收入、社会关系和主观感知等。②

（二）中国贫困治理的贡献

消除贫困、改善民生、实现共同富裕，是社会主义的本质要求，也是中国共产党人的伟大使命。自新中国成立尤其是改革开放以来，党和政府带领全国各族人民在反贫困的道路上奋力前行，取得了举世瞩目的扶贫成就，也引起了学术界的强烈反响。郑杭生等认为中国扶贫工作呈现较明显的阶段性两极思维，即个人主义范式和社会结构范式。③ 1978年以前农村地区的"五保户"供养制度和20世纪90年代以前城市中的"三无"人员救助及"送温暖工程"均属于个人主义范式。在这两个时期之后，农村和城市的扶贫政策逐渐显现出社会结构范式，通过产业调整、社会制度变革和制度保障，逐渐消除农村和城市的贫困状态。部分学者倾向于根据国家政策体系特点总结扶贫思路，认为中国的扶贫是分阶段推进的，而每个阶段又有其特有的理论导向，包括以经济增长为导向的减贫思路、以大规模开发为主的扶贫方式、倡导社会力量共同参与的扶贫策略、整村推进的扶贫模式，以及连片开发与精准扶贫协同推进。④

党的十八大以来，习近平总书记把解决困扰中华民族几千年的贫困问题放在了治国理政的重要位置，带领全国人民打响了中国反贫的决胜攻坚战，开创性地提出了"精准扶贫"的新治贫理念，为我国扶贫工作持续深入的开展提供了重要理论支撑和思想指南，为全球贫困难题的解决贡献了中国智慧与中国方案。2013年11月，习近平到湖南湘西考

---

① 世界银行 . 2000/2001 年世界发展报告 ［M］. 北京：中国财政经济出版社，2001.

② I an Gough and Allister Mcgregor eds. Well-being in Development Countries：From Theory to Research ［M］. Cambridge：Cambridge University Press，2007.

③ 郑杭生，李棉管 . 中国扶贫历程中的个人与社会——社会互构论的诠释理路 ［J］. 教学与研究，2009（6）：5 – 10.

④ 王俊程 . 中国农村扶贫实践逻辑与未来发展：1978 – 2017 ［J］. 青海社会科学，2018（5）：13 – 19.

察时首次作出了"实事求是、因地制宜、分类指导、精准扶贫"的重要指示。① 所谓的精准扶贫就是要弥补"漫灌"粗放型扶贫的缺陷，瞄准真正的贫困家庭和人口，通过有针对性的帮扶措施，从根本上消除导致贫困的各种因素和障碍，达到可持续脱贫的目标，其工作重点在于贫困人口的精准识别、摆脱贫困的精准帮扶和扶贫成效的精准考核。② 新时代中国精准识别的识贫标准突破了单一贫困线和使用货币收入进行衡量的范式，发展出了"两不愁三保障"的多维标准，确定了识别标准多维度、科学性、合理化的导向。③ 在脱贫措施方面，中国的精准施策与可行能力理论高度耦合，通过各种可能措施弥补贫困群体可行能力缺失，消除制约贫困人口发挥主观能动性的地理环境障碍。④ 在扶贫成效的考核中，中国采取的贫困退出机制和第三方评估机制，既是防范"福利陷阱"的应对之策，也是确保公平性、专业性和可行性，以及退出后可持续发展的实践真知。⑤

精准扶贫思想的提出和习近平总书记关于贫困治理的系列论述，首先为中国减贫道路确立了以人民为中心、人民至上的价值定位，再根据致贫成因和切实情况，提出了产业、教育、健康、金融、就业、易地搬迁、生态补偿、兜底保障等多类治贫措施，并在认定标准、扶贫措施、资金使用、考核方式、责任制度、脱贫成效等方面提升精准度，以制度建设提升贫困治理的有效性。⑥ 国内外已有不少学者在破译中国减贫的成功"密码"，认为以精准扶贫为核心的"中国减贫学"通过了实践检

---

① 精准扶贫：提速脱贫奔小康［EB/OL］.（2019 - 12 - 03）［2024 - 01 - 28］. https://www. gov. cn/xinwen/2019 - 12/03/content_5458138. htm？ eqid = 854a63470005224d00000003645c448e.
② 汪三贵，郭子豪. 论中国的精准扶贫［J］.贵州社会科学，2015（5）：147 - 150.
③ 〔美〕罗伯特·劳伦斯·库恩，汪三贵等. 脱贫之道：中国共产党的治理密码［M］.重庆：重庆出版社，2020：108.
④ 〔美〕罗伯特·劳伦斯·库恩，汪三贵等. 脱贫之道：中国共产党的治理密码［M］.重庆：重庆出版社，2020：117 - 118.
⑤ 〔美〕罗伯特·劳伦斯·库恩，汪三贵等. 脱贫之道：中国共产党的治理密码［M］.重庆：重庆出版社，2020：120 - 121.
⑥ 姚金艳. 习近平总书记关于贫困治理重要论述的理论贡献与世界意义［J］.重庆理工大学学报（社会科学），2022，36（9）：184 - 194；〔美〕罗伯特·劳伦斯·库恩，汪三贵等. 脱贫之道：中国共产党的治理密码［M］.重庆：重庆出版社，2020.

验，走向了成熟，构建了政府、市场和社会协同发力的"益贫市场"机制①和包容性增长机制②，使扶贫对象不仅成为增收的受益者，也成为经济增长和应对贫困的贡献者，形成了独特而精确的"5D"要素减贫框架，即坚强领导（Determined Leadership）、细绘蓝图（Detailed Blueprint）、发展导向（Development Oriented）、数字管理（Data-based Governance）和分级实施（Decentralized Delivery）。③

在习近平总书记破解深度贫困理论思想的指导下，部分学者对深度贫困地区的反贫困也展开过论述。一些学者认为，摆脱深度贫困，需将以自上而下的资源分配机制为主的扶贫模式转变为以自下而上的能力孵化机制为主的扶贫模式，④ 或是构建内生动力（扶志）、自身能力（扶智）和社会环境（扶制）三者有机结合的立体扶贫模式。⑤ 另一些学者则更加关注导致深度贫困的复杂成因，提出多措并举、协同推进的思路，认为应在加快建设铁路、水利、电网等基础工程的同时，注重发展科技、教育、文化、卫生和环境保护等社会公共事业。⑥

综上，无论以何种视角看待贫困治理，中国的反贫策略从制度改革走向经济开发再到精准施策的转变并非前后替代关系，而是递进积累关系，是与中国整体基础与发展规律高度契合的协调统一，强调反贫事业的系统性、长期性和内外兼容性，⑦ 既是中国反贫实践道路中形成的演进规律，也是中国结合国情做出的适宜选择，形成了独特的中国反贫道路和中国式治贫理论体系。

---

① 新华社国家高端智库. 中国减贫学——政治经济学视野下的中国减贫理论与实践［R］. 2021.

② 张琦. 包容性增长视阈下的精准扶贫开发［J］.云南民族大学学报（哲学社会科学版），2018，35（3）：62 – 68.

③ 新华社国家高端智库. 中国减贫学——政治经济学视野下的中国减贫理论与实践［R］. 2021：35 – 38.

④ 渠鲲飞，左停，王琳瑛. 深度贫困区技能扶贫运行困境分析——基于能力贫困的视域［J］.中央民族大学学报（哲学社会科学版），2018，45（3）：8.

⑤ 周立. 以"志智制立体扶贫"解决深度贫困［J］.学术前沿，2018（7下）：14 – 19.

⑥ 牛胜强. 多维视角下深度贫困地区脱贫攻坚困境及战略路径选择［J］.理论月刊，2017（12）：146 – 150 + 176；张琦. 用教育精准扶贫"拔穷根"［J］.人民论坛，2018（22）：59 – 61.

⑦ 贾玉娇. 论深度贫困地区的高质量脱贫［J］.学术前沿，2018（7下）：26 – 33.

四 贫困与健康的因果循环链

贫困与健康是互为因果且息息相关的两个重要命题，贫困既是疾病的诱因，也是疾病导致的结果，健康被剥夺甚至可被看作贫困的一种表现，减贫脱贫是促进健康的根本，健康增进又是消除贫困的基础。UNDP在1997年提出的"人文贫困"就已把贫困维度延伸至了健康，并构建了"多维贫困指数"（健康、教育和生活条件）。

一方面，贫困人口的健康脆弱性已是全球共识，穷人可因自然灾害、食物短缺、营养不良等因素，以及恶劣的就业和生活环境因素，面临较高疾病风险，同时更可因贫病交加打破良好的心理和社会适应状态，甚至陷入失范行为的多重恶果中。① 他们对病痛的解读往往不是疾病本身，而是贫病交加后的多重脆弱感，对健康状态的描绘也包含了物质以外的多层期望。② 另一方面，病残是导致劳动力散失的主因，无法就业和收入缺乏使病残者很快进入窘境，同时医疗费用的增加和灾难性支出再次将其家庭推向贫困旋涡。③ 2017年全民健康覆盖全球监测报告显示，倘若用每日3.1美元的贫困线标准衡量，2010年全球仍有1亿多人因医疗费用支出陷入极度贫困，占世界总人口的1.8%。④ 在国家层面，贫困与健康的相互作用和掣肘同样可以形成"贫困陷阱"：人群不良健康状况导致劳动力短缺，生产力下降，医保负担过重；环境污染、营养补给不足、快节奏生活和高负荷工作量等则可使人群病残率加速提升。⑤

---

① 李瑞华. "贫困-疾病"恶性循环防治机制研究 [J]. 中国卫生经济, 2020, 39 (6): 27-29; WHO. Dying for Change: Poor People's Experience of Health and Ill-health [R]. 2001.

② WHO. Dying for Change: Poor People's Experience of Health and Ill-health [R]. 2001.

③ Narayan D, Chambers R, Shah M K, et al. Voices of the Poor: Crying out for Change [M]. New York: Oxford University Press for the World Bank, 2000.

④ WHO and World Bank. Tracking Universal Health Coverage: 2017 Global Monitoring Report [R]. 2017.

⑤ Whitehead M, Bird P. Breaking the Poor Health-Poverty Link in the 21st Century: Do Health Systems Help or Hinder? [J]. Annals of Tropical Medicine and Parasitology, 2006, 100 (5-6): 389-399.

从发展经济学的视角分析，健康状态实质上是人们能够发挥社会功能所必须具备的核心能力和价值。[①] 因此，个体健康或人群健康的虚弱状态就意味着人力资本和核心竞争力的弱化或丧失，无力改善自身境遇，从而使得收入减少和贫困状态显现。基于对阿马蒂亚·森能力贫困的解读，有学者提出了"健康贫困"的概念，认为健康贫困也是一种机会丧失和能力剥夺，即经济发展水平低下，支付能力不足所导致的参与医疗保障、卫生保障和享受基本公共卫生服务的机会丧失，以及由此所造成的健康水平下降导致的参与经济活动的能力被剥夺，带来了收入的减少和贫困的发生或加剧。[②] 简言之，健康贫困也就是健康可行能力的剥夺，其发生途径又可分为两种：一种是自然剥夺，由先天性、遗传性疾病或生命历程早期发生的病残导致的健康可行能力缺损；另一种则是由人的行动造成的社会剥夺，包括个体因素和制度因素，例如个人不健康的生活行为方式和政策保障制度上的责任缺失。[③]

从上述分析可见，疾病和贫困互为因果，很难对疾病与贫困两者间循环的源头做出明确判断，也就是说，很难说明究竟是因贫致病还是因病致贫。学者们认为"贫困—疾病"本身就是一个恶性循环或链式反应（见图2-1），[④] 个体和家庭层面如此，地区或国家层面亦如此。例如，深度贫困地区扶贫难度极大的原因之一就是生存资源匮乏导致人群病残率高，而医疗资源、医疗服务的不足，以及健康观念和文化上的差异，又可使得当地人群进一步出现健康恶化，发展能力不足，极易形成"贫—病—贫"循环。[⑤]

因此，众多学者呼吁，国家应从社会公平治理入手，把促进人群健

① 陈文贤，聂敦凤，李宁秀等. 健康贫困与反贫困策略选择 [J].中国卫生事业管理，2010，27（11）：749-751.

② 孟庆国，胡鞍钢. 消除健康贫困应成为农村卫生改革与发展的优先战略 [J].中国卫生资源，2000（6）：245-249.

③ 陈化. 健康贫困与卫生公平 [J].学术论坛.2010，33（7）：1-6.

④ 左停，徐小言. 农村"贫困-疾病"恶性循环与精准扶贫中链式健康保障体系建设 [J].西南民族大学学报（人文社会科学版），2017，38（1）：1-8.

⑤ 张丽君等. 中国少数民族地区扶贫进展报告（2017）[M].北京：中国经济出版社，2017.

康作为减贫战略的重要建设层面。[①] 斩断"贫—病—贫"因果循环链条的内在逻辑需要从两个递进层次干预：一是疾病风险防控，采取干预措施尽量减少和阻止疾病发生，提高人群健康水平；二是疾病出现后，采取干预措施尽量避免病患陷入经济危机和劳动危机。

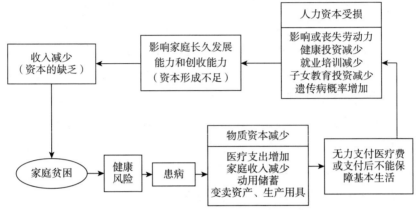

图 2 - 1　"贫困—疾病"恶性循环理论框架

资料来源：左停，徐小言. 农村"贫困 - 疾病"恶性循环与精准扶贫中链式健康保障体系建设［J］.西南民族大学学报（人文社会科学版），2017，38（1）：2.

第二节　深度贫困地区的健康脆弱性

脆弱性（Vulnerability）的研究发端于环境生态和灾害学。学者们注意到自然灾害、人为破坏等各种外部或内部的不利冲击的强弱会受到社会特质的影响，于是开始分析并试图找出在冲突发生或其他社会、经济、政治条件下，最可能遭遇负面影响的社会群体，以采取有效的预防和减害措施。[②] 脆弱性原指人类、人类活动及其场地的一种性质或状态，后被引申应用于多个学科中，既可以指主体易于受到危险或威胁影响的性质或状态，也可用以说明某人群或某地区抵御危险或威胁的社会经济文

① Leon D, Walt G, eds. Poverty, Inequality and Health：An International Perspective ［M］. New York：Oxford University Press, 2001.

② Cutter S L. Vulnerability to Environmental Hazards ［J］. Progress in Human Geography, 1996, 20 (4)：529 - 539；Cutter S L. The Vulnerability of Science and the Science of Vulnerability ［J］. Annals of the Association of American Geographers, 2003, 93 (1)：1 - 12.

化属性。① 在环境、生态、灾害等学科领域的相关文献中，"脆弱性"常用来描述系统、社群或个体暴露在不利和危险环境（包括自然、社会或人文环境）的压力或扰动下，易受到影响和破坏，且缺乏抗拒干扰、恢复初始状态（自身结构和功能）的能力。② 也就是说，"脆弱性"可以理解为暴露于危险或威胁中，但对危险或威胁带来的影响缺乏应对能力。危险暴露和应对能力缺乏因而也成为界定"脆弱性"的两个核心要素。

一　贫困与健康脆弱性

在贫困研究中，脆弱性往往被视为贫困人口致贫和难以脱贫的一大根源，可用于预测陷入贫困或返贫的风险，也可用来判断贫困主体对抗风险的能力。③ 世界银行在《2000/2001 年世界发展报告》中将脆弱性纳入了贫困的概念中，认为贫困本身就包含了面临风险的脆弱性，贫困人口不仅缺乏各类资本，在面对外部风险冲击时更难以应对。④ 这些风险冲击可包括自然灾害、环境、个人健康、教育、家庭环境、制度政策、社会福利以及经济等。⑤ 不同学者对贫困脆弱性的见解虽有细微差别，但其分析都紧紧围绕"陷入贫困的可能性"，也就是个人或家庭在特定时间下由于外部冲击发生，无法应付而陷入贫困的可能性。有学者将其进一步归结为三类：预期贫困的脆弱性，即农户未来陷入贫困的可能性；低效用水平的脆弱性，用确定性等价消费水平的效用和农户消费的预期效用之差来衡量；风险暴露贫困的脆弱性，即农户遭受风险冲击时消费

---

① Adger W N. Vulnerability［J］. Global Environmental Change，2006，16（3）：268 – 281；商彦蕊. 自然灾害综合研究的新进展——脆弱性研究［J］. 地域研究与开发，2000（2）：73 – 77；沈珍瑶、杨志峰、曹瑜. 环境脆弱性研究述评［J］. 地质科技情报，2003（3）：91 – 94.

② Turner B L，et al. A Framework for Vulnerability Analysis in Sustainability Science［J］. Proceeding of the National Academy of Sciences，2003，100（14）：8074 – 8079.

③ Chambers R. Editorial Introduction Vulnerability，Coping and Policy［J］. IDS Bulletin，1989，20（2）.

④ 世界银行. 2000/2001 年世界发展报告［M］. 北京：中国财政经济出版社，2001.

⑤ Tesliuc E D，Lindert K. Vulnerability：A Quantitative and Qualitative Assessment，Guatemala Poverty Assessment Program［R］. World Bank，Working Paper 36209，2002；Dercon，S. Assessing Vulnerability，Asian Development Bank. http：//www. adb. org，2001.

水平迅速下降。①

2000 年后，国内学者开始逐渐关注贫困的脆弱性。绝大部分国内学者均认同脆弱性分析具有"动态"观测的特征，并且在贫困研究中尤其凸显了"前瞻性"。一部分学者较全面地总结了国外有关研究的理论框架和分析范式，以期为国内贫困研究提供新的视角和分析方法。② 另一部分学者则试图借鉴和应用国外已开发的框架或估计模型对我国不同家庭发生贫困的可能性进行预测或关联性分析，包括采用微观定量数据对家庭陷入贫困的风险进行预测分析，③ 以及采用定量或定性数据对某些人群或地区的脆弱性及其影响因素进行评估。④

随着某些疾病的全球肆虐，脆弱性视角同样也被引入了疾病风险的相关研究中，用以解读不同人群应对疾病风险的可行能力及其影响因素，从而找出那些"易感者"或"高危人群"难以摆脱疾病侵扰的症结所在。有关健康脆弱性的研究最早出现于 2000 年，但关于健康脆弱性的概念界定至今仍无统一标准。近 20 年间，健康脆弱性常用于经济学和生态环境学研究领域，主要关注经济、环境变化与健康脆弱性之间的关联性和作用机制。在艾滋病的防治研究中，脆弱性的视角也被普遍采纳，认为某些人群对疾病的易感性主要是在疾病风险暴露的状态下，缺乏应对风险的能力，而个体或群体能力的缺乏又是多因素交织影响下的结果，

---

① 〔美〕瓦伦丁·M. 莫格哈登. 贫困女性化？——有关概念和趋势的笔记 ［M］//马元曦等主编. 社会性别与发展译文集. 北京：生活·读书·新知三联书店，2000：31 - 62.

② 冯娇，周立华，陈勇. 贫困脆弱性研究进展 ［J］. 中国沙漠，2017，37（6）：1261 - 1270.

③ 陈贻娟，李兴绪. 风险冲击与贫困脆弱性——来自云南红河哈尼族彝族自治州农户的证据 ［J］. 思想战线，2011，37（3）：85 - 89；周君璧，施国庆. 农村家庭贫困脆弱性与扶贫对象精准确定 ［J］. 贵州社会科学，2017（9）：145 - 151；张志国. 中国农村家庭贫困脆弱性影响因素研究——基于可持续生计分析框架 ［J］. 农村经济与科技，2018，29（5）：144 - 147.

④ 陈灿平. 西部地区新生代农民工贫困脆弱性的评价——基于生计资本考察 ［J］. 西南民族大学学报（人文社科版），2018，39（5）：127 - 132；罗绒战堆，陈健生. 精准扶贫视阈下农村的脆弱性、贫困动态及其治理——基于西藏农村社区案例分析 ［J］. 财经科学，2017（1）：93 - 104；伍艳. 贫困地区农户生计脆弱性的测度——基于秦巴山片区的实证分析 ［J］. 西南民族大学学报（人文社会科学版），2015，36（5）：128 - 133.

包括个体因素、卫生服务因素和社会文化因素。[①] 将"脆弱"及相关理念引入公共卫生领域，开拓了疾病预防的思路，[②] 人们开始关注生物医学、流行病学话语权以外的引发疾病流行的社会、经济、文化等方面的深层次原因。

在我国贫困农民中，因病致贫的占 42%，这已成为农村贫困地区突出的社会问题和顽疾。[③] 有学者指出，农村地区的健康风险主要由健康脆弱性、经济脆弱性和社会脆弱性三部分组成，健康脆弱性造成个人健康能力不足，而经济和社会脆弱性使个体获得健康的权利和机会减少，这三者共同作用从而导致"健康风险发生—健康能力不足—健康机会缺失和不足—贫困程度继续加深"的健康贫困恶性循环。[④] 为突出健康与贫困的关联性，学者们甚至用"健康贫困脆弱性"一词专指贫困家庭的健康脆弱性，进而探析贫困与健康之间的相互作用机制。例如，2019年，刘跃等运用词频分析方法对 2010～2017 年 287 篇健康贫困脆弱性相关文献进行分析后发现，经济收入、家庭负担系数、家庭成员健康状况和医疗保障等家庭内部特征是导致健康贫困脆弱性的核心因素。[⑤] 刘军军针对慢性病患者展开了健康贫困脆弱性评价指标及影响因素研究，发现患者年龄、受教育程度、健康状况、看病点的医疗水平、医疗保险类型等均是健康贫困脆弱性的影响因素。[⑥]

二 深度贫困地区的健康脆弱性

2017 年 6 月 23 日，习近平总书记在深度贫困地区脱贫攻坚座谈会上

① 张开宁，田丽春，郭慧中等. 女性性工作者艾滋病公共服务模式的探讨 [J]. 现代预防医学，2006 (11)：2153 - 2154；高一飞. 艾滋病预防研究中的医学人类学述评 [J]. 广西民族大学学报（哲学社会科学版），2008 (3)：56 - 62.
② 张开宁，田丽春，郭慧中等. 女性性工作者艾滋病公共服务模式的探讨 [J]. 现代预防医学，2006 (11)：2153 - 2154.
③ 何丹，何洋，张光贵等. 四川秦巴山区因病致贫与精准扶贫的思考 [J]. 农家参谋，2018 (22)：21 + 33.
④ 翟绍果. 贫困地区因病致贫返贫的治理路径 [N]. 中国人口报，2018 - 07 - 19 (003).
⑤ 刘跃，刘慧敏，李艾春等. 农村家庭健康贫困脆弱性多维风险因素探析 [J]. 中国卫生事业管理，2019，36 (5)：363 - 365 + 382.
⑥ 刘军军. 苏北地区慢性病患者健康贫困脆弱性影响因素研究 [J]. 中国医疗管理科学，2019，9 (6)：64 - 69.

指出，脱贫攻坚的主要难点是深度贫困，而因病致贫返贫人口的脱贫任务是"三重"之一。① 深度贫困地区贫困家庭患病人群多为低龄老年人和大龄劳动力，国务院原扶贫办的数据统计显示，2016 年全国深度贫困地区 60 ~ 74 岁低龄老年人口中患病人口占比为 32.3%，40 ~ 59 岁大龄劳动人口中患病人口占比为 34.6%。②

从上文分析中可见，脆弱性是一个"动态"观测的视角，尤其凸显了"前瞻性"。在以往的相关研究中，虽已有学者运用脆弱性视角探讨过贫困与健康的关系，但其分析向度主要凸显了人力资本和经济资本在因病致贫中的作用机制，尚未形成具有"动态"观测特点的分析框架。本研究基于对贫困、脆弱性的深入解读，提出了"时间、资本和环境"三维动态分析框架，从更加立体的视角剖析深度贫困地区人群健康脆弱性的机理。本研究认为，深度贫困地区的健康脆弱性是在贫困和疾病两个风险因素夹击下形成的恶性循环，其脆弱性的表现不仅是健康能力和支持性环境的弱化，更是一个动态递进的过程：首先是地区人群难以抵御健康风险冲击，表现出疾病风险防范能力欠缺；进而是疾病发生后，人们难以摆脱疾病造成的"贫困陷阱"，表现出健康修复能力弱化。深度贫困地区的健康脆弱性是以时间为中轴，多重资本和内外环境交织作用的结果，分析框架如表 2 – 4 所示。

表 2 – 4   "时间、资本和环境"三维视角下健康脆弱性分析框架

维度		疾病风险防范能力欠缺	健康修复能力弱化
时间	长期性	身体素质从小受损，不良健康生活方式长期养成	慢性病风险增大，影响持续时间长
	延续性	母亲健康风险延续给子代	子代健康受损进而影响个人和家庭发展
	即效性	缺乏对潜在影响和风险的预判	首选快方法，忽视医疗安全和不良诊疗带来的长期影响

① 习近平：在深度贫困地区脱贫攻坚座谈会上的讲话 [EB/OL]. (2017 – 09 – 02) [2024 – 01 – 28]. https://www.gov.cn/xinwen/2017 – 09/02/content_5222125.htm.

② 李静. 中国健康扶贫的成效与挑战 [J]. 求索，2019 (5)：95 – 103.

续表

维度		疾病风险防范能力欠缺	健康修复能力弱化
资本	人力资本	人力资本缺乏	人力资本受损
	经济资本	生活物资欠缺，患病风险加大	收入减少，医疗相关费用和灾难性支出增加
	社会资本	生活模式和人际网络固化，知识信息来源渠道及内容同质化	社会支持力度小，向外转诊困难，县域内医疗资源过度使用
	文化资本	有限的受教育水平与地方性疾病知识共同作用，健康认知思维受限	医患信息不对称，影响诊疗方式的选择及依从性
环境	内在环境	缺乏健康素养，未形成"预防为主"的内在环境	影响治疗选择和依从性
	外源环境	生活卫生环境差，缺乏社会支持和认知共识，外来风险隐患	医疗服务常备性欠缺

（一）健康脆弱性的时间维度

健康是生命活动的基础，是个体生命时间中的一个重要变量。深度贫困地区人群健康的脆弱性首先就是在"物质匮乏"和"疾病风险"双重、长期挤压下形成的生命活动能力的持续弱化，当地人的疾病预防、健康传递和行为选择都显现出一定的时间特性，时间成为健康和医疗实践的中轴，可从以下三方面进行解读。

一是长期性。深度贫困实则是长期贫困，不仅贫困程度严重，更是一种因能力受限长时间囿于贫穷而无法自拔的窘境。[①] 处于深度贫困状态的人群可因营养物质摄入缺乏或不均衡、恶劣的生存条件和有限的医疗照护资源，身体素质在幼儿时期就面临较高的受损风险，从而影响个体生命周期和地区全人群的健康水平。1950 年以来，世界各国的人口预期寿命均在增长，但低收入国家和高收入国家的死亡趋势是有差别的，低收入国家的死亡人口主要集中在 5 岁以下儿童，占总死亡人口的 35%，而高收入国家的死亡人口主要集中在 60 岁以上老年人口，占总死亡人口的 84%。换言之，贫穷地区的孩子容易发生营养不良和疾病，造成健康损伤，而富裕地区的孩子却大多可以健康成长，

---

① Hulme D，et al. Chronic Poverty：Meanings and Analytical Frameworks ［R］. CPRC Working Paper No. 2，2001.

正常变老。① 最新的权威研究数据进一步证实,早年生活的贫困状态与儿童青少年的健康、营养和认知发展之间存在密切关联性,并对整个童年期和青春期产生持续影响,② 婴幼儿时期的营养状况直接关系着未来成年期的身高、智商和经济创收水平。③

健康观念和健康相关行为的养成也具有长期性,许多不良健康生活方式已成为贫困人群生活中的常态和惯性。监测数据显示,中国贫困农村地区的饮酒率位居第二,为35.2%,其中有害饮酒率④最高,为9.2%,说明贫困地区的居民不仅饮酒人数多,且每日饮酒量较高,易形成诱发消化道和肝脏疾病的高风险。⑤ 吸烟也是贫困地区最常见的高危行为,我国15岁以上居民的吸烟率为27.4%,而贫困农村地区的吸烟率最高,为29.6%。⑥ 调研组在深度贫困县的调查结果显示,男性吸烟率高达63.9%,女性吸烟率也达10%,每日均吸烟者占90%以上,日均吸烟量为17.8支,最高者可超过60支。这些有害健康的行为并非短期形成,人们对这些行为的思想认同不仅颇具渊源、根基深厚,改变起来也需要久久为功。然而,这些不良健康行为往往又是引发慢性病的危险因素。患病后除了经济支出加大外,大病冲击后的持续影响时间也较长,可使患病户人均纯收入水平平均降低5%~6%,且最长影响持续时间可达15年。⑦

二是延续性。贫困的代际传递已得到论证,与之相似,深度贫困地区因其特殊的社会、经济、文化场域也会形成不良健康状态的代际影响。根据目前国家服务规范,孕产妇需在孕早、中、晚期接受至少5次的产

① 〔美〕安格斯·迪顿著. 崔传刚译. 逃离不平等——健康、财富及不平等的起源 [M]. 北京: 中信出版社, 2014: 81-82.

② Victora C G, Hartwig F P, Vidaletti L P, et al. Effects of Early-life Poverty on Health and Human Capital in Children and Adolescents: Analyses of National Surveys and Birth Cohort Studies in LMICs [J]. Lancet, 2022, 399 (10336): 1741-1752.

③ Victora C G, Adair L, Fall C, et al. Maternal and Child Undernutrition: Consequences for Adult Health and Human Capital [J]. Lancet, 2008, 371 (9609): 340-357.

④ 有害饮酒定义为男性饮酒者日均酒精摄入量≥61 g, 女性饮酒者日均酒精摄入量≥41 g。

⑤ 刘爱玲, 丁钢强主编. 中国居民营养与健康状况监测报告之八: 2010—2013年 行为和生活方式 [M]. 北京: 人民卫生出版社, 2019: 42-71.

⑥ 刘爱玲, 丁钢强主编. 中国居民营养与健康状况监测报告之八: 2010—2013年 行为和生活方式 [M]. 北京: 人民卫生出版社, 2019: 182.

⑦ 高梦滔, 姚洋. 健康风险冲击对农户收入的影响 [J]. 经济研究, 2005 (12): 15-25.

前检查，这些检查是衡量孕产妇系统管理水平的重要指标。然而，深度贫困县的孕产妇系统管理率相对较低，例如云南省怒江州2018年的孕产妇系统管理率仅有18.45%，位列全省倒数第一，与全省平均水平75.58%相比，差距十分明显。① 母亲缺乏系统或规范的产检，其子代发生疾病、缺陷和死亡的风险会大大增加。

三是即效性。贫困人口并非单纯地漠视健康或缺乏知识，而是更倾向于选择能获得"即时"回报的事物，缺乏对长期风险的预判和关注。穷人在选择食品时首要考量的并非食品的价格和营养价值，而是口味，即使在有条件的情况下，他们也倾向于选择那些能为自己生活增添趣味，但并不一定利于健康的食品。② 在日常生活中，他们也更关注眼前的得失，怀疑其生活发生长久改变的可能性，吸烟、饮酒等的消费因此成为贫困人口暂时逃离现实困境，带来即时快感的最易获取且能支付得起的"消遣"方式。③ 患病后，贫困人口在求医过程中也更倾向于见效快的方式或途径，凉山地区的彝族在治疗外科疾患时就更容易接受现代医学的干预，因为这些干预可以产生立竿见影的止血和止疼效果。④ 在调研组的现场调查中，许多贫困户也表示，他们有时宁愿放弃公立医院的报销机会，更愿意选择到私人诊所就医，其理由就是方便且疗效快，他们并不为私人诊所可能过度使用抗生素和激素而增快疗效感到担忧，也并不担心这些不恰当的治疗手段可能在未来引发毒副反应和耐药性危害。

（二）健康脆弱性的资本维度

疾病风险冲击后，人力资本和经济资本叠加影响形成的致贫机理在以往的研究中已得到较好论述。疾病发生后，贫困家庭的人力资本减少，也使得经济来源锐减，医疗成本增大，由此陷入"贫—病—贫"循环。

---

① 数据来源：当地政府提供的统计报表。

② 〔印〕阿比吉特·班纳吉，〔法〕埃斯特·迪弗洛著. 景芳译. 贫穷的本质——我们为什么摆脱不了贫穷（修订版）［M］. 北京：中信出版集团，2018：42 - 48.

③ 〔美〕安格斯·迪顿著. 崔传刚译. 逃离不平等——健康、财富及不平等的起源［M］. 北京：中信出版社，2014：101 - 106.

④ 嘉日姆几. 试析凉山彝族传统临终关怀行为实践［J］. 社会科学，2007（9）：124 - 128.

2017 年底，全国贫困患者中，丧失劳动力或无劳动力的人口占比高达 64%。[①] 近十年的数据显示，中国居民的医疗支出持续快速增长，门诊病人单次诊疗费用在 2005～2008 年增长了 17.2%，而在 2010～2013 年，又继续增长了 22.1%。[②] 我国全人群中灾难性支出[③]发生率从 2003 年起也几乎无变化，一直保持在 12% 以上。[④] 人力资本和经济资本仍是因病致贫中不容忽视的两大要素。

然而，更值得注意的是，除了人力资本和经济资本的影响外，深度贫困地区的健康脆弱性还受到社会资本和文化资本的影响。皮埃尔·布迪厄（Pierre Bourdieu）在 1977 年提出了社会资本和文化资本的概念，认为权利和主导力的形成不仅依赖于物质资本，还依赖于非物质资本。[⑤] 社会资本是社会主体间紧密联系的状态及特征，通过人与人之间的合作进而提高运作效率和整合度，可视为社会关系网所带来的资源。文化资本是在一定社会场域下行动者所拥有的文化要素，而这些文化要素与"正统文化"相吻合的程度决定了行动者是否处于有利地位。布迪厄认为，每一个个体都有一个资本档案，其所拥有的资本数量和体量决定了个体定位和权利消费的能力。[⑥] 资本档案切近的个体更容易聚合在同样的空间里生活，进而相互交涉塑造，发展出相近的生活方式、性情、观念等，也就是阶级习性或同质性。[⑦]

众多研究证实，个人生活方式在健康维系中起决定性作用，但个人生活方式的选择与所处的阶层密切相关，社会阶层的差异性形成了不同的生

① 贺丹主编. 中国健康扶贫研究报告 [M]. 北京：人民出版社，2019：24.

② Qingyue M, et al. What can We Learn from China's Health System Reform? [J]. BMJ, 2019, 365：12349.

③ 灾难性支出是指医疗支出占家庭可支付能力的比重等于或超过 40%。

④ Fang H, Eggleston K, Hanson K, et al. Enhancing Financial Protection Under China's Social Health Insurance to Achieve Universal Health Coverage [J]. BMJ, 2019, 365：12378.

⑤ 〔英〕迈克尔·格伦菲尔德编. 林云柯译. 布迪厄：关键概念（原书第 2 版）[M]. 重庆：重庆大学出版社，2018：100.

⑥ Bourdieu P. The Forms of Capital. In：Richardson J G, ed. Handbook of Theory and Research for Sociology of Education [M]. New York：Greenwood Press, 1986：241－258.

⑦ 〔英〕迈克尔·格伦菲尔德编. 林云柯译. 布迪厄：关键概念（原书第 2 版）[M]. 重庆：重庆大学出版社，2018：108.

活机会和习性，从而使人群产生利于或不利于健康的行为取向。[①] 贫困地区的人群从小赖以生存的社会情境与人际网络本就与发达地区迥异，山区、偏僻、人口密度小、禀赋资源稀缺几乎是深度贫困地区的共有特征。这不仅限定了当地人从小可获得的信息和资源，也使他们成年后在受教育程度、就业、收入、健康等方面形成社会固化和同质性。[②] 社会资本的界限则更加稳定地沿着家庭、家族、社区、族群、地区的边界划分，决定了人们生活所需的信息和机遇。在传染病肆虐的时代，疾病的传播主要取决于卫生条件而非社会界限，社会网络的分割和社会交往的樊篱反而限制了疾病的传播速度和范围。但随着人群疾病谱和死亡谱的转变，深度贫困地区的主要病因和死因也都开始以慢性病为主时，同质固化的生活模式和人际网络形态则有可能制约改变和发展：一是知识和信息的来源渠道及内容也同质化，健康知识和信息的时效性、权威性和多样性受限，不利于人们知识结构的更新和信息缺陷的填补，认知和行为上的创新难以驱动；二是患病后，本就弱化的人际网络也窄化了当地人群的就医渠道，向外转诊困难，有碍于资源共享与再分配，医疗资源不足与过度使用并存。

文化资本是另一个影响贫困地区健康脆弱性的方面。深度贫困地区的文化资本及其呈现的文化权威也制约了人们应对疾病风险的能力：有限的受教育程度与民族文化、宗教信仰和地方性知识共同作用，使当地人群的健康认知思维受限，有关身体和病痛的地方性解读有悖于现代主流医学，加剧了现代医疗体系中医患信息的不对称，进而影响人们对诊疗方式的选择和依从性。

2017 年底，云南、贵州、四川三省的文盲率分别为 8.4‰、10.1‰、7.1‰，均明显高于全国平均水平（4.9‰）。[③] 调研组在深度贫困县调查的 15～60 岁的人群中，不识字者占比高达 29.7%，其余人中的大部分

---

① Cockerham W C. Health Lifestyles：Bringing Structure Back. In Cockerham W C. The New Blackwell Companion to Medical Sociology［M］. Willey：Backwell, 2010：159 – 183.

② 〔美〕马修·杰克逊著. 余江译. 人类网络：社会位置决定命运［M］. 北京：中信出版集团, 2019：122 – 125.

③ 国家卫生健康委员会编. 2019 中国卫生健康统计年鉴［M］. 北京：中国协和医科大学出版社, 2019：347.

（83.9%）也仅有小学或初中文化程度。较低的受教育程度决定了贫困人群对现代科学知识的较低掌握程度。我国的深度贫困县也多为民族聚居地，民族地区的深度贫困县占全国总数的 75%。① 在这些地区，民族医药和地方性医学知识早已存在，是当地人长期实践和传承后总结出来的一套具有较强社会文化意涵的疾病认知和治疗模式，属于经验医学。随着生物科学技术的迅猛发展，现代医学则更加注重科学实验的证据链，属于实证医学。调研组在深度贫困县的调查发现，有限的科学文化素质，加之民族医药、宗教信仰和地方疾病知识的影响，使当地人对生命和病痛的认知逻辑常与现代医学的主张不符，许多现代医学的术语、规范、药品和治疗手段在当地人的知识库中都是"陌生"的符号，进而影响人们的医疗保健行为。例如，对某些曾经"无药"可治的疾病，有些民族也会将其归于"神灵"管制的范畴，采用仪式治疗方式，而不接受现代医学的病因归类和药物控制的方式。②

（三）健康脆弱性的环境维度

健康贫困也是一种能力贫困，既包括贫困主体自身的能力，也涉及服务和制度的保障能力。③ 本研究也认为，能力缺失或丧失是导致某些人群陷入穷困的主因，但个体自身健康维护能力的形成和发挥是内外环境互动之结果。深度贫困地区的人群不仅自身健康素养水平有限，缺乏支持能力运行的内在环境，同时，由于外部生存环境发展滞后，贫困人口健康能力的建设和发挥进一步受阻，未形成内外交互的良性循环。

健康素养是衡量个体和群体内在健康知识水平和技能的核心指标，健康素养水平越高的人，健康状态越佳，也更倾向于使用预防性医疗服务。④

---

① 郑长德. 深度贫困民族地区提高脱贫质量的路径研究 [J]. 西南民族大学学报（人文社会科学版），2018，39（12）：103 – 112.
② 唐钱华. 文化认同与凉山彝族医疗抉择机制的人类学思考 [J]. 广西师范大学学报（哲学社会科学版），2015，51（1）：75 – 81.
③ 刘亚孔，石丹淅. 可行能力视域下健康贫困治理的内在逻辑研究 [J]. 三峡大学学报（人文社会科学版），2019，41（6）：66 – 70.
④ Cho Y I, Lee S Y D, Arozullah A M, et al. Effects of Health Literacy on Health Status and Health Service Utilization Amongst the Elderly [J]. Social Science and Medicine, 2008 (8)：1809 – 1816.

在当今复杂的医疗体系中，规避医疗风险的关键是减少医患双方的偏差行为，促进患者参与医疗过程，而患者对信息来源及真伪的辨别，对医生、医疗机构和治疗方式的选择与信任都有赖于自身的健康素养。① 因而，健康素养是个体健康能力运行的内部支撑，既关乎疾病风险的防范，也关系到患病后健康修复的能力。然而，调研组首次对深度贫困县居民健康素养的调查显示，仅有 3.22% 的人具备健康素养，与 2018 年全国居民健康素养水平②相比，差距明显。

内源动力的形成需要外部条件的激励，外源环境是贫困人口改变意识和行为、修复健康损伤的有力支撑。而深度贫困县的社会生活环境通常有碍于人群健康脆弱性的疏解，主要体现在四方面：人居卫生环境欠佳；社会支持性环境缺乏；外来风险隐患不断；医疗服务常备性不足。③

第三节　健康扶贫的逻辑与举措

一　健康扶贫化解贫困危机的底层逻辑

健康扶贫是精准扶贫方略的重要组成部分，也是中国打赢脱贫攻坚战的创新举措。疾病的发生及引发的人力资本和经济资本损失是突出的致贫因素，在健康扶贫工程实施前，2013 年底，我国因病致贫返贫的户数占农村总贫困户的 42.2%，2015 年末，这一比例上升至 44.1%。④ 2018 年 7 月，全国健康扶贫三年攻坚工作会议公布，健康扶贫实施两年后，因病致贫返贫户由 2015 年底的 726.92 万户下降到 2017 年底的 388.2 万户，因病致贫返贫户减少近一半，涉及的贫困人口减少 851.6 万人，占这两年脱贫人数的 34%，健康保障助力脱贫攻坚取得了明显的阶段性成效。

---

① 〔美〕史蒂夫·卡斯纳著. 祝常悦，徐天凤译. 思维与陷阱 ［M］.北京：中信出版集团，2019：246－251.

② 2018 年中国居民健康素养具备率为 17.1%，其中城市居民健康素养具备率为 22.4%，农村为 13.7%。

③ 具体论述参见邓睿，焦锋. 时间、资本、环境三维视角下深度贫困地区健康脆弱性解析 ［J］.医学与社会，2020，33（11）：9－14.

④ 贺丹主编. 中国健康扶贫研究报告 ［M］.北京：人民出版社，2019：33.

健康扶贫最初是中国扶贫政策体系中提出的一个概念和一系列健康保障措施，而学术界对健康扶贫的界定有广义和狭义之分。从广义上理解，所有支持贫困人口改善健康的政策举措都可视为健康扶贫，包括国际援助、政府扶持和非政府组织的行动等。[①] 狭义层面的解读基本上与政策中的概念范畴一致，认为健康扶贫就是通过采取政策扶持机制或干预措施，确保贫困人口医疗卫生服务的可及性、可获得性和可负担性，从而防止因病致贫返贫的发生。[②]

在现有研究中，学者们主要从三种分析进路或视角探讨了中国脱贫攻坚时期健康扶贫的基本理念和底层逻辑。其一，部分学者聚焦于"脆弱性"视角，剖析了因病致贫返贫的发生逻辑和健康扶贫的作用机理。翟绍果认为健康贫困是健康风险冲击致使贫困人口失去健康能力而陷入综合脆弱状态，形成健康脆弱性、经济脆弱性和社会脆弱性的链式反应。[③] 因此，健康扶贫就是力图斩断疾病与贫困恶性循环，通过卫生资源公平配置、发挥多重医疗保障的叠加效应，以及整合调动各方资源，降低贫困人口的健康、经济和社会脆弱性。汪三贵等的分析思路也大致相同，认为经济状况和人力资本是导致因病致贫返贫的两大要素，因此健康扶贫就是着眼于这两大要素。首先，通过基本医疗保障、医疗救助、先诊疗后付费等措施增强患者抵抗经济风险冲击的能力，降低贫困人口的经济脆弱性；其次，通过提升贫困地区医疗服务水平，改善贫困地区人居环境质量和加强贫困户家庭健康管理，从而提升贫困家庭的健康能力和服务可及性，降低贫困人口的健康脆弱性。[④]

其二，部分学者采取多维贫困的分析进路，侧重于健康可行能力的提升，认为健康扶贫需要遵循客观规律，以各地人民健康需求为导

① 郑继承.中国健康扶贫的逻辑演进与新时代战略转型研究 [J].云南社会科学，2020 (5)：149 – 156.

② 何得桂，董宇昕.深度贫困地区健康扶贫政策执行偏差及其矫正 [J].党政研究，2018 (6)：99 – 110.

③ 翟绍果.健康贫困的协同治理：逻辑、经验与路径 [J].治理研究，2018，34 (5)：53 – 60.

④ 汪三贵，刘明月.健康扶贫的作用机制、实施困境与政策选择 [J].新疆师范大学学报 (哲学社会科学版)，2019，40 (3)：11.

向，不仅要帮助贫困人口减轻疾病痛苦，更重要的是要确保个人劳动能力的恢复，促进个体发展和社会进步。[1] 刘亚孔和石丹淅则明确提出了健康脱贫能力，特指"贫困者主动参与国家医疗卫生服务，利用国家和社会提供的卫生资源，改善健康状况，进而提升人力资本，增加收入，逐步摆脱健康贫困状态"。[2] 基于此，健康扶贫的核心就是要保障三种能力的提升，即主动利用医疗卫生服务的健康参与能力、基于基本医疗服务的健康预防与治疗能力，以及健康资源协同下的健康保障能力。

其三，还有一部分学者立足于宏观政策分析，认为健康扶贫是实现健康中国的逻辑起点，是针对"疾病"问题采取的靶向治理模式，重点关注"看得起病""看得好病""看得上病""少得病"四个层面的治理。[3]

本研究认为上述三种分析进路都仅侧重于健康扶贫的一个逻辑层面，倘若借鉴反脆弱框架中"脆弱性—复原力—反脆弱"的谱序，那么健康扶贫作为脱贫攻坚和健康中国建设时代背景下的重要举措，其运行的根本逻辑应包括两个递进层面：一是瞄准因病致贫的帮扶对象的复原力，采取一系列改善脆弱性的靶向帮扶策略，让贫困人口免于陷入"贫—病—贫"恶性循环中；二是瞄准远期的反脆弱增长点，通过内外联动的帮扶措施，提升贫困地区和贫困人口的健康可行能力和发展能力，逐步缩小地区和人群间的健康水平差距，最终实现全民健康的愿景。

二　健康扶贫的政策体系与基本架构

2016 年 6 月，国家卫生计生委等 15 个部门联合发布《关于实施健康扶贫工程的指导意见》，从 9 个方面全面部署了健康扶贫工程的重点工作任务。《健康扶贫工作考核办法》也随即出台。同年 8 月，习近平总书记在

---

① 魏传永，徐俪筝，王健. 多维贫困理论视域下的健康扶贫政策：以山东省为例 [J]. 山东社会科学，2019（9）：118-123.

② 刘亚孔，石丹淅. 可行能力视域下健康贫困治理的内在逻辑研究 [J]. 三峡大学学报（人文社会科学版），2019，41（6）：66-70.

③ 付玉联，谢来位. 健康中国战略背景下的健康扶贫政策研究 [J]. 卫生经济研究，2019，36（9）：18-21；张敏，张淑娥，贺景平等. 我国健康扶贫治理评述：实践、逻辑及原则 [J]. 华西医学，2019，34（12）：1340-1347.

全国卫生与健康大会上明确要求深入实施健康扶贫工程。① 12 月，健康扶贫作为主要手段和实现途径，被纳入国家《"十三五"脱贫攻坚规划》。2017～2018 年，为了进一步明晰健康扶贫的各项措施，《农村贫困人口大病专项救治工作方案》《健康扶贫工程"三个一批"行动计划》《贫困地区健康促进三年攻坚行动方案（2018—2020)》《地方病防治专项三年攻坚行动方案（2018—2020 年)》相继印发，旨在让贫困患者切实获得医疗服务，减少经济负担，并落实"预防为主""医防融合"的"大健康"理念，有效降低贫困人口的患病风险。至此，1 份指导意见、1 个考核办法和 4 个具体行动计划共同构成了健康扶贫的主体政策体系（见表 2－5）。在国家政策的指导下，各省又根据实际情况，出台了相应的行动计划或具体措施，例如《云南省健康扶贫行动计划（2016—2020 年)》《云南省健康扶贫 30 条措施》《贵州省提高建档立卡农村贫困人口慢性病医疗救助水平促进精准扶贫实施方案》《四川省健康扶贫分类施治工作方案》《四川省地方病防治专项攻坚行动实施方案（2019—2020 年)》等。

表 2－5　健康扶贫的主体政策体系

年份	政策文件名称	发文单位	主要内容
2016	关于实施健康扶贫工程的指导意见	国家卫生计生委等 15 个部门	健康扶贫工程重点任务： 1. 提高医保水平，减轻农村贫困人口医疗费用负担； 2. 对大病和慢性病的农村贫困人口进行分类救治； 3. 县域内农村贫困人口住院先诊疗后付费； 4. 连片特困地区县和国家扶贫开发工作重点县达到"三个一"目标； 5. 实施全国三级医院与连片特困地区县和国家扶贫开发工作重点县县级医院一对一帮扶； 6. 统筹推进贫困地区医药卫生体制改革； 7. 加大贫困地区慢性病、传染病、地方病防控力度； 8. 在贫困地区全面实施免费孕前优生健康检查、农村妇女增补叶酸预防神经管缺陷、农村妇女"两癌"（乳腺癌和宫颈癌）筛查、儿童营养改善、新生儿疾病筛查等项目； 9. 深入开展贫困地区爱国卫生运动

---

① 描绘健康中国的美好蓝图——习近平总书记在全国卫生与健康大会上的讲话引起热烈反响［EB/OL]．（2016－08－21）［2024－01－28]．http：//www．xinhuanet．com/politics/2016－08/21/c_129244493．htm.

续表

年份	政策文件名称	发文单位	主要内容
2016	健康扶贫工作考核办法	国家卫生计生委和国务院扶贫办	提出健康扶贫考核办法、考核指标和考核步骤，切实保障健康扶贫工程的有效实施
2017	农村贫困人口大病专项救治工作方案	国家卫生计生委、民政部和国务院扶贫办	1. 对建档立卡农村贫困人口和经民政部门核实核准的农村特困人员和低保对象中的大病患者进行集中救治； 2. 发挥基本医保、大病保险、医疗救助等制度的衔接保障作用，降低患者实际自付费用； 3. 建立救治台账、完善支付方式、加强信息管理
2017	健康扶贫工程"三个一批"行动计划	国家卫生计生委等6个部门	对核实核准的患有大病和长期慢性病的农村贫困人口（指建档立卡贫困人口和农村低保对象、特困人员、贫困残疾人），根据患病情况，实施分类分批救治，即大病集中救治一批、慢病签约服务管理一批、重病兜底保障一批
2018	贫困地区健康促进三年攻坚行动方案（2018—2020）	国家卫生健康委办公厅和国务院扶贫办综合司	1. 2018—2020年在贫困地区全面开展健康促进三年攻坚行动，提高贫困地区居民健康素养； 2. 到2020年，实现贫困地区居民健康教育全覆盖，省、地市、县各级建成健康教育骨干队伍并实现培训全覆盖； 3. 提出贫困地区健康促进三年攻坚行动具体工作目标
2018	地方病防治专项三年攻坚行动方案（2018—2020年）	国家卫生健康委等10个部门	通过重点防控措施和现症病人救治救助等措施，3年之内（2020年底）持续消除碘缺乏危害，保持基本消除燃煤污染型氟砷中毒、大骨节病和克山病危害，有效控制饮水型氟砷中毒、饮茶型地氟病和水源性高碘危害，有效控制和消除血吸虫病危害

2018年6月，中共中央、国务院印发《关于打赢脱贫攻坚战三年行动的指导意见》。2019年4月，习近平总书记在重庆召开的解决"两不愁三保障"突出问题座谈会上指出"到2020年稳定实现农村贫困人口不愁吃、不愁穿，义务教育、基本医疗、住房安全有保障，是贫困人口脱贫的基本要求和核心指标，直接关系攻坚战质量"，"实现基本医疗有保障主要是所有贫困人口都参加医疗保险制度，常见病、慢性病有地方看、看得起，得了大病、重病后基本生活过得去"。① 让贫困人口"看得起

---

① 习近平谈治国理政（第三卷）［M］.北京：外文出版社，2020：159-160.

病""看得好病""看得上病""少生病"成为健康扶贫战略目标的生动写实，也由此形成了所谓的"健康扶贫 1234 总体框架"：聚焦贫困人口"两不愁三保障"中的"基本医疗有保障"这一总体目标，落实健康中国和乡村振兴两大战略，通过"三个一批"行动计划，从四个方面着手，推进四个目标的实现。① 基于健康扶贫工程实施的时代背景及核心要义，本研究认为"健康扶贫 1234 总体框架"仍不足以涵盖健康扶贫的全貌，中国的健康扶贫工程就是在脱贫攻坚和健康中国两大战略实施的背景下，通过完善医疗保障、强化卫生体系建设、提升服务能力和实施健康促进四个领域的战略布局，通过实施"六大攻坚行动"，着力促进县、乡、村三级医疗机构的标准化建设、能力建设和机制建设，提升贫困人口医疗服务的可及性（看得上病）和可负担性（看得起病），有效防范疾病的发生（少生病）和进一步恶化（看得好病），其基本架构见表 2 - 6，部署及工作安排见图 2 - 2。

表 2 - 6　健康扶贫的基本架构

工作领域	具体措施	目的	基本标准
基本医疗保障	医保政策倾斜； "先诊疗后付费"； "一站式"结算； 实施大病和慢病精准救治攻坚行动； 实施医疗保障扶贫攻坚行动	看得起病 （可负担性）	贫困人口全部纳入基本医疗保险、大病保险和医疗救助；完善支付方式，降低自付费用
服务体系建设	县、乡、村三级医疗机构标准化建设； 县、乡、村人员培养培训； 统筹使用县域卫生人力资源	看得上病 （可及性）	医疗卫生机构"三个一"：每个贫困县建好 1 所县级公立医院；每个乡镇建成 1 所政府办卫生院或社区卫生服务中心；每个行政村建成 1 个卫生室。医疗技术人员"三合格"：每个县医院至少有 3 名副主任以上职称的医师，每床配 0.88 名卫生技术人员；每个乡镇卫生院至少有 1 名执业医师或注册全科医师；每个村卫生室至少有 1 名持证村医

---

① 贺丹主编. 中国健康扶贫研究报告 ［M］. 北京：人民出版社，2019：9.

工作领域	具体措施	目的	基本标准
提升服务能力	精准识别、分类救治；"三个一批"行动计划；强化对口帮扶；推进远程医疗；实施贫困地区医疗机构服务能力提升攻坚行动	看得好病（预防疾病恶化）	医疗服务能力"三条线"：贫困县至少有1所县级公立医院达到二级医院标准；每个乡镇卫生院设有床位10张以上，配齐基本设备设施；每个行政村卫生室建设达标
健康促进行动	优化健康环境；提升居民健康素养；实施贫困地区妇幼健康和健康促进攻坚行动；实施贫困地区重点传染病、地方病综合防控攻坚行动；实施深度贫困地区健康扶贫攻坚行动	少生病（预防疾病发生）	住房安全、饮水安全达标；人居环境达到1档标准；居民健康教育全覆盖，居民健康素养水平达到本省份2020年目标水平或较2018年提高60%；重点疾病获得有效控制或消除

三　云贵川三省健康扶贫的具体行动

继 2016 年 6 月国家卫生计生委等 15 个部门联合发布《关于实施健康扶贫工程的指导意见》后，云南、贵州、四川三省于 2017 年正式启动了健康扶贫工程，并随即出台和实施了有关健康扶贫的总体规划和具体行动方案。例如，云南省于 2016 年 11 月由省卫生计生委等 12 个部门联合印发实施了《云南省健康扶贫行动计划（2016—2020 年）》，并于 2017 年 9 月由省人民政府办公厅制定了《云南省健康扶贫 30 条措施》；贵州省于 2017 年 1 月印发了《贯彻落实〈关于实施健康扶贫工程的指导意见〉的实施方案》，随后出台了《贵州省进一步完善医疗保障机制助力脱贫攻坚三年行动方案（2017—2019 年）》《贵州省提升基层医疗服务能力助力脱贫攻坚三年行动方案（2017—2019 年）》《贵州省提升基层公共卫生服务能力助力脱贫攻坚三年行动方案（2017—2019 年）》等"三年行动方案"；2016 年 9 月和 2017 年 3 月四川省卫生计生委先后发布了《四川省脱贫攻坚医疗卫生保障实施方案》和《四川省"十三五"健康扶贫规划》，2019 年四川省卫生健康委等 10 部门又联合制定了《四川省地方病防治专项攻坚行动实施方案（2019—2020 年）》等专项工作方案。

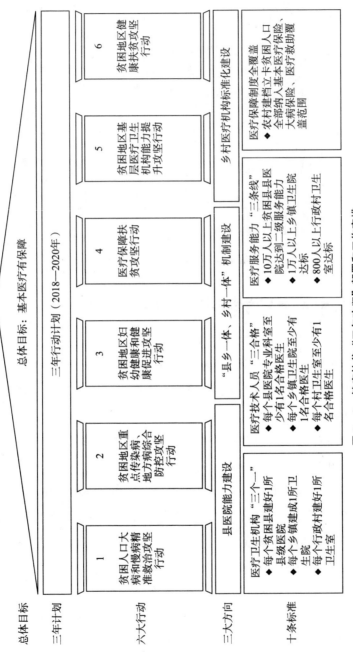

图 2-2 健康扶贫"三年攻坚"部署和工作安排

资料来源：中国人口与发展研究中心。

总体上，三省的健康扶贫政策在遵循国家健康扶贫工程的总体部署的基础上进行本土化设计、完善和执行，聚焦4个方面的建设布局。

（一）大力实施贫困人口医疗保障

为了发挥医疗保险的经济帮扶作用，三省的健康扶贫政策均把基本医疗保险、大病保险、医疗救助"三重"保障作为健康扶贫工作的重要切入点。一是通过医疗保障制度和财政倾斜，确保建档立卡贫困人口参保率达到100%；① 二是提高门诊和住院报销的比例，基本上保障建档立卡贫困人口门诊报销比例比其他城乡居民提高5个百分点，县域内住院政策范围内医疗费用个人支付比例控制在10%以内，切实减轻贫困人口及家庭的医疗经济负担；三是针对贫困地区的重大疾病（包括疾病负担较重、社会影响较大、疗效确切的慢性病、传染病和地方病）开展专项救治，通过建立救治台账、制订诊疗方案、明确临床路径、实施按病种付费、控制费用总额、提供大病保险等措施，在减轻大病患者医疗费用负担的同时，提升贫困人口获得有效治疗的可及性。②

---

① 云贵川三省对建档立卡贫困人口参加医疗保险均提供了相应的财政支持。其中，云南省对建档立卡贫困人口参加基本医保的个人缴费进行财政补贴，省财政和市（州）财政对已脱贫建档立卡贫困人口按照4:6的比例承担，对未脱贫建档立卡贫困人口按照6:4的比例承担；贵州省则规定自2017年起，除由民政、卫生计生部门分别资助当年度个人参保缴费的人群外，对其余农村建档立卡贫困人口当年度个人参保缴费有困难的，由县级人民政府按照脱贫攻坚规划整合相关资金予以资助，确保农村建档立卡贫困人口全部参保；四川省要求从办理2017年基本医保参保缴费起，对全省建档立卡贫困人口参加城乡居民医保、新农合的个人缴费部分，由财政部门按各统筹地区制定的最低档次缴费标准给予全额代缴，所需经费由县级财政纳入公共预算统筹安排，省和市（州）财政给予补助，其中省财政对88个贫困县补助70%，对其他县补助50%，市（州）补助水平由各地自定。

② 云贵川三省集中救治的大病基本上都在25种以上，包括儿童白血病（含急性淋巴细胞白血病、急性早幼粒细胞白血病）、儿童先心病（含房间隔缺损、室间隔缺损、动脉导管未闭、肺动脉瓣狭窄、法洛氏四联症以及合并两种或以上的复杂性先心病）、风湿性心脏病、食管癌、胃癌、结肠癌、直肠癌、膀胱癌、卵巢癌、肾癌、肺癌、肝癌、乳腺癌、宫颈癌、神经母细胞瘤、儿童淋巴瘤、骨肉瘤、血友病、地中海贫血、急性心肌梗死、终末期肾病、重性精神病、耐多药结核、白内障、尘肺、唇腭裂、尿道下裂、脑卒中、慢性阻塞性肺气肿、艾滋病机会感染等。

（二）全力落实诸多便民惠民措施

云贵川三省通过落实"先诊疗后付费"制度①以及定点机构"一站式"结报制度②，使贫困人口能够"方便看病"，及时满足贫困人口的医疗卫生服务需求，改善就医体验。此外，三省在建档立卡贫困人口中均积极落实了家庭医生签约全覆盖，通过贫困人口与家庭医生团队的签约，由家庭医生团队为其提供基本医疗服务、基本公共卫生服务、慢性病规范管理、健康管理等医疗卫生服务，提高贫困地区医疗卫生服务的可及性。

（三）着力提升基层医疗诊治能力

针对贫困地区医疗服务诊治能力普遍较低的现象，云贵川三省的健康扶贫政策均明确提出了支持基层医疗服务能力提升的具体路径，旨在让贫困人口就近"看得好病"。一是推进贫困地区医疗卫生机构标准化建设，要求贫困地区配备符合标准的县、乡、村三级医疗卫生机构，形成基层医疗卫生服务网络，提升医疗服务"硬件"的常备性；二是加大贫困地区人才培植力度，通过实施人才培养和引进策略补齐医疗卫生人才队伍数量和质量的短板，③ 推动医疗卫生人才向基层流动，健全卫生人才激励机制，提升医疗服务"软件"的常备性；三是开展医疗卫生机构对口帮扶行动，通过对口支援、医联体建设、远程医疗、巡回医疗和义诊等措施，发挥发达地区和高层级医疗机构的技术辐射和服务能力的带动作用，提升贫困地区医疗服务质量。

---

① "先诊疗后付费"制度即在县域内定点医疗机构住院的建档立卡贫困人口，持医保证（卡）、有效身份证件和扶贫部门出具的贫困证明或民政部门出具的低保特困等相关证明、证件办理住院手续，医疗机构审核患者参合或救助身份并与其签订先诊疗后付费协议后，患者无须缴纳住院押金，直接住院治疗。

② 定点机构"一站式"结报制度即基本医疗保险、大病保险、医疗救助、医疗扶助通过统一窗口、统一信息平台实现"一站式"结算，建档立卡农村贫困人口结算医疗费用时，救治定点医疗机构通过信息系统计算出基本医保、大病保险、医疗救助和医疗扶助报销补偿金额后，对各类报销补偿资金统一实行垫付制，按照相关规定实行"一站式"即时结报，患者只需缴清个人自付费用。

③ 人才培养策略包括招收定向免费医学生以及基层卫生人员学历提升和能力培训等，人才引进策略则包括设立奖励基金、纳入编制、提供生活补贴以及职称晋升等。

（四）强化个体和群体健康促进力

倘若医疗机构的提质达标及科学布局是降低贫困地区健康脆弱性的"硬件"设施建设，那么健康促进策略就是健康扶贫中的"柔性"干预或"软件"环境建设，[①] 通过种种"预防"措施控制健康危险因素，筑牢防范疾病风险的前沿屏障。在健康扶贫工作中，云贵川三省的健康扶贫政策坚持预防优先、赋权赋能贫困人口、协调多部门参与的基本原则，整合卫生、环保、农业农村、水利、教育等多方资源和扶贫力量，一方面通过人居卫生设施改善（如改水、改厕）和健康教育，积极引导贫困地区群众移风易俗，养成良好卫生习惯，强化个体和群体的健康促进能力，从源头上遏制贫困人口的疾病风险，另一方面则通过加强慢性病、地方病、传染病等重点疾病的防控和健康管理，提升患者自我管理意识和能力，防止疾病恶化。

---

① 郑继承. 中国健康扶贫的逻辑演进与新时代战略转型研究［J］.云南社会科学，2020（5）：149－156.

第三章　云贵川深度贫困县居民健康素养提升成效

健康扶贫是一项系统性工程，不仅回应了贫困人口防病反贫的切实需求，也全方位考虑了贫困地区不同层级健康能力建设的需要，因而需运用"系统思维"和"综合数据"以呈现变化之全貌。前两章通过对贫困与反贫、疾病与健康、脆弱与反脆弱等一系列关键词及相关理论的系统梳理、总结和解读，阐明了本研究的立论依据和设计思路。本章及后续两章将通过对脱贫前后两次现场调查所获数据的实证分析，重点关注健康扶贫的帮扶和作用对象，透过居民健康素养、农户生计资本、医疗卫生服务和人居环境的实际变化，客观呈现健康扶贫成效。

第一节　健康素养的内涵、测量与提升行动

一　健康素养的概念与内涵

健康素养（Health Literacy）的概念最早由斯科特·西蒙兹（Scott Simonds）在 1977 年提出，[①] 世界卫生组织把健康素养定义为一种认知和社会技能，其水平高低决定个体能否有动机和能力对健康信息和服务进行获取且用于维护自身健康。[②] 众多研究已证实，健康素养水平与人群健康总体水平呈正相关，也直接影响着人们的日常生活行为、对不同医

---

① Simonds S K. Health Education Today: Issues and Challenges [J]. Journal of School Health, 1977, 47 (10): 584 – 593.

② World Health Organization. Health Promotion Glossary [M]. Geneva: WHO, 1998: 10.

疗保健服务的选择，以及患病后的医患沟通交流模式。[①] 健康素养水平较低的人群，更有可能排斥或忽视疾病筛查、免疫接种等预防性医疗服务，错误解读医疗信息，采取不适宜的治疗手段，导致更高的住院率和急诊使用率，在增加医疗负担的同时，也使得患病风险和死亡风险增加。[②] 因此，健康素养可视为个体健康能力的衡量标准，也是一个地区或国家健康促进和公共卫生服务能力的重要结果指征。[③]

随着疾病谱和死亡谱的改变，以及生活方式和生活环境的变迁，健康素养的提高不仅是个体维护健康，确保身体、心理和社会适应良好状态的重要基础，也是社会进步、人民生活质量不断提高的标志。为提升我国居民健康素养，国务院 2016 年印发了《"健康中国 2030"规划纲要》，要求建立健全健康促进和健康教育体系，全民健康素养到 2020 年和 2030 年分别达到 20% 和 30%。[④] 随后，第十三届全国人民代表大会常委会审议通过了《中华人民共和国基本医疗卫生与健康促进法》，并于 2020 年 6 月 1 日起实施，这是我国首部卫生健康领域的基础性和综合性法律，而健康促进作为重要章节被纳入其中，明确指出公民是自己健康的第一责任人，要主动学习健康知识，加强健康素养，全民健康素养的提升工程也由此上升到了法治高度，进一步凸显了健康素养提升的重要性和紧迫性。[⑤]

二 健康素养水平的测量与监测

我国对居民健康素养的关注起步于 2005 年，卫生部印发的《全国健

---

① Cho Y I, Lee S Y D, Arozullah A M, et al. Effects of Health Literacy on Health Status and Health Service Utilization amongst the Elderly [J]. Social Science & Medicine, 2008, 66 (8): 1809 – 1816; 〔美〕史蒂夫·卡斯纳著. 祝常悦, 徐天凤译. 思维与陷阱 [M]. 北京: 中信出版集团, 2019: 246 – 251.

② Berkman N D, Sheridan S L, Donahue K E, et al. Low Health Literacy and Health Outcomes: An Updated Systematic Review [J]. Annals of Internal Medicine, 2011, 155 (2): 97.

③ Nutbeam D. Health Literacy as a Public Health Goal: A Challenge for Contemporary Health Education and Communication Strategies into the 21st Century [J]. Health Promotion International, 2000, 15 (3): 259 – 267.

④ 曾钊, 刘娟. 中共中央国务院印发《"健康中国 2030"规划纲要》[J]. 中学政史地 (高中文综), 2016 (12): 5 – 20.

⑤ 中华人民共和国基本医疗卫生与健康促进法 [EB/OL]. (2019 – 12 – 29) [2020 – 06 – 09]. http://www.gov.cn/xinwen/2019 – 12/29/content_5464861.htm.

康教育与健康促进工作规划纲要 （2005—2010 年）》首次将健康教育工作纳入规范化卫生管理体系，形成指导性意见。[1] 中国健康教育中心（原中国疾病预防控制中心健康教育所）也由此开启了健康素养的研究工作。[2] 2008 年，卫生部发布第三号公告《中国公民健康素养——基本知识与技能（试行）》，正式界定了我国健康素养基本知识体系的构成，其涵盖健康生活方式与行为、基本知识和理念、基本技能三个方面，共计 66 条知识点。这是全球第一份明确界定公民健康素养的政府性文件，也是我国健康领域发布的首个相关政府公告，由此拉开了全国健康素养干预、调查和研究的序幕。[3] 同年，我国专家组基于国内外相关研究经验，编写设计了《中国居民健康素养调查问卷》，并在全国范围内开展了第一次城乡居民健康素养调查。[4] 为进一步规范和统一各省市健康素养的监测方法、调查问题组成和评分计算方式，中国健康教育中心于 2010 年开发构建了我国健康素养评价指标体系，[5] 它由三级指标构成：一级指标 3 个，即基本知识和理念、健康生活方式与行为和基本技能；二级指标 6 个，包括基本理念、基本知识、生活方式与习惯、卫生服务利用、认知技能和操作技能；三级指标由传染病相关知识、生理卫生常识、安全与急救、法规政策、营养与膳食等 20 个指标组成。[6] 2008 年我国开展了首次居民健康素养水平调查。2012 年

---

① 中华人民共和国国家卫生健康委员会. 卫生部关于印发《全国健康教育与健康促进工作规划纲要（2005 - 2010 年）》的通知 [EB/OL]. （2005 - 02 - 04）[2020 - 06 - 09]. http://www. nhc. gov. cn/wjw/gfxwj/201304/25090fae64e440d2ab3c1c9aff082f67. shtml.

② 韩铁光，龚言红，卢祖洵等. 健康素养评估与监测研究进展 [J]. 中国社会医学杂志，2012，29（3）：206 - 208.

③ 李新华. 《中国公民健康素养——基本知识与技能》的界定和宣传推广简介 [J]. 中国健康教育，2008，（5）：385 - 388.

④ 王萍，毛群安，陶茂萱等. 2008 年中国居民健康素养现状调查 [J]. 中国健康教育，2010，26（4）：243 - 246.

⑤ 中国健康教育中心编著. 中国居民健康素养监测报告 [M]. 北京：人民卫生出版社，2018.

⑥ 中华人民共和国国家卫生和计划生育委员会. 国家卫生计生委办公厅关于印发《中国公民健康素养——基本知识与技能（2015 年版）》的通知 [EB/OL]. （2016 - 01 - 06）[2020 - 06 - 09]. http://www. nhc. gov. cn/xcs/s3581/201601/e02729e6565a47fea0487a21261 2705b. shtml.

后，基于上述评价指标体系，中国健康教育中心每年在全国范围内组织开展针对 15～69 岁常住人口的居民健康素养水平监测。截至 2020 年底，已连续开展了 9 次调查，调查结果成为我国制定与评价卫生政策和法律的重要依据。

本研究采用的《2019 年全国居民健康素养监测调查问卷》以"知—信—行"理论为支撑，以中国公民健康素养 66 条为核心，通过自填或面对面询问，重点测量三个方面的六类健康问题的素养水平。健康素养水平的计算共纳入了 50 道问题，共计 66 分。若按三个方面划分，基本知识和理念共计 22 题（0～28 分），健康生活方式与行为 16 题（0～22 分），健康技能 12 题（0～16 分）。若按六类健康问题分，科学健康观 8 题（0～11 分），传染病防治 6 题（0～7 分），慢性病防治 9 题（0～12 分），安全与急救 10 题（0～14 分），基本医疗 11 题（0～14 分），健康信息 6 题（0～8 分）。计算时采用标准化评分方法，判断题、单选题回答正确计 1 分，多选题回答正确计 2 分，错选、漏选、未作答的题目计 0 分。以考察的某方面或某类健康问题素养所有题目分值为总分，调查对象得分达到总分的 80% 为具备健康素养，某方面或某类健康问题得分达到 80% 为具备某方面或某类健康问题素养。健康素养具备率通常指被调查人群中具备（某类）健康素养的人所占比例。

三　健康素养提升与健康扶贫

随着健康教育工作的持续推进，我国居民健康素养总体得到了显著提升，具备率从 2008 年的 6.48% 提升至 2020 年的 23.15%。然而，在总体向好的趋势下，健康素养水平仍存在明显的人群和地区差异。城镇居民健康素养水平明显高于农村居民，2020 年城乡差距仍有 8.06 个百分点。居民健康素养水平也与社会经济发展水平相当，2020 年东、中、西部地区居民健康素养具备率分别为 29.06%、21.01% 和 16.72%，东部与西部差距为历年最大，相差 12.34 个百分点。前期研究提示，健康素养的水平与受教育程度、收入水平、年龄结构、生活环境等诸多因素密切相关，这种关联性不仅表现在人群中，也由此形成地区差异。^① 我国西部，尤其是农村地区的居民健康素养水平总体偏低，多年来提升幅度不大，一直是我国健康素养提升的难点地区。首先，西部农村地区经济社会发展水平相对落后，曾是我国贫困人口相对集中的地区，越贫困的地区人口健康素养水平越低。例如，云南省 86 个贫困县 2018 年的居民健康素养具备率仅为 9.43%，明显低于全国总体水平（17.06%）。^② 其次，西部地区人口受教育程度明显落后，全国文盲率较高的省份基本上均分布在西部地区。^③ 受教育程度是健康素养最重要的影响因素，受教育程度越高的人群对新知识的接受程度和理解力更佳，也更能准确地从各种途径筛选、获得、分析和掌握健康知识和技能。^④ 再次，西部农村地区的基本医疗服务能力薄弱，尤其缺乏健康教育师资，基本公共服务供给不能满足基本要求，进一步影响了健康素养提升。^⑤ 最后，研究表明，在经济或资源"稀缺"状态下生活的人容易形成管窥思维，也由此导致认知能力受限，^⑥ 这有可能也是造成西部地区农村居民整体健康素养提升缓慢的主要原因。

在健康扶贫工作中，健康促进和教育是难点和弱项，尤其是在深度贫困地区，人群健康素养基点低，与其他地区相比，差距凸显，提升任务重、难度大、耗时长。然而，健康素养的提升又是扭转深度贫困状态下健康脆弱局面的底层逻辑和前沿屏障，是缓解资源匮乏地区医疗保障和医疗服务压力的有效手段，更是脱贫之后进一步弥合地区和人群间健康差距，促进当地健康治理与乡村振兴有序衔接的重要推手。扶贫先扶

① Paasche-Orlow M K, Parker R M, Gazmararian J A, et al. The Prevalence of Limited Health Literacy [J]. Journal of General Internal Medicine, 2005, 20 (2): 175 – 184.

② 刘梅，李灵清，普世传等. 2018 年云南省 86 个贫困县区居民健康素养现状及其影响因素分析 [J]. 中国健康教育，2020，36 (1): 13 – 19.

③ 石玉昌. 西部地区教育公平 70 年："要上学"与"上好学" [J]. 西南大学学报（社会科学版），2019，45 (6): 20 – 28 + 201.

④ 严丽萍，魏南方，解瑞谦等. 我国城乡居民健康素养影响因素分析 [J]. 中国健康教育，2012，28 (1): 8 – 11.

⑤ 刘梅，李灵清，普世传等. 2018 年云南省深度贫困县居民健康素养现状 [J]. 健康教育与健康促进，2019，14 (2): 99 – 103.

⑥ 〔美〕塞德希尔·穆来纳森，埃尔德·沙菲尔著，魏薇，龙志勇译. 稀缺：我们是如何陷入贫穷与忙碌的（经典版）[M]. 杭州：浙江人民出版社，2018.

志，扶贫必扶智。同理，健康教育也可视为健康扶贫领域的"扶智"行动，旨在传授贫困人口健康知识和技能，从而使人们树立健康意识，采纳有利于自身健康的行为和生活方式，这是激发贫困人口自我健康维护内生动力的基础。2018 年 10 月，国家卫生健康委员会、国务院扶贫办印发《贫困地区健康促进三年攻坚行动方案》，要求通过实施健康教育"321"模式，到 2020 年实现贫困地区居民健康教育全覆盖，居民健康素养水平达到本省份目标水平或较 2018 年提高 60%。其中，"3"是三进，即健康教育进农村、进家庭、进学校；"2"是二建，即建设基层健康教育阵地、健康教育队伍；"1"是一帮扶，即对口帮扶医疗机构与贫困县开展素养提升帮扶工作。

第二节　脱贫前后云贵川深度贫困县居民的健康素养变化

一　调查对象基本人口学特征

本研究通过多阶段分层随机抽样，在云贵川三省 5 个深度贫困县（市）的 20 个行政村，对 15 ~ 69 岁常住居民的健康素养水平分别在脱贫前（2019 年）和脱贫后（2021 年）开展了两次测量，其中建档立卡贫困人口（以下简称"贫困人口"）占被调查人口的一半。2019 年共计发放问卷 750 份，回收有效问卷 746 份，有效率 99.47%。2021 年共计发放问卷 839 份，经人口学特征匹配、清理不合格问卷后，剩余有效问卷796 份，有效率 94.87%。在 2021 年的回访调查中，尽可能调查了首次参与调查的对象，其问卷占 2019 年有效问卷的 60% 左右；其余未能回访到的调查对象，则按照性别、贫困身份、年龄和学历进行了匹配，以使两次调查结果具有可比性。

在 2019 年的调查对象中，女性占 51.47%，稍多于男性；贫困人口占 53.62%，稍多于非贫困人口；少数民族较多，占 78.02%；调查对象平均年龄为 41.97 ± 13.29 岁；超过 60% 的调查对象仅有小学及以下文化程度；农民占被调查对象的 72.92%，其次为工人（15.28%）和事业单位人员（3.49%）。在 2021 年的调查对象中，女性占 51.63%，男女比例与 2019 年保持平衡；贫困人口占 53.77%；仍以少数民族和小学及以下文化程度者居多；平均年龄为 41.15 ± 12.72 岁。经 χ^2 检验，脱贫前后调查对象的人口学特征无统计学差异（$P > 0.05$）（见表 3 - 1）。

表 3 - 1　调查对象基本人口学特征

单位：人，%

人口学特征	脱贫前（2019 年）		脱贫后（2021 年）		χ^2 值	P 值
合计	746	100	796	100		
性别						
男	362	48.53	385	48.37	0.004	0.950
女	384	51.47	411	51.63		
贫困身份						
贫困人口	400	53.62	428	53.77	0.003	0.953
非贫困人口	346	46.38	368	46.23		
民族						
汉族	164	21.98	172	21.61	0.032	0.858
少数民族	582	78.02	624	78.39		
年龄						
15 ~ 24 岁	101	13.54	112	14.07		
25 ~ 34 岁	148	19.84	166	20.85		
35 ~ 44 岁	154	20.64	180	22.61	2.36	0.670
45 ~ 54 岁	211	28.28	215	27.01		
≥55 岁	132	17.69	123	15.45		
文化程度						
小学及以下	488	65.42	488	61.31		
初中	169	22.65	193	24.25	3.606	0.307
高中	50	6.70	60	7.54		
大学/大专及以上	39	5.23	55	6.91		
婚姻状况						
未婚	104	13.94	95	11.93		
已婚	582	78.02	641	80.53	1.634	0.442
分居/离异/丧偶	60	8.04	60	7.54		

续表

人口学特征	脱贫前（2019 年）		脱贫后（2021 年）		χ^2 值	P 值
职业						
事业单位人员	26	3.49	35	4.40		
学生	32	4.29	24	3.02		
农民	544	72.92	609	76.51	5.727	0.220
工人	114	15.28	98	12.31		
其他	30	4.02	30	3.77		
县（市）						
泸水	148	19.84	159	19.97		
广南	151	20.24	162	20.35		
香格里拉	156	20.91	172	21.61	0.238	0.993
越西	147	19.71	156	19.60		
威宁	144	19.30	147	18.47		
是否患慢性病						
是	102	13.67	148	18.59	6.862	0.009
否	644	86.33	648	81.41		
目前是否吸烟						
是	268	35.92	283	35.55	0.023	0.879
否	478	64.08	513	64.45		
家庭人口数分组						
≤3 人	172	23.06	150	18.84		
4～5 人	319	42.76	357	44.85	4.147	0.126
≥6 人	255	34.18	289	36.31		
家庭人均年纯收入						
<10800 元 *	602	80.70	410	51.51	145.457	<0.001
≥10800 元	144	19.30	386	48.49		

　　* 根据国务院扶贫办公布的数据，2020 年贫困人口人均纯收入达到了 10740 元/年。因此，本研究把家庭人均纯收入按照 10800 元/年进行了划分。参见国务院新闻办就《人类减贫的中国实践》白皮书有关情况举行发布会 ［EB/OL］.（2021 – 04 – 07）［2021 – 12 – 10］. http://www. gov. cn/xinwen/2021 – 04/07/content_5598151. htm.

二　云贵川深度贫困县居民健康素养总体水平的提升情况

　　云贵川深度贫困县居民健康素养总体具备率在脱贫后出现了明显提

升，从 2019 年的 3.22% 提升至 2021 年的 13.82%。从三个方面的健康素养来看，素养具备率提升最大的是健康生活方式与行为，2021 年较 2019 年提高了 19.91 个百分点，基本知识和理念、健康技能的素养具备率也有明显提升，分别从 2019 年的 10.99% 和 3.08% 提升至 2021 年的 26.26% 和 7.16%。在六类健康问题中，除了健康信息的素养具备率没有明显变化外，其余 5 类健康问题的素养具备率也均出现了较大提升，尤其是科学健康观、安全与急救和基本医疗的素养具备率分别从 2019 年的 21.05%、21.18% 和 5.50% 提高至 2021 年的 48.74%、54.77% 和 27.76%。2021 年，5 个县（市）调查对象的慢性病防治（32.41%）和基本医疗（27.76%）的素养具备率已超过全国城乡居民 2020 年的监测水平。[①]2021 年，调查对象六类健康问题的素养具备率从高到低依次为安全与急救（54.77%）、科学健康观（48.74%）、慢性病防治（32.41%）、基本医疗（27.76%）、传染病防治（9.30%）和健康信息（4.65%）（见表 3-2）。

表 3-2　脱贫前后居民健康素养总体水平、三个方面及六类问题的具备情况

单位：%

健康素养	脱贫前（2019 年）	脱贫后（2021 年）	χ^2 值	P 值
健康素养总体水平	3.22	13.82	54.551	<0.001
三个方面健康素养				
基本知识和理念	10.99	26.26	58.606	<0.001
健康生活方式与行为	7.10	27.01	106.262	<0.001
健康技能	3.08	7.16	13.018	<0.001
六类健康问题素养				
科学健康观	21.05	48.74	129.284	<0.001
传染病防治	4.29	9.30	15.081	<0.001
慢性病防治	13.81	32.41	74.343	<0.001
安全与急救	21.18	54.77	183.515	<0.001
基本医疗	5.50	27.76	135.301	<0.001
健康信息	3.75	4.65	0.764	0.382

---

① 2020 年全国城乡居民慢性病防治和基本医疗的素养水平分别为 26.73% 和 23.44%。

三 云贵川深度贫困县各类人群健康素养的提升情况

表3-3显示了不同人口学特征的人群在脱贫前后的健康素养具备率，大部分人群脱贫后的具备率都较脱贫前出现了显著提升。2021年，大多数人群的健康素养具备率超过了10%，其中，男性和女性分别为14.03%和13.63%；贫困人口和非贫困人口分别为10.05%和18.21%；汉族和少数民族分别为11.05%和14.58%；15~24岁、25~34岁和35~44岁年龄段人群分别达到了18.75%、24.10%和15.00%；初中及以上学历者提升也较为明显，具备率超过了20%；除了农民以外，其他职业人群的具备率也超过了10%。仅有少部分人群的具备率在2021年仍低于10%，例如45~54岁人群（5.58%）和患有慢性病的人群（6.76%）。

表3-3 不同人口特征居民脱贫前后健康素养总体水平的变化

单位：%

人口学特征	脱贫前（2019年）	脱贫后（2021年）	χ^2/Fisher 值	P 值
性别				
男	3.04	14.03	28.351	<0.001
女	3.39	13.63	26.263	<0.001
贫困身份				
贫困人口	1.50	10.05	27.127	<0.001
非贫困人口	5.20	18.21	28.755	<0.001
民族				
汉族	1.83	11.05	11.656	0.001
少数民族	3.61	14.58	43.056	<0.001
年龄				
15~24岁	2.97	18.75	13.226	<0.001
25~34岁	9.46	24.10	11.772	0.001
35~44岁	3.25	15.00	13.234	<0.001
45~54岁	0.47	5.58	9.390	0.002
≥55岁	0.76	8.13	8.384	0.004
文化程度				
小学及以下	0.61	2.87	7.244	0.007

续表

人口学特征	脱贫前（2019 年）	脱贫后（2021 年）	χ^2/Fisher 值	P 值
初中	5.92	21.76	18.388	<0.001
高中	8.00	43.33	17.166	<0.001
大学/大专及以上	17.95	50.91	10.608	0.001
婚姻状况				
未婚	6.73	30.50	18.972	<0.001
已婚	2.75	11.70	35.489	<0.001
分居/离异/丧偶	1.67	10.00	—	0.114*
职业				
事业单位人员	23.08	57.14	7.079	0.008
学生	6.25	45.83	12.055	0.001
农民	1.84	8.70	26.212	<0.001
工人	1.75	22.45	22.481	<0.001
其他	13.33	13.33	0.000	1.000
是否患慢性病				
是	2.94	6.76	1.783	0.182
否	3.26	15.43	56.370	<0.001
吸烟情况				
吸烟	3.73	12.37	13.688	<0.001
不吸烟	2.93	14.62	41.374	<0.001
家庭人口数分组				
≤3 人	2.91	13.33	12.163	<0.001
4~5 人	3.13	15.97	31.065	<0.001
≥6 人	3.53	11.42	11.835	0.001
家庭人均年纯收入				
<10800 元	1.83	9.22	29.094	<0.001
≥10800 元	9.03	18.75	7.329	0.007
县（市）				
泸水	4.05	30.82	37.335	<0.001
广南	3.97	10.49	4.880	0.027
香格里拉	5.77	16.86	9.824	0.002

人口学特征	脱贫前 （2019 年）	脱贫后 （2021 年）	χ^2/Fisher 值	P 值
越西	0.68	5.13	—	0.037 *
威宁	1.39	4.76	—	0.173 *

注：Fisher 确切概率法计算。

进一步分析各类人群三个方面的健康素养，大部分人群在基本知识和理念方面的素养都有显著提升。2021 年，除了小学及以下文化程度者，其余人群在基本知识和理念方面的素养具备率均已接近或超过20%。健康生活方式与行为方面的素养在所有人群中都提升显著，2021年，绝大多数人群在这一方面的素养具备率超过 20%，小学及以下文化程度者最低，为 16.80%。而在六类健康问题中，几乎所有人群在科学健康观、慢性病防治、安全与急救、基本医疗四个维度的素养均出现了显著提升。2021 年，所有人群的科学健康观素养具备率均超过 30%，最高为大学/大专及以上学历者和事业单位人员，其具备率超过 80%；除了越西县的调查对象外，其余人群慢性病防治的素养具备率均超过20%；安全与急救的素养具备率在所有人群中都相对较高，均在 40% 以上；除了威宁县的调查对象外，其余人群在基本医疗维度的素养具备率也均超过了 20%。

四 云贵川深度贫困县居民各健康知识点的知晓率提升情况

对健康知识条目的答错率进行分析后发现，2019 年答错率高于 90%的六道题目中，2021 年有四道题目的答错率没有明显降低，仍高于90%。此外，另有 10 道题目的答错率在脱贫前后两次调查中也均无明显改观，其中有 2 道题涉及传染病知识，有 3 道题涉及健康技能，有 3 道题涉及健康信息。对骨质疏松的理解、依据体质指数判断体质类型、BMI 值计算、乙肝传播途径、流感预防等知识点的两年答错率均较高，2019 年分别为 95.17%、94.91%、94.24%、75.87%、69.44%，2021年分别为 93.09%、94.35%、93.59%、71.98%、67.59%，且两年间答错率未有显著降低（P > 0.05）。部分知识点，例如 OTC 标识理解、肝脏功能理解等的答错率虽分别由 2019 年的 95.58%、95.31% 下降到 2021 年的 89.57%、89.95%，答错率显著降低（$P < 0.001$），但脱贫后的答错率仍处于较高水平（见表 3 - 4）。

表 3 - 4　脱贫前后健康素养知识点答错率最高及答错率未明显下降的题目

单位：%

答题情况	题目	2019 年答错率	2021 年答错率	χ^2值	P 值
答错率最高的题目	B20. 对药品标签上"OTC"标识的理解	95.58	89.57	19.951	< 0.001
	C03. 对肝脏功能的理解	95.31	89.95	16.022	< 0.001
	C05. 对骨质疏松的理解	95.17	93.09	3.011	0.083
	D02. 参照中国成年人体质指数的标准判断体质类型	94.91	94.35	0.237	0.627
	D01. 根据身高体重计算 BMI	94.24	93.59	0.278	0.598
	B18. 全国免费卫生热线 12320 知晓情况	93.03	91.33	1.535	0.215
答错率未明显下降的题目	D02. 参照中国成年人体质指数的标准判断体质类型	94.91	94.35	0.237	0.627
	D01. 根据身高体重计算 BMI	94.24	93.59	0.278	0.598
	C05. 对骨质疏松的理解	95.17	93.09	3.011	0.083
	B18. 全国免费卫生热线 12320 知晓情况	93.03	91.33	1.535	0.215
	B03. 乙肝的传播途径	75.87	71.98	3.013	0.083
	B02. 无偿献血进行的地点	66.35	70.85	6.626	0.057
	A01. 流感预防知识	69.44	67.59	0.610	0.435
	C11. 对糖尿病知识的正确理解	58.58	55.53	1.463	0.226
	B14. 出现发热症状，正确做法是	41.96	37.44	3.289	0.070
	B25. 皮肤轻度烫伤出现水泡的正确处理方法	39.68	35.55	2.795	0.095

五　云贵川深度贫困县居民健康总体水平的提升情况

健康素养水平的提升对人群健康总体水平的提升有着积极的作用。本次调查采用健康效用值和视觉模拟健康评分测量了云贵川深度贫困县居民脱贫前后的健康总体水平。其中，健康效用值通过欧洲生命质量学会的 EQ – 5D – 3L 量表间接测得，并采用中国效用积分体系（2014 年版）进行转换，效用值取值范围在 0 到 1 之间，效用值越高，则代表健康总体水平越好。视觉模拟健康评分由 EQ – 5D – 3L 量表中的视觉模拟评分尺（Visual Analogue Scale，VAS）直接测得，评分尺底端的 0 分代表"心目中最差的健康状况"，顶端的 100 分代表"心目中最好的健康状况"。采用均值（0.96 和 80），分别划分健康总体水平较高和较低的两组。

从表 3 – 5 中可见，深度贫困县居民脱贫后的健康总体水平有了明显的改善，健康效用值较高和视觉模拟健康评分较高的占比分别从 2019 年的 56.43% 和 59.38% 提升至 2021 年的 63.40% 和 67.21%，其差异具有统计学意义（$P < 0.01$）。尤其值得注意的是，与非贫困人口相比，贫困人口脱贫后的健康效用值和视觉模拟健康评分的提升更为明显。此外，女性、小学及以下受教育程度者、已婚人群、工人、未患有慢性病和不吸烟的人群，其脱贫后的健康效用值和视觉模拟健康评分也有了明显的提升。但与此同时，45 岁及以上年龄段人群，以及患有慢性病人群的健康效用值和视觉模拟健康评分仍相对较低。

表 3 – 5　不同人口特征居民脱贫前后健康效用值和视觉模拟健康得分

单位：人，%

人口学特征	健康效用值较高（≥0.96）				视觉模拟健康评分较高（≥80）			
	脱贫前（2019 年）	脱贫后（2021 年）	χ^2 值	P 值	脱贫前（2019 年）	脱贫后（2021 年）	χ^2 值	P 值
合计	421（56.43）	504（63.40）	7.774	0.005	443（59.38）	535（67.21）	10.172	0.001
性别								
男	200（55.25）	240（62.34）	3.873	0.049	214（59.12）	254（65.97）	3.750	0.053
女	221（57.55）	264（64.39）	3.900	0.048	229（59.64）	281（68.37）	6.586	0.010
贫困人口								
是	210（52.50）	260（60.89）	5.926	0.015	224（56.00）	280（65.42）	7.704	0.006
否	211（60.98）	244（66.30）	2.185	0.139	219（63.29）	255（69.29）	2.876	0.090

续表

人口学特征	健康效用值较高（≥0.96）				视觉模拟健康评分较高（≥80）			
	脱贫前（2019年）	脱贫后（2021年）	χ^2值	P值	脱贫前（2019年）	脱贫后（2021年）	χ^2值	P值
民族								
汉族	73（44.51）	103（59.88）	7.953	0.005	82（50.00）	116（67.44）	10.552	0.001
少数民族	401（59.79）	401（64.37）	2.674	0.102	361（62.03）	419（67.15）	3.455	0.063
年龄								
15～24岁	67（66.34）	95（84.82）	9.965	0.002	81（80.20）	94（83.93）	0.504	0.478
25～34岁	103（69.59）	135（81.82）	6.398	0.011	112（75.68）	131（78.92）	0.469	0.493
35～44岁	92（59.74）	111（61.67）	0.129	0.719	92（59.74）	121（67.22）	2.011	0.156
45～54岁	108（51.18）	120（55.81）	0.917	0.338	108（51.18）	127（59.07）	2.677	0.102
≥55岁	51（38.64）	43（34.96）	0.370	0.543	50（37.88）	62（50.41）	4.057	0.044
受教育程度								
小学及以下	255（52.25）	289（59.34）	4.966	0.026	259（53.07）	304（62.30）	8.500	0.004
初中	98（57.99）	124（64.25）	1.489	0.222	114（67.46）	133（68.91）	0.088	0.767
高中	36（72.00）	48（80.00）	0.967	0.325	37（74.00）	47（78.33）	0.284	0.594
大学/大专及以上	32（82.05）	43（78.18）	0.212	0.645	33（84.62）	51（92.73）	1.580	0.209
婚姻状况								
未婚	68（65.38）	71（74.74）	2.062	0.151	82（78.85）	69（72.63）	1.048	0.306
已婚	332（57.04）	403（62.97）	4.463	0.035	333（57.22）	427（66.61）	11.453	0.001
分居/离异/丧偶	21（35.00）	30（50.00）	2.762	0.097	28（46.67）	39（65.00）	4.089	0.043

人口学特征	健康效用值较高（≥0.96）				视觉模拟健康评分较高（≥80）			
	脱贫前（2019年）	脱贫后（2021年）	χ^2值	P值	脱贫前（2019年）	脱贫后（2021年）	χ^2值	P值
职业								
事业单位人员	19（73.08）	26（74.29）	0.011	0.915	24（92.31）	32（91.43）	0.015	0.901
学生	24（75.00）	22（91.67）	2.597	0.107	27（84.38）	20（83.33）	0.011	0.916
农民	300（55.15）	362（59.54）	2.266	0.132	300（55.15）	388（63.71）	8.757	0.003
工人	63（55.26）	71（72.45）	6.693	0.010	65（57.02）	73（74.49）	7.080	0.008
其他	15（50.00）	23（76.67）	4.593	0.032	27（90.00）	22（73.33）	2.783	0.095
是否患慢性病								
是	24（23.53）	46（31.08）	1.708	0.191	33（32.35）	49（33.11）	0.016	0.901
否	397（61.65）	458（70.79）	12.061	0.001	410（63.66）	486（75.00）	19.525	0.000
吸烟情况								
吸烟	157（58.58）	182（64.31）	1.908	0.167	156（58.21）	190（67.14）	4.697	0.030
不吸烟	264（55.23）	322（62.89）	6.006	0.014	287（60.04）	345（67.25）	5.567	0:018
县（市）								
泸水	68（45.95）	93（58.49）	4.837	0.028	95（64.19）	95（59.75）	0.641	0.423
广南	84（55.63）	94（58.39）	0.242	0.623	75（49.67）	102（62.96）	5.621	0.018
香格里拉	101（64.74）	100（58.14）	1.504	0.220	97（62.18）	103（59.88）	0.181	0.670
越西	109（74.15）	131（83.97）	4.436	0.035	109（74.15）	138（88.46）	10.290	0.001
威宁	59（40.97）	86（58.50）	8.943	0.003	67（46.53）	97（65.99）	11.198	0.001

六　云贵川深度贫困县居民健康素养与全国平均水平的比较

虽然与 2019 年脱贫前相比，被调查的 5 个深度贫困县（市）的居民健康素养均出现了大幅提升，2021 年总体健康素养具备率达到 13.82%，但与 2020 年全国城乡居民的健康素养具备率的平均水平（23.15%）相比，深度贫困县居民的健康素养具备率仍偏低，同时也低于 2020 年西部地区居民（16.72%），以及云南省居民（19.19%）的平均水平（见表 3-6）。在六类健康问题中，传染病防治和健康信息的素养具备率脱贫前后几乎没有明显改变，2021 年仅分别为 9.30% 和 4.65%，与全国 2020 年的平均水平相比，仍分别落后 17.47 和 31.28 个百分点。

表 3-6　2019 年和 2020 年全国、西部和云贵川三省居民健康素养具备率

单位：%

地区	脱贫前（2019 年）	脱贫后（2020 年）
全国	19.17	23.15
西部	14.30	16.72
云南省	16.49	19.19
贵州省	15.63	—
四川省	19.40 *	11.62 **

资料来源：全国和西部地区数据为国家卫生健康委公布数据；云南省数据来源于云南省卫生健康委的统计数据；贵州省数据来源于《贵州省卫生健康年鉴 2020》；* 来源于刘影，刘兆炜，李志新等 . 2020 年四川省居民健康素养水平提升对策质性分析 [J]. 预防医学情报杂志，2022，38（3）：359-362+368；** 为凉山州监测数据，参见毛光玉，马阿依，廖强等 . 凉山州 2020 年 15~69 岁居民健康素养及影响因素分析 [J]. 现代预防医学，2021，48（19）：3583-3587.

第三节　健康扶贫对居民健康素养的提升效果分析

相较于 2019 年脱贫前，深度贫困县居民的健康素养出现了显著提升，说明健康扶贫相关举措，尤其是"贫困地区健康促进三年攻坚行动"（以下简称"三年攻坚行动"）的成效日益显现，为贫困地区全方位落实"预防为主"的健康策略奠定了良好基础。但与此同时，深度贫困县不同人群间健康素养水平的差距，以及知识类型中的薄弱面仍明显存在，不容忽视。本节将对云贵川深度贫困县居民健康素养的提升成效及其原因进行分析，并深入探讨目前仍然存在的差距和短板，以期指明未来的行动方向，找准健康教育的突破点、施策点和内容点。

一　居民健康素养提升专项帮扶工作成效显著

云贵川深度贫困县居民的健康素养在脱贫后获得了显著提升。在被调查的 5 个深度贫困县（市）中，云南省怒江州泸水市和迪庆州香格里拉市居民的健康素养提升幅度尤为明显。泸水市调查对象的总体健康素养具备率从 2019 年的 4.05% 提升至 2021 年的 30.82%，高于全国和云南省平均水平，六类健康问题的素养具备率均有明显提升，由高到低依次为安全与急救（78.62%）、科学健康观（72.96%）、慢性病防治（52.20%）、基本医疗（47.17%）、传染病防治（11.32%）和健康信息（6.92%）。香格里拉市调查对象的总体健康素养具备率从 2019 年的 5.77% 提升至 2021 年的 16.86%，六类健康问题的素养具备率由高到低依次为安全与急救（54.65%）、科学健康观（53.49%）、慢性病防治（40.70%）、基本医疗（27.91%）、传染病防治（9.88%）和健康信息（6.98%）。从云南省2018～2020 年对 88 个贫困县的居民健康素养的监测结果来看，贫困地区居民的健康素养具备率由 2018 年的 10.98% 提升至 2020 年的 16.62%，迪庆州和怒江州居民的健康素养也出现了更为明显的提升，尤其是迪庆州，从 2018 年的 6.31% 提高至 2020 年的 12.12%，与本研究的调查结果基本一致。

对不同县（市）实施的健康促进政策进行分析后发现，5 个深度贫困县（市）均按国家要求从 2018 年起实施了三年攻坚行动。在此基础上，从 2019 年起，云南省卫生健康委还与属于"三区三州"的怒江州和迪庆州建立了健康扶贫的协同推进机制，并实施了"居民健康素养提升专项帮扶工作"（以下简称"专项帮扶"），泸水市和香格里拉市是专项帮扶的重点地区。

根据哈罗德·拉斯维尔（Harold Lasswell）提出的"5W"传播模型，一项传播工作的开展至少应关注 5 个基本要素：传播主体（Who）、传播内容（Says What）、传播媒介（In Which Channel）、传播受众（To Whom）和传播效果（With What Effect）。[①] 运用"5W"传播模型对三年攻坚行动和专项帮扶具体干预措施进行分析后发现，虽然两项健康知识传播行动预期获得的传播效果都是提升当地居民的健康素养，但两项行动在传播主体、传播内容、传播媒介和传播受众方面却各有侧重（见表 3 – 7）。三年攻坚行动以村级健康教育骨干为主体，以文字类宣传方式为载体，向居民和学生普及多类健康知识；而专项帮扶则是依托省级健康教育专业团队，以视听类传播媒介为主，向包括公职人员在内的多类人群开展以健康生活方式为重点内容的宣传。因此，基于对两项健康知识传播行动的差异化分析，本研究提出了一个假设，即在同等健康素养水平基线和研究对象同质的条件下，专项帮扶包含的传播策略能够从三方面促进知识传播，因而可以快速提升深度贫困县居民的健康素养：一是发动健康教育的"内行"（省级师资）和社会网络中心度较高的"连接者"（领导干部、公务员、教师和医生）成为信息传播的引领者，由此提升知识的公信力和传播速度；二是针对低识字率的人群开发非文字类和本土语言的宣传材料，并且聚焦于健康生活方式和慢性病知识的宣传，从而增加信息的"黏性"，让知识和信息更容易被当地人所接受；三是以县为单位开展行动，扩大受众覆盖面，并且创建大型公共活动和健康促进场所，以此增强社会环境的支持效应。其理论依据参见下文有关马尔科姆·格拉德威尔（Malcolm Gladwell）传播理论中关于个别人物法则、黏性法则和环境威力法则的论述。[②]

---

① Lasswell H D. The Structure and Function of Communication in Society. In Bryson L, ed. The Communication of Ideas：A Series of Addresses［M］. New York，Institute for Social and Religious Studies，1948：37 – 51；Sapienza Z S, Iyer N, Veenstra A S. Reading Lasswell's Model of Communication Backward：Three Scholarly Misconceptions［J］. Mass Communication & Society，2015，18（5）：599 – 622.

② 〔加〕马尔科姆·格拉德威尔著. 钱清，覃爱冬译. 引爆点［M］.北京：中信出版集团，2020.

表 3-7 两项健康知识传播行动的要素分析

要素	三年攻坚行动		专项帮扶	
	措施	覆盖面和数量	措施	覆盖面和数量
传播主体	村级教育骨干	培养村级教育骨干，包括驻村干部和基层医务人员，每年为骨干提供培训	州、县、乡三级专业技术人员	三级专业技术人员组成巡讲队伍，统一标准、有计划开展巡讲
传播内容	政策、健康和疾病等多类信息	健康扶贫政策、国家制定的健康素养66条、地方病及其他重点疾病防治等	健康生活方式和慢性病	"三减三健"、合理膳食、适量运动、戒烟限酒、心理平衡、合理用药、科学就医、预防脑卒中等
传播媒介	文字类材料和讲座宣传材料不统一制作	每村每2个月举办至少1次讲座；每年每家有1张宣传单，发放1份实用工具；每村设立1块宣传栏，每3个月更新1次	视听类宣传和讲座宣传材料统一制作	"健康中国行"大型综艺活动每月覆盖3000人；村落健康巡讲每县覆盖3000人；开发了3种少数民族语言广播剧和3个公益广告
传播受众	居民和学生	覆盖所有贫困村和50%的中小学	领导干部、公务员、医生、教师、居民和学生	以县为单位开展健康促进场所（机关、社区、村落、家庭、医院）创建，每县提供30万元
传播效果	提升贫困地区居民的健康素养具备率，2020年达到所在省目标值或比2018年提高60%		2020年居民健康素养具备率达到16%	

　　为进一步检验专项帮扶对深度贫困县居民健康素养的提升成效，本研究将 5 个深度贫困县（市）的调查对象划分成了两组具有可比性的队列：一组是来自泸水市和香格里拉市的调查对象，为帮扶组；另一组是来自同为"三区三州"的四川省越西县、云南省广南县以及贵州省威宁县的调查对象，为对照组。脱贫后，帮扶组和对照组的健康素养总体具备率均有明显提升，分别从 2019 年的 1.92% 和 1.84% 提高至 2021 年的 17.71% 和 6.42%，但帮扶组提升幅度更大，提高了 15.79 个百分点，差异具有统计学意义（$P < 0.01$）。在三个方面的健康素养中，帮扶组健康生活方式与行为方面的素养提升得最为明显，从 2019 年的 6.13% 提高至 2021 年的 34.03%。在六类健康问题中，则是慢性病防治、安全与急救的提升幅度较大。

　　进一步对不同人群的健康素养提升情况进行对比分析，发现脱贫后男性和女性的健康素养均有明显提升，但帮扶组的提升幅度更为明显，帮扶组男性和女性的总体健康素养具备率在 2021 年分别为 18.75% 和 16.88%，显著优于对照组的 5.10% 和 7.66%。贫困人口和非贫困人口 2021 年的健康素养也较 2019 年有了明显提升，但帮扶组的提升幅度更大，帮扶组贫困人口的总体素养具备率从 2019 年的 0% 提高至 2021 年的 13.29%。不同年龄阶段人群的健康素养也在脱贫后出现了提升，与对照组相比，帮扶组 25 岁以下、25～44 岁、45～69 岁年龄段人群健康素养的提升幅度更大，分别提高了 25.18、19.92 和 8.13 个百分点。而对照组同年龄段人群仅分别提高了 7.27、8.44 和 0 个百分点。不同学历层次人群的健康素养在脱贫后也有提升，但小学及以下文化程度者的提升幅度较小，即使在帮扶组中，也仅提高了 3.37 个百分点，且帮扶组与对照组之间的差异性不具有统计学意义。初中、高中及以上文化程度者的提升速度较快，例如帮扶组初中文化程度者的总体健康素养具备率从 2019 年的 4.41% 提高至 2021 年的 30.14%，提高了 25.73 个百分点，而对照组初中文化程度者的健康素养具备率从 2019 年的 5.13% 提高至 2021 年的 9.89%，仅提高了 4.76 个百分点。在不同婚姻状况的人群中，未婚和已婚人群脱贫后的健康素养也较脱贫前有明显提升，且帮扶组的提升幅度大于对照组，而分居/离异/丧偶人群的健康素养虽也有提升，但帮扶组和对照组之间无明显差异。与患有慢性病的人群相比，未患慢性病人群的健康素养的提升速度更快，患慢性病人群的健康素养虽然在脱贫前后的变化不具有统计学意义，但帮扶组患慢性病人群的总体健康素养具备率依然从 2019 年的 0% 提高至 2021 年的 8%，与对照组之间形成显著的差距（$P < 0.01$）。

　　从家庭人均年纯收入、家庭成员的职业、家庭成年女性的学历，以及家庭成员最高受教育水平四个特征进行分析后发现，帮扶组的健康素养在脱贫后的提升情况仍优于对照组，提升最为明显的是具有一定家庭特征的人员，分别是家庭人均年纯收入 ≥10800 元、家庭中有事业单位人员、家庭中有初中以上学历的成年女性，以及家庭中有高中及以上学历者。这几类家庭成员的健康素养具备率分别从脱贫前的 6.38%、4.35%、

3.10% 和 3.42% 提高至脱贫后的 22.82%、38.46%、24.34% 和 25.37%，不仅脱贫前后的差异具有统计学意义（$P < 0.01$），与对照组之间也形成了具有显著性的差距（$P < 0.05$）。

为了进一步辨析脱贫前后健康素养水平的变化是由于个体特征、家庭特征的影响还是与帮扶措施有关，本研究通过建立二分类 Logistic 回归模型进行了评价。分析结果显示，当同时控制了个体人口学特征和家庭特征后，帮扶组居民的健康素养具备率仍是对照组的 3.923 倍（95% CI：2.101 ~ 7.327），这有力说明了专项帮扶措施的实施确实对居民健康素养的提升发挥了显著作用。

从上述分析结果可见，虽然三年攻坚行动也取得了成效，但叠加实施专项帮扶的地区居民健康素养提升的效果更为显著，其总体健康素养具备率从 2019 年的 1.92% 提升至 2021 年的 17.71%，并且在干预后，专项帮扶地区的居民健康素养水平明显高于其他地区，差距具有统计学意义。然而，无论是帮扶县还是非帮扶县，其居民健康素养具备率仍落后于 2020 年国家居民健康素养具备率（28.08%）和农村居民健康素养具备率（20.02%），[①] 说明脱贫地区居民健康素养的提升仍是一个持续的攻坚战。

前期在国内不同地区的调查结果显示，文化程度、职业和年龄是影响个体或群体健康素养水平最主要的因素。[②] 农民、低文化程度者以及老年人的健康素养具备率往往不高。虽然，上述分析也呈现类似倾向，

---

① 2020 年全国居民健康素养水平升至 23.15% ［EB/OL］.（2021 – 04 – 01）［2022 – 01 – 05］. http://www. gov. cn/xinwen/2021 – 04/01/content_5597287. htm.

② Wang W, Zhang Y, Lin B, et al. The Urban-Rural Disparity in the Status and Risk Factors of Health Literacy：A Cross-Sectional Survey in Central China ［J］. International Journal of Environmental Research and Public Health, 2020, 17（11）：3848；Xie Y, Ma M, Zhang Y, et al. Factors Associated with Health Literacy in Rural Areas of Central China：Structural Equation Model ［J］. BMC Health Serv Res, 2019, 19（1）：300；Li C, Guo Y. The Effect of Socio-Economic Status on Health Information Literacy among Urban Older Adults：Evidence from Western China ［J］. International Journal of Environmental Research and Public Health, 2021, 18（7）：3501；Yang P, Ou Y, Yang H, et al. Research on Influencing Factors and Dimensions of Health Literacy in Different Age Groups：Before and After the COVID – 19 Era in Chongqing, China ［J］. Front Public Health, 2021, 9：690525.

小学及以下文化程度者、45～69岁年龄段人群，以及农民的健康素养具备率明显偏低，但在实施专项帮扶的两个县，这三类人群的健康素养水平在2021年也出现了明显增长。由此说明，这些人群的健康素养提升并非难以实现，干预策略的选择和良好设计也许才是最关键的因素。此外，研究结果还显示，除了个体因素外，家庭因素也有可能影响健康素养水平。例如，在人均纯收入较高的家庭或成员中有公职人员、成年人口文化程度较高的家庭中，其家庭成员的健康素养水平相对较高，并且在专项帮扶实施后，提升幅度也更为明显。一项新近在中国开展的相关研究也表明，家庭人均纯收入是影响健康素养的重要因素。① 在条件有限的地区，这些具有一定优势的家庭也许可成为未来健康促进的突破口。

研究结果证实，专项帮扶采取的特殊策略确实在深度贫困地区发挥了实效，健康知识传播得以在更多人群中普及，对于其背后的深层次原因，本研究认为可运用最近提出的传播学理论（引发流行的黄金法则）加以解释，这将在本部分随后的篇幅中进行阐述。

二 居民健康素养"鸿沟"依然存在

虽然与2019年脱贫前相比，被调查的5个深度贫困县（市）的居民健康素养均出现了大幅提升，2021年总体健康素养具备率达到13.82%，但这一成效背后仍隐藏着三个方面的显著差距。

一是地区差距，深度贫困县居民的健康素养具备率仍然偏低。与2020年全国城乡居民（23.15%）和西部地区居民（16.72%）的健康素养具备率相比，被调查的5个县（市）居民的总体健康素养水平的差距仍十分突出。从调查地区分布看，四川省越西县和贵州省威宁县居民的健康素养水平相对较低。与2019年相比，云南省3个调查县的居民健康素养有了明显提升，其总体健康素养具备率均超过了10%，尤其是怒江州泸水市和迪庆州香格里拉市。越西县和威宁县的总体健康素养具备率

---

① Wei C, Hongfu R, Na W, et al. The Relationship between Socioeconomic Position and Health Literacy among Urban and Rural Adults in Regional China [J]. BMC Public Health, 2021, 21: 527.

仅分别从 2019 年的 0.68% 和 1.39% 提升到 2021 年的 5.13% 和 4.76%。此外，在基本技能方面，除了泸水市外，其余四县（市）的提升均无显著性，具备率仍低于 10%。在六类健康问题方面，传染病防治和健康信息在各调查县（市）的素养具备率普遍偏低，且脱贫前后无明显变化。2021 年，越西县在慢性病防治、安全与急救、基本医疗方面的素养水平为五县（市）中最低，分别是 10.90%、41.67% 和 16.67%；而威宁县在科学健康观、传染病防治、健康信息方面的素养具备率为五县（市）中最低，分别是 32.65%、6.12% 和 1.36%。

二是人群差距，贫困人口、低家庭收入者、45 岁及以上居民、小学及以下文化程度者、农民、分居/离异/丧偶者，以及慢性病患者的健康素养水平相对较低。非贫困人口的健康素养水平无论是脱贫前还是脱贫后均明显优于贫困人口，换言之，贫困人口对健康知识的掌握程度要弱于非贫困人口。与 2019 年相比，贫困人口和非贫困人口的总体健康素养具备率虽然分别从 1.50% 和 5.20% 提升到 2021 年的 10.05% 和 18.21%，但两者之间的素养水平差距依然显著，且有增大趋势，贫困人口三个方面的健康素养水平也都明显低于非贫困人口，尤其是传染病防治和健康信息的素养具备率在 2021 年仍仅为 8.41% 和 3.27%。人均年纯收入较低的家庭，其个体的健康素养水平也较低。2019 年，家庭人均年纯收入水平较高或较低的居民，其总体健康素养具备率都低于 10%，但到了 2021 年，家庭人均年纯收入 ≥10800 元的受访对象总体健康素养具备率已达到 18.75%，而家庭人均年纯收入 <10800 元的受访对象总体健康素养具备率仍低于 10%，为 9.22%。随着年龄的增长，健康素养具备率总体呈下降趋势，尤其是 45 岁及以上居民的健康素养水平明显偏低。2021 年，15~24 岁、25~34 岁、35~44 岁、45~54 岁、55 岁及以上年龄段人群的总体健康素养具备率分别为 18.75%、24.10%、15.00%、5.58% 和 8.13%，低年龄段人群与高年龄段人群间的差距显著，45 岁及以上人群的总体健康素养具备率均低于 10%，最低健康素养水平的人群集中在 45~54 岁年龄段。无论是脱贫前还是脱贫后，45 岁及以上人群六类健康问题的素养具备率都明显低于低年龄段人群。2021 年，45~54 岁年龄段人群传染病防治和健康信息的素养具备率仅分别为 1.86% 和 0.47%，为

所有年龄段人群中的最低水平。学历较高者的健康素养水平也相对较高，小学及以下文化程度者的健康素养水平明显低于其他学历人群。初中及以上文化程度者2021年的总体和三个方面的健康素养具备率都超过20%，较2019年有了进一步提升。但小学及以下文化程度者的健康素养具备率仅从2019年的0.61%提升到了2021年的2.87%，尤其是健康技能方面的素养具备率仍维持在0.61%，六类健康问题的素养具备率均为最低（安全与急救43.03%、科学健康观37.70%、慢性病防治21.31%、基本医疗20.49%、传染病防治3.69%、健康信息0.41%），与其他学历层次的人群相比，差距凸显。在不同职业人群中，农民的健康素养水平较低，事业单位人员和学生的健康素养水平较高。与2019年相比，2021年农民的健康素养水平虽有提升，但仍为所有职业人群中的最低水平。2021年，事业单位人员的总体健康素养具备率达到了57.14%，但农民的总体健康素养具备率仅为8.70%，差距十分明显。在基本技能方面，农民的健康素养具备率几乎没有提升，2019年和2021年分别为2.02%和2.96%。在六类健康问题方面，2021年农民在传染病防治和健康信息方面的健康素养具备率也仅为6.08%和1.31%。不同婚姻状态的人群之间，分居/离异/丧偶人群的总体和三个方面的健康素养具备率均明显低于其他人群，其差距在2019年无显著性，但2021年的差距出现了显著性。2021年，未婚、已婚和分居/离异/丧偶人群的总体健康素养具备率依次为30.50%、11.70%和10.00%。尤其是在基本技能方面，分居/离异/丧偶人群的健康素养具备率仅为1.67%，几乎无人知晓健康信息方面的知识，其健康素养具备率为0%。患有慢性病的调查对象健康素养水平明显低于未患慢性病的调查对象。在2019年的调查中，患有慢性病的调查对象与未患慢性病的调查对象之间的健康素养具备率相当，无显著差距，但到了2021年，两者之间的差距已经凸显。未患慢性病的调查对象的健康素养具备率从2019年的3.26%提升到2021年的15.43%，提高了12.17个百分点，而患有慢性病的调查对象的总体健康素养具备率仅提升了3.82个百分点（从2.94%提高到了6.76%）。同时，慢性病患者对六类健康知识的掌握程度仍不具优势。2021年，慢性病患者在传染病防治和健康信息方面的健康素养具备率仅为4.05%和1.35%，显著低于非慢性病患者的10.49%和

5.40%。总体而言，在不同人群中，贫困人口、低学历者、年长者、农民的健康素养水平相对较低。

三是知识差距，健康技能、传染病防治和健康信息的健康素养水平有待大幅提升。从变化趋势分析可见，与2019年相比，健康技能、传染病防治和健康信息方面的提升效果不明显，这几个方面的健康素养具备率在2021年仍低于10%，分别为7.16%、9.30%和4.65%。在各类人群中，这几个方面的健康素养具备率几乎没有发生改变，2021年的调查结果显示，贫困人口、45岁及以上人口、小学及以下文化程度者、农民等人群健康技能方面的健康素养具备率仍低于5%；贫困人口、35岁及以上人群、初中及以下文化程度者、农民等人群的传染病防治素养具备率仍低于10%；几乎所有人群的健康信息素养水平都偏低，贫困人口、35岁及以上人群、农民、初中及以下文化程度者的健康信息素养具备率不足5%。此外，所有人群关于对骨质疏松的理解、依据体质指数判断体质类型、BMI值计算、乙肝传播途径、流感预防等知识点的脱贫前后的答错率均较高。OTC标识理解、肝脏功能理解的答错率虽在脱贫后有下降，但仍处于较高水平。

三　居民健康素养提升的多重阻碍

国内外的以往研究显示，文化程度、收入水平、居住地、职业、年龄有可能是影响个体健康素养水平的重要因素。2016年在南京的调查就发现，学历、家庭人均月收入和职业三个变量与城乡居民健康素养水平呈正相关。[①] 在河南省的调查则证实，与城市居民相比，农村居民的健康素养水平不仅偏低，其影响因素也不尽相同，文化程度、年龄和职业是影响农村居民健康素养水平最显著的因素。[②] 本研究的所有调查点都

---

① Wei C, Hongfu R, Na W, et al. The Relationship between Socioeconomic Position and Health Literacy among Urban and Rural Adults in Regional China [J]. BMC Public Health, 2021, 21: 527.

② Wang W, Zhang Y, Lin B, et al. The Urban-Rural Disparity in the Status and Risk Factors of Health Literacy: A Cross-Sectional Survey in Central China [J]. International Journal of Environmental Research and Public Health, 2020, 17 (11): 3848.

属于农村地区，贫困人口、中老年、分居/离异/丧偶、农民、初中及以下文化程度者对各类健康知识的掌握程度明显弱于其他人群，而这些因素对健康素养提升的阻碍可能存在交叉重叠影响。例如，贫困人口、中老年和农民等人群可能本就是文化程度较低者，这使得他们成为健康素养提升行动中的难点人群。

　　针对贫困和农村人口健康素养水平偏低的原因分析大多从内外因素入手。内因包括自身有限的识字能力、语言沟通能力和获取知识的能力，以及对新知识的理解能力，① 例如贫困人口比例较高的地区也多为少数民族聚居区，而众多少数民族独有的语言体系使得现代医学信息和健康知识难以迅速普及。② 外因则有可能是交通信息闭塞，信息来源渠道有限或庞杂，制约了健康知识的有效传播。③ 此外，农村地区卫生、医疗、教育等公共资源稀缺，加之居民尤其是贫困人口收入偏低，导致医疗卫生服务利用不足，进而影响他们防病、治病的意识和观念。④

　　关于中老年人健康素养水平偏低的原因分析，以往研究大致提出了四种观点：其一，年龄的增长也就意味着记忆、认知和学习等机能的衰退，感知和接受新知识、新信息的能力也就自然减弱；⑤ 其二，当代中国老年人口的文化程度相对较低，获取健康知识的途径、掌握和使用健康知识的能力有限；⑥ 其三，有研究发现，中老年群体的健康素养水平有明显的性别差异，女性通常高于男性，这可能是女性在家庭中承担的

① 卢彦熹，翟理祥，易颖. 梅州市和清远市农村贫困人口健康素养调查 [J]. 医学与社会，2020，33（6）：30-33；张得平，马俊杰，戚宏云等. 甘肃省某深度贫困县居民健康素养调查 [J]. 疾病预防控制通报，2019，34（6）：8-13.
② 矣佳蓉，刘梅，李灵清等. 2019 年云南省少数民族居民健康素养现状分析 [J]. 健康教育与健康促进，2020，15（1）：10-14.
③ 李梦蕾，牛丹丹，吕本艳等. 河南省农村低收入人群健康素养调查及影响因素研究 [J]. 中华全科医学，2021，19（5）：860-862+879.
④ 刘梅，李灵清，普世传等. 2018 年云南省 86 个贫困县区居民健康素养现状及其影响因素分析 [J]. 中国健康教育，2020，36（1）：13-19；江洁，杨金侠，韩萍萍等. 我国农村居民健康素养现状及展望 [J]. 中国卫生事业管理，2011，28（5）：394-396.
⑤ 苏莹，曹原，刘文会等. 黑龙江省 2019 年 60~69 岁老年人健康素养水平及其影响因素分析 [J]. 中国公共卫生管理，2020，36（6）：841-843.
⑥ 王楠，吴艳平. 社区中老年人群自我效能对健康素养的影响 [J]. 解放军护理杂志，2012（5）：21-23.

"照护"角色使其更加关注健康资讯;[1] 其四,还有研究显示,家庭的代际人口组合也会影响中老年人的健康素养,与子女一起居住的中老年人,可能受到子女照护的影响,其健康素养水平优于独居中老年人,[2] 部分老年人也有可能是离异或丧偶人群,他们可因较重的经济和心理负担,以及外部社会关系等资源的部分散失,健康意识欠佳。[3]

综上分析,尽管外部因素,如医疗卫生服务的供给和健康信息传播渠道的畅通是影响健康教育有效性的一个侧面,但无论是何种人群,其自身对健康知识的感知力、理解力、鉴别力和应用力是影响健康素养水平的关键变量,而这些内在能力又往往与个人原有的知识素养,包括识字能力和计算能力有关。本研究的结果也证实,个体原有的文化程度是影响健康素养水平的重要变量,健康素养水平及提升的可能性与文化程度呈正相关,文化程度越高的群体越容易获得和掌握健康信息与知识。文化程度也是叠加影响其他人群健康素养水平的混杂因素,例如农民、年长者和家庭收入偏低者,他们更有可能因为经济条件、社会阶层等较少获取高层次的教育资源,进而继续陷入各类知识和技能缺乏的境遇。

四　重点人群健康知识的"认知悖反"

健康素养是衡量个体和群体内在健康知识水平和技能的核心指标,是健康教育、健康促进成效的具体体现。健康素养水平越高的人,健康状态越佳,也更倾向于使用预防性医疗服务。[4] 在当今复杂的医疗体系中,规避医疗风险的关键是减少医患双方的偏差行为,促进患者参与医

---

[1] 庞玉华,张会君.辽宁省贫困地区中老年健康素养现状及影响因素研究 [J].现代预防医学,2019,46(7):1207-1210+1275.

[2] 舒玢玢,同钰莹.成年子女外出务工对农村老年人健康的影响——再论"父母在,不远游"[J].人口研究,2017,41(2):42-56.

[3] 杨硕,李树凯,邵文涛等.辽宁省居民不同婚姻状况对身体健康影响的研究——基于中国家庭动态追踪调查数据 [J].现代预防医学,2016,43(16):2949-2951+2967;袁萌,王宁,袁冬莹.不同婚姻状况对健康状态的影响研究 [J].中华中医药学刊,2011,29(7):1535-1537.

[4] Cho Y I, Lee S Y D, Arozullah A M, et al. Effects of Health Literacy on Health Status and Health Service Utilization amongst the Elderly [J]. Social Science & Medicine, 2008, 66 (8):1809-1816.

疗过程，而患者对信息来源及真伪的辨别，对医生、医疗机构和治疗方式的选择与信任都有赖于自身的健康素养。[①] 因而，健康素养是个体健康能力运行的内部支撑，既关乎疾病风险的防范，也关系到患病后健康修复的能力。健康促进的任务之一就是通过提供正确的观念、科学的知识和可行的技能，支持人们维护自身健康并做出有利于健康的抉择。因疾病救治产生的经济负担和健康损失是许多农村家庭陷入贫困的常见根源，全球的多项研究已证实，老年人、不同疾病的患者常是健康素养水平偏低的人群，同时也是高负担急诊医疗和住院服务的主要使用者，这些低健康素养水平人群更容易违背或错误理解医嘱，加快疾病进程或加重健康损伤。[②] 由此可见，越是健康风险较高的人群，其健康素养水平越容易出现"悖反"，也正是这些人群对健康信息的漠视，才使得自身的健康意识和行为难以改变，导致欠佳的健康状态。

本研究的调查结果也显示出了类似的倾向，高健康风险人群（患有慢性病人群和吸烟人群），以及高致贫风险人群（贫困人口和 45～54 岁人群），健康素养水平明显较低，2021 年这四类人群的总体健康素养具备率仅分别为 6.76%、12.37%、10.05%、5.58%，虽然与 2019 年相比有增长趋势，但增长幅度低于其他人群，与其他人群的健康素养水平相比，差距明显。尤其是患有慢性病人群和吸烟人群，他们对健康生活方式和慢性病防治的认知并不具有优势。例如，本研究也把吸烟人群和不吸烟人群进行了分组比较，结果显示，虽然两组人群 2021 年的总体健康素养具备率均较 2019 年有了明显提升，两组人群间的健康素养具备率也不具有显著性差异，但不吸烟人群的总体健康素养具备率却提升了 11.69 个百分点，高于吸烟人群的 8.64 个百分点，在基本知识和健康生活方式与行为，以及健康技能三个方面的健康素养水平也呈现类似的趋向。进一步对吸烟和非吸烟人群六类健康问题的素养

---

① 〔美〕史蒂夫·卡斯纳著. 祝常悦，徐天凤译. 思维与陷阱［M］. 北京：中信出版集团，2019：240－251.

② Berkman N D, Sheridan S L, Donahue K E, et al. Low Health Literacy and Health Outcomes: An Updated Systematic Review［J］. Annals of Internal Medicine, 2011, 155（2）：97－107.

水平进行细分比较后发现，在 2019 年，吸烟人群中至少有五类健康问题（科学健康观除外）的素养水平与非吸烟人群相当，不具有统计学意义上的显著性差异。然而，到了 2021 年，非吸烟人群在科学健康观、传染病防治和健康信息方面的素养水平有了大幅提升，与吸烟人群间的差距凸显，具有了统计学意义（P < 0.05）。这些高健康风险人群理应是健康教育的重点对象和受益者，他们的健康素养对预防疾病的发生和发展更具现实意义。然而，这些人群出现的"认知悖反"也提示了健康教育中的难点。

近年国内相关研究对慢性病患者健康素养偏低的原因也进行过分析。一是认为大多数慢性病患者本身就对健康的重视程度不足，更易忽略健康信息，[①] 相反，健康素养较高的居民会主动获取相关的健康信息，从而降低了慢性病的发病风险；[②] 二是慢性病患者普遍年龄偏大，难以理解某些健康和药理知识，对危害自身健康的因素了解不足；[③] 三是年长的慢性病患者获取健康信息的渠道相对狭窄，更缺乏养成健康生活方式的内生动力。[④]

针对吸烟人群，前期研究也表明不同吸烟行为人群的健康素养水平差异明显。例如马文娟等 2013 年在无锡市的研究结果揭示，已戒烟者是健康素养相对较高的人群，说明这类人群不仅树立了正确的健康观，同时已将健康信息和技能转化为实际行动，知行合一；而在吸烟人群中，偶尔吸烟者的总体健康素养水平低于每天吸烟者，但其科学健康观和慢性病防治方面的素养水平又高于每天吸烟者，这可能是偶尔吸烟者已经开始注意到吸烟的危害，因此减少了吸烟的频次，但尚未掌握较为全面

---

① 郑天毓，郝云龙，卢一丹等．大健康观指导下河北省沧州市慢性病患者健康素养调查研究——以高血压（冠心病）、糖尿病、关节炎为例 [J].科技资讯，2020，18（15）：207 - 209.

② 俞素芬，陈利强，厉小英等．吴兴区农民健康素养调查 [J].预防医学，2021，33（7）：738 - 741.

③ 黄学敏，李柱宁．佛山市高明区健康素养水平与慢性病相关性分析 [J].中国初级卫生保健，2021，35（1）：58 - 61.

④ 张社芹，张玉华．2019 年濮阳市居民慢性病防治健康素养及影响因素分析 [J].河南医学高等专科学校学报，2021，33（4）：446 - 450.

的健康知识。① 其他研究还发现，吸烟人群健康素养相对较低的原因还与心理健康有关，心理压力往往是触发人吸烟的动因，而吸烟者本身也容易出现焦虑、抑郁等负性心理情绪，从而导致吸烟者对获取外界信息的积极性下降；此外，受教育程度较低的吸烟者，其理解阅读能力和分析问题的能力有限，进而使健康素养难以提升。②

随着中国经济社会的腾飞、预期寿命的持续提升和人口老龄化的加深，中国社会正在向"新均衡时代"和"长寿时代"迈进。这也就意味着，未来人群间的贫富差距和阶级鸿沟将持续缩小，各年龄段人群的占比出现均衡，高龄人群规模也会逐渐增大。科技、互联网的应用也将深刻改变信息传播，人们接收信息的机会趋于均等，城乡和地区差异大大减少。在乡村振兴背景下，45岁及以上的人群、脱贫人口、患有慢性病者，以及具有危害健康行为者（如吸烟）对家庭和地区发展而言至关重要，他们不仅仅是"易致贫"人群，更有可能是"带病长期生存"者。他们更需要学习与疾病共存，学习自我照护，学习自愈，其健康素养的提升更为重要。在未来的健康教育中，针对不同学历层次的重点人群需要根据其接受程度有选择性地应用不同的知识技能组合和传播方式，有力提高低文化程度者的认知水平和应用健康知识的能力。

五 农村居民"认知图式"的短板

上文提到，在脱贫前后的两次调查中，有些题目的答错率没有发生明显改变，其中有几道题还是答错率最高的。这一结果说明，有些健康知识在欠发达的农村地区进行普及具有较大难度或存在较大的挑战。从内容来看，这些知识条目均属于抽象的或在农村生活情景中较少出现的事物。因此，为了探知健康知识的掌握程度是否与生活情景相关，在与各地调查对象进行确认的基础上，将部分知识条目进行了划分，一部分是在农村实际生活中发生过的现实问题，另一部分则是

---

① 马文娟，陈再芳，张雪峰等. 无锡市不同吸烟行为人群健康素养水平比较［J］. 中国公共卫生，2015，31（10）：1241–1243.

② 周昊，汪洋，陈鹏等. 巴南区居民健康素养水平及吸烟状况调查分析［J］. 中国医学创新，2016，13（13）：59–63.

不常或尚未在农村生活中出现的问题，两类问题分值均衡（均为 7 分）。经过统计分析后发现，2019 年调查对象中，农村生活情景关联性强的知识的得分平均值为 4.62 ± 1.83，关联性弱的知识的得分平均值为 2.07 ± 1.69，其差异具有统计学意义（$Z = -21.155$，$P < 0.001$）；2021 年调查对象中，农村生活情景关联性强的知识的得分平均值为 6.04 ± 1.31，关联性弱的知识的得分平均值为 2.67 ± 1.75，差异具有统计学意义（$Z = -23.171$，$P < 0.001$）。由此可推测，当地居民对农村生活情景强关联知识的掌握程度较高，也就是说，与实际生活相关的知识更易被当地人识别。而那些与农村生活关联性弱的知识难以被村民认知，脱贫前后的变化不明显。

健康素养是一种极具内容性和场景性的认知和应用能力。首先，人们对一个概念接受与否并不是一个被动"灌输"的过程，而是人们根据早先植入的"分类图式"，对事物的认知和感受做出判断，对那些位置不对或无法归类的事物，往往就会产生"排斥"的心理。[1] 在边远农村地区，许多所谓现代的、基于科学证据的健康和疾病知识，既是抽象的概念，也往往是当地居民原有分类图式中不存在的事物。例如，在现场调查时，许多调查对象根本就没有听说过诸如"OTC""抑郁症""无偿献血""BMI"等现代医学领域的词语。有些情形的应对方式也不属于居民日常生活秩序中的一部分。例如，当被问及发生煤气中毒时最先做的应该是什么，大部分调查对象无所适从，因为在他们的现实生活中就没有煤气，更没有建立有关煤气中毒急救的"秩序"。因而，若要把知识转化为健康技能，简单的知识传播不足以改变认知，而是需要帮助人们重构认知图式，通过迁移等方式在原有认知的基础上接受、内化新的事物和行为方式。[2]

其次，某人获取健康信息，以及使用健康信息的动机很大程度上取决于其所处的环境和年龄段。个体或群体健康素养的提升不仅仅是

---

① 〔英〕玛丽·道格拉斯著. 黄剑波，柳博赟，卢忱译. 洁净与危险——对污染和禁忌观念的分析 [M]. 北京：商务印书馆，2018：42 - 53.

② 陈世友. 图式对个体认知发展的影响 [J]. 咸宁学院学报，2010，30（5）：89 - 90.

个人认知能力的建设，同样与所接触的媒体、信息内容，以及个人进行健康信息交流或互动的自信程度（自我效能）有关。① 知识的建构往往是已有经验和现实情景互动后的结果，② 健康知识的传播也需要根据生活场景进行适度调整，促进人们从知到行、从行到知的往复、持续强化。

再次，随着数字化时代的到来，健康信息，尤其是电子信息在知识传播、疾病预防控制、诊疗服务中的应用也日趋广泛。许多低文化程度者、老年人面临难以逾越的"数字化鸿沟"。一项 2017 年在中国西部专门针对健康信息素养的分析③揭示，60 岁以上城市老年人口的健康信息素养具备率仅有 16.7%，明显低于国家监测数据；其中，经济困难、小学及以下文化程度和少数民族老年人的健康信息素养具备率更低，低于10%。④ 这些人本身就缺乏数字计算能力，互联网和智能技术的应用使他们更有可能在数字信息获取能力、数字信息应用能力方面也存在较大障碍。⑤ 因此，脱贫前后，深度贫困县居民的健康信息素养具备率并没有发生实质性改变。

最后，本次调查还显示，传染病防治的健康素养具备率仅从 2019 年的 4.29% 提高到 2021 年的 9.30%，与 2020 年全国水平（26.77%）相比，差距凸显。不同深度贫困县以及不同人群中，传染病防治的健康素养具备率也均偏低。2020 年，新冠病毒作为一种新发传染病⑥，引发全

---

① Nutbeam D. Defining，Measuring and Improving Health Literacy［J］. Health Evaluation & Promotion，2015，42（4）：450 – 455.

② ［美］彼得·L. 伯格，托马斯·卢克曼著，吴肃然译. 现实的社会建构——知识社会学论纲［M］. 北京：北京大学出版社，2019：32 + 54 – 58.

③ 该研究的调查点为宁夏银川市、云南文山市和重庆永川区。调查问卷采用全国居民健康素养监测问卷中有关健康信息的条目。

④ Li C，Guo Y. The Effect of Socio-Economic Status on Health Information Literacy among Urban Older Adults：Evidence from Western China［J］. International Journal of Environmental Research and Public Health，2021，18（7）：3501.

⑤ 周向红. 从数字鸿沟到数字贫困：基本概念和研究框架［J］. 学海，2016（4）：154 – 157.

⑥ 新发传染病（Emerging Infectious Diseases）主要是指 20 世纪 70 年代后由新型病原体引发的传染病或原已基本控制现再度流行的传染病。参见张耿林，高志良. 新发传染病及防控策略［J］. 中国病毒病杂志，2018，8（4）：5.

球大流行，其防治知识在全国各地得到了广泛宣传，隔离、戴口罩等预防措施也迅速在人群中普及。然而，令人费解的是，如此真实且波及范围之广的传染病事件并未改变深度贫困县居民对传染病的认知。通过对各地村民和医务人员的深入访谈，本研究认为，造成这一悖论的原因也与认知图式有关。其一，现代医学对传染性疾病和非传染性疾病的划分标准并不与当地居民的"疾病认知"相符，许多被调查的农村居民并不认为两类疾病有本质上的区别，他们认为无论何种疾病都是个体"虚弱"或"命数"的表现。其二，由于地处边远或某些新发传染病的隐蔽性，例如较长的潜伏期或者肉眼不可见的病毒，人们难以理解众多传染病的发病机理，并且许多传染病特有的"洋气"名称，如 HIV（艾滋病病毒）、新冠、甲型 H1N1 等更是当地居民晦涩难懂的新名词，并不在原有认知图式中。正如一位受访的公共卫生人员所述："我们这里以往交通不便，人员流动少，气候又比较寒冷，很少有传染病的发生，像什么HIV，包括这次的新冠（病毒），我们这里几乎没有，跟老百姓解释起来非常费劲，也没人关心。"另一位受访的卫生部门的行政人员也说："虽然脱贫攻坚时期，我们加大了对很多重大疾病的筛查，包括肺结核和艾滋病，也发现了一些病人，但这些病的患者毕竟少，又需要保密，所以村里的其他人其实不知道。"其三，传染性疾病种类繁多，不同的传染病可能在传播途径和预防策略上又有区别，有些是空气传播，需要采取隔离措施；有些是较为隐秘的体液传播，需要避免体液交换，采取自我保护策略；有些疾病可以造成母婴传播，需要采取专业的医学技术干预。因此，对于贫困地区的居民而言，本就晦涩难懂的新名词再加上不同的致病根源和新进提出的预防措施，就更难理解和记忆了。在现场调查中，很少有村民能较好地区分乙肝、艾滋病和肺结核，也很少有居民能准确叙述咳嗽、打喷嚏时的正确做法，更少有居民听说过艾滋病的暴露前预防和暴露后预防。虽然慢性非传染性疾病也有很多分类，但其致病原因大多与饮食、运动等日常生活行为相关，其防治策略也大同小异，因此，许多被调查的居民虽不能细分慢性病，但提及有关问题时，也能略知一二。

六 三个"三"理论，再解健康素养

（一）健康素养的"三层划分"

2016 年，第九届全球健康促进大会在中国上海召开，大会以"可持续发展中的健康促进"为主题，旨在推动公众健康和消除贫困。大会发布的《促进健康：国家行动指导纲要的上海宣言》再次指出，健康素养不仅是驱动个体健康意识和主体行动的内源要素，也是促进家庭和社区健康行动的重要基础。因而，呼吁各国采取超越基本健康知识的健康素养提升行动，包括核心健康素养（Core Health Literacy）、互动性健康素养（Engaged Health Literacy）和影响性健康素养（Influencial Health Literacy）。[①] 实际上，这三个层次健康素养的划分早在 2000 年就由悉尼大学的纳特比姆（Don Nutbeam）教授提出，他认为健康素养是众多素养中的一类，特指个体或群体在健康方面所拥有的识字能力和知识运用能力，能够帮助人们在家庭、社区和医疗机构中做出健康决定。[②] 基于对"能力"水平的评判，健康素养可分为功能性健康素养（Functional Health Literacy）、沟通性健康素养（Interactive Health Literacy）和批判性健康素养（Critical Health Literacy）。[③] 根据纳特比姆教授的基本理念，世界卫生组织虽然更新了三个层次健康素养的名称，但其本质相同：核心（功能性）健康素养侧重于基本健康知识和技能的具备情况，也就是个体或群体通过接受基于健康事实的信息，能够基本理解和应对自身健康问题；互动性（沟通性）健康素养则强调个体或群体在支持性环境中能够独立行使健康技能，解决实际问题，主动与他人交流、获取和理解信息，做

---

① WHO. Promoting Health：Guide to National Implementation of the Shanghai Declaration［R］. Geneva：World Health Organization；2017（WHO/NMH/PND/18.2）. Licence：CC BY-NC-SA 3.0 IGO：21－22.

② Nutbeam D, McGill B, Pav P. Improving Health Literacy in Community Populations：A Review of Progress［J］. Health Promot Int, 2017, 33（5）：1－11；Nutbeam Don. Defining, Measuring and Improving Health Literacy［J］. Health Evaluation & Promotion, 2015, 42（4）：450－455.

③ Nutbeam D. Health Literacy as a Public Health Goal：A Challenge for Contemporary Health Education and Communication Strategies into the 21st Century［J］. Health Promotion International, 2000, 15（3）：259－267.

出决策；影响性（批判性）健康素养是较高层次的素养，不仅仅强调自身具备健康知识和技能，更看重个体或群体可以采取批判性的思维提取、转化、应用有价值且可靠的健康信息，并参与设计和支持社区健康行动，帮助他人提高健康素养。健康素养层次的划分不仅有助于细化和设计评价指标和工具开发，也可以帮助专业人士更好地思考和选择健康教育干预措施。根据素养类型的不同，健康教育干预措施可分为以知识为主的策略、以技能为主的策略和以任务为主的策略；也可根据方式，分为单向传播、互动交流和社区行动。[1]

　　根据多项系统性综述的结果，当前各国健康素养的培养多以核心健康素养为主，针对互动和策动健康素养的干预和评价均相对较少。由于许多干预项目仅在特殊的小范围人群（如某类疾病患者、流动人口）或诊疗情境中实施，虽然教育方式方法各异，但多以小群体教育模式为主，例如小组活动或培训、短信或社交平台信息推送、网络学习、一对一教育、班级式课程。[2] 我国针对居民健康素养的提升策略及其评价监测也是以核心健康素养为导向的设计，旨在采用大众健康教育和统一标准在城乡居民中普及基本健康知识与技能。全国多年的监测结果和本研究的调查结果均显示，在这种大规模干预策略下居民健康素养确实可有所提升，但不同地区和人群的提升幅度却大为不同。总体而言，人们的健康素养水平与社会经济发展水平和人群社会阶层呈正相关，在相对发达地区和较高社会地位人群中，人们的基本健康素养水平也较高，并且更易获得提升。即便是在本研究所关注的深度贫困地区，职业威望、家庭收入和文化程度较高人群的健康素养水平也显著优于其他人群，并且可在短期内发生明显变化。这些人群不仅会主动获取、深刻理解基本健康知识和信息，对健康信息和知识的诉求也许早已超越基本范

---

[1] Nutbeam D, McGill B, Pav P. Improving Health Literacy in Community Populations: A Review of Progress [J]. Health Promot Int, 2017, 33 (5): 1-11.

[2] Walters R, Leslie S J, Polson R, et al. Establishing the Efficacy of Interventions to Improve Health Literacy and Health Behaviours: A Systematic Review [J]. BMC Public Health, 2020, 20: 1040; Visscher B B, Steunenberg B, Heijmans M, et al. Evidence on the Effectiveness of Health Literacy Interventions in the EU: A Systematic Review [J]. BMC Public Health, 2018, 18: 1414.

畴，他们的健康素养能力也并非局限于自知，更有可能在人际交往和社会互动中发挥实效。此外，一些特殊人群（如慢性病患者和吸烟者）理应成为大众健康教育的受益者，而他们的健康素养水平却不及其他人群。有研究指出，慢性病患者对疾病和健康的认知并非仅满足于从医生那里获取基本知识，他们还会在"带病生存"过程中通过医患之间的"咨询仪式"、大众传媒和病人群体的互动建构起自身对疾病的态度、认知和应对方式。① 心理学家的研究也证实，在知识的传播中，主动说服的方式优于被动说服，尤其是在一些受众已经熟知的议题上，让其参与说服的过程能更加有效地改变受众的态度和行为。② 可见，这些特殊人群真正需要赋予的并不仅仅是普适化的健康常识，而是在人际交往中获取和建立健康知识体系的能力。基于"三层"健康素养的理念，未来健康素养的干预与监测也不应再局限于核心健康素养，为了进一步缩小地区和人群间的差距，满足不同人群的切实需求，挖掘和发挥不同人群在健康素养提升过程中的潜能，即便是在脱贫地区，也可按人群采取分层指导、干预和评价方式。具体对策与建议见第六章。

（二）引爆传播的"三大原则"

信息的有效传播和扩散亦如传染病的暴发，需要病原体本身、宿主和传播所需的环境共同作用，打破原有的平衡状态，方能引爆疫情。在传播学中，马尔科姆·格拉德威尔将引发信息快速流行的原因归纳为个别人物法则、黏性法则和环境威力法则。③ 个别人物法则主要是指信息热潮的引发往往是由少数几个在社会网络中具有较好中心度且拥有一定社交天赋的人所驱动。黏性法则则是对信息本身的探讨，一条具有传播力的信息必须有符合对象需要且易让人理解和掌握的"附着力"。例如在疫苗接种的宣传画册中，增加接种点的地图和接种时间，就可

---

① 郇建立. 带病生存策略［M］//景军，陈斌主编. 健康人类学文选. 北京：中国社会科学出版社，2021：131 – 145.

② 陈晓. 什么心理：我们为何这样想，那样做［M］. 北京：人民邮电出版社，2021：172 – 174.

③ 〔加〕马尔科姆·格拉德威尔著. 钱清，覃爱冬译. 引爆点［M］. 北京：中信出版集团，2020.

以把抽象的健康信息转化为针对个人健康实际需求且易践行的指示。环境威力法则是指引发流行的社会和文化环境，人们对环境中的改变尤其敏感，环境的细微变化也可以成为引爆流行的关键要素。

大量研究虽然已表明通过教育和传播可以提高个体或群体的健康素养，但很少有研究对干预项目为何发生作用做出解释。[①] 近年来"专精特新"的发展理念成为中国企业培育的热点和新动向，并与国家"十四五"规划，以及制造强国和科技强国建设的国家战略紧密结合在了一起。虽然居民健康素养的提升并未涉及商业，但基于快速传播三大原则的理念，本研究认为云南省在"三区三州"深度贫困地区采取的健康促进专项帮扶行动之所以成效显著，是因为其采取的具体措施充分发挥了个别人物、信息黏性、环境威力的潜在效应，这可用"专精特新"加以总结，对未来在脱贫地区开展健康促进行动或许具有一定的启示和指导意义。

在本研究中，"专"指专业化（Specialized）。健康教育的有效开展并不仅仅是知识和信息的传播，也是人际沟通技术、技能的展现与输出。在贫困地区，先不论居民健康素养水平，基层的医务工作者本身也缺乏相应的健康素养，尤其是沟通性健康素养，个体健康知识和技能的更新也有可能滞后，即便可以为这些人员提供相应的培训，但开展健康教育实际能力的提升也绝非一日之功，加之繁重的基本医疗和公共卫生服务任务，仅仅依靠村医进行健康知识的传播难以达到预期效果。国外研究也表明，当前大部分的健康教育都在医疗机构情景下实施，有专业设计，由具有丰富经验的医师开展健康教育，往往可产生良好效果。[②] 在本研究中，专项帮扶行动也采取了专业化的设计理念，动员和培训了州、县、乡三级健康教育部门的专业人士在"三区三州"开展健康教育巡回宣讲，健康教育材料由省级专业部门统一制作，这有效发挥了健康教育的

① Nutbeam D, McGill B, Premkumar P. Improving Health Literacy in Community Populations：A Review of Progress ［J］. Health Promot Int. 2018, 33（5）：901–911；Walters R, Leslie S J, Polson R, et al. Establishing the Efficacy of Interventions to Improve Health Literacy and Health Behaviours：A Systematic Review ［J］. BMC Public Health, 2020, 20.

② Walters R, Leslie S J, Polson R, et al. Establishing the Efficacy of Interventions to Improve Health Literacy and Health Behaviours：A Systematic Review ［J］. BMC Public Health, 2020, 20.

专业性，不仅增强了健康知识和信息的专业性和权威性，也弥补了当地基层医务工作者沟通性健康素养的不足。

"精"指精准化（Targeted）。健康知识涵盖范围广，慢性病、传染病、意外伤害、科学就医等各类知识自成体系，难以用单一概念或通用知识模块进行传播，同时，健康知识的构成具有一定的"时序"，生命历程各阶段的健康关注点和疾病风险点还存在差异。因此，在短期内将大量繁杂的健康知识传递给受众，受众难免产生混淆，尤其是本身就欠缺文化素质的人群。当前，众多国家的健康教育策略都显现出了良好效果，但这些健康教育项目大部分仅针对单一知识结构或者单一人群，例如对食品标识的认知、[1] 针对糖尿病患者[2]和心脏病患者[3]定制的健康教育干预。与三年攻坚行动相比，专项帮扶的一大特点就是选择了知识重点，构建了健康教育的"知识序"，将健康生活方式及与之有关的慢性病作为宣传聚焦点。因而，干预后六类健康问题的健康素养水平也呈现明显的梯度变化，慢性病和健康生活方式的素养提升幅度最大，其他健康问题的提升幅度相对较小。

"特"在此特指"特殊化"（Special Treatment）。国外研究发现，对于识字率较低的人群来说，在口头传播或文本资料的基础上增加视频播放，[4] 或使用较少的文字叙述，[5] 提供具有文化适宜性的健康教育材料，[6] 或者

---

① Jay M, Adams J, Herring S J, et al. A Randomized Trial of a Brief Multimedia Intervention to Improve Comprehension of Food Labels. [J]. Preventive Medicine, 2009, 48 (1): 25 – 31.

② Long A F, Gambling T. Enhancing Health Literacy and Behavioural Change within a Tele-care Education and Support Intervention for People with Type 2 Diabetes [J]. Health Expectations, 2012, 15 (3): 267 – 282.

③ Eckman M H, Wise R, Leonard A C, et al. Impact of Health Literacy on Outcomes and Effectiveness of an Educational Intervention in Patients with Chronic Diseases [J]. Patient Education and Counseling, 2012, 87 (2): 143 – 151.

④ Volandes A E, Paasche-Orlow M K, Barry M J, et al. Video Decision Support Tool for Advance Care Planning in Dementia: Randomised Controlled Trial [J]. BMJ, 2009, 338: b2362.

⑤ Michielutte R, Bahnson J, Dignan M B, et al. The Use of Illustrations and Narrative Textstyle to Improve Readability of a Health Education Brochure [J]. Cancer Educ, 1992, 7 (3): 251 – 260.

⑥ Balcazar H G, Byrd T L, Ortiz M, et al. A Randomized Community Intervention to Improve Hypertension Control among Mexican Americans: Using the Promotoras De Salud Community Outreach Model [J]. Health Care Poor Underserved, 2009, 20 (4): 1079 – 1094.

考虑语言使用问题,[①] 均有助于提升健康教育的效果。心理学家的研究也证实,对于简单信息的传播来说,视频的说服效果最佳,其次为音频,而文字的说服效果最差,因为生动的方式可以让受众不必"深思熟虑"而是更加聚焦于信息本身。[②] 本研究也显示,文化程度是影响健康素养水平的最重要因素,而贫困地区的居民往往文化程度低,有许多当地居民还属于少数民族,他们使用的语言及原有的认知体系并不与主流文化相同。因此,要想在此类人群中传播新的知识就必须具有"文化敏感性"并且增加信息的"黏性",这也正是专项帮扶采取的策略,例如少数民族语言的健康教育材料,以及广播剧、公益广告等视觉化的宣传。

"新"指"新突破"(New Breakthrough)。根据马尔科姆·格拉德威尔传播理论的三法则,要想让某个新理念或新事物形成快速的社会传播,除了增加信息的"黏性"以外,还需要找到有影响力和传播力的"个别人物",并且增强环境的感染力。一般的健康教育受众主要是普通人群或患者,他们并非"个别人物"。因此,专项帮扶行动除了使用"内行"人员外,还把领导干部、公务员、教师和医生作为新的受众"突破点",这些人群由于自身的文化素质相对较高,本身就容易接受新的观点和事物,他们还在社会网络中具有较高的中心度,可以快速引发社会传播,有效发挥互动性健康素养。此外,专项帮扶的另一个突破点就是支持性环境的创建,由此发挥了"环境的威力"。首先,专项帮扶是以"县域"为基础进行整体推进,而非较小规模的"社区行动",由此形成更为广泛的社会影响力。其次,调动了许多公共服务机构参与,通过"健康机构(细胞)"的建设,促使医院、学校、机关单位、社区公共场所改变,营造健康环境。而这种"健康机构"的建设已被世界卫生组织等机构推

---

① Mas F S, Ji M, Fuentes B O, et al. The Health Literacy and ESL Study: A Community-Based Intervention for Spanish-Speaking Adults [J]. Journal of Health Communication, 2015, 20 (4): 369-376.

② Chaiken S, Eagly A H, et al. Communication Modality as a Determinant of Message Persuasiveness and Message Comprehensibility [J]. Journal of Personality and Social Psychology, 1976, 34 (4): 605-614.

崇为健康促进的有效赋权途径。[①] 这种以机构建设为基础的途径实际上遵循了"生态系统"和"全系统"的理念，把健康促进与文化环境、日常生活和工作情境深度融合，[②] 从而创建支持性和包容性环境，促使人们能够理解和接纳健康生活方式，形成"主动健康"。[③] "健康机构"的创建也是一种领导力培养的途径，让更多"机构"的领导层逐渐把"健康"融入自身的建设与发展中。[④]

综上，为了促进健康教育在农村地区，特别是资源匮乏地区产生实效，健康教育策略应在传播者、传播内容、传播方式，以及传播环境方面下功夫，采取更具针对性和更有效的策略与途径。具体对策与建议见第六章。

（三）行为改变的"三个要素"

知—信—行（Knowledge，Attitude and Practice，KAP）模式和健康信念（Health Belief）模式通常用来论辩健康教育的必要性和可行性。这两个模式的共同点是把健康知识的传递和对健康、疾病的认知作为行为改变的起点，即假设只有当人们认识或意识到疾病风险和健康威胁后，才会产生行为的改变。然而，从本次和以往的研究结果可见，健康行为有可能不是知识具备的结果，一些具有高健康风险的人群也更易漠视健康信息，也就是说，知识与行为并非因果关系。简单地用核心健康素养水平来预测人们的行为改变似乎也不具有说服力。斯坦福大学行为设计学的创始人福格（B. J. Fogg）博士新近提出了更具洞见性的观点，他认为以提供正确信息为出发点，想要改变人们观念，进而改变行为的设想是"信息—行动谬误"（Information-Action Fallacy），也就是说，想要单

---

① Dooris M. Health Promoting Settings：Future Directions ［J］. Promot Educ，2006，13（1）：4 - 6 + 50 - 2 + 68 - 70.

② Dooris M. Holistic and Sustainable Health Improvement：The Contribution of the Settings-Dased Approach to Health Promotion ［J］. Perspectives in Public Health，2009，129（1）：29 - 36.

③ Kokko S，Kannas S，Villberg J. The Health Promoting Sports Club in Finland—A Challenge for the Settings-Based Approach ［J］. Health Promot Int，2006，21（3）：219 - 229.

④ Whitelaw S，Martin C，Kerr A，et al. An Evaluation of the Health Promoting Health Service Framework：The Implementation of a Settings Based Approach within the NHS in Scotland ［J］. Health Promot Int，2006，21（2）：136 - 144.

纯以教育的方式去改变行为，几乎是不切实际的。[①] 行为的改变主要与三个要素相关，即动机（Motivation）、能力（Ability）和提示（Prompt），并且只有三个要素齐备，行为改变才会发生，这就是"福格行为模型"。基于这一理论，任何行为的发生首先源于动机，动机越强，行为就越有可能发生，行为越容易发生，也就是能力越足，行为就越有可能成为习惯。动机和能力是持续的行为变量，倘若再加入提示，那么行为的发生乃至变为长久的习惯则是顺理成章之事。由此可见，风险较高/素养偏低的人群并不仅仅是缺乏知识，他们本身就欠缺追求健康生活的动机。如前所述，贫困人口对"即时性"的关注要远高于对不可见的长远利益的诉求，抽象且不能即时显效的健康动机远不及当下能够"享有"的动机强烈和明确。学习健康知识、养成健康行为与更多利益攸关之事相比也许就不再是迫切之需。自我决定理论（the Self-Determination Theory，SDT）也认为个体是行为的主体，想要推动其实现"知行合一"就必须满足内在的三个心理需求，即胜任、自主和关联。[②] 也就是说，个体行为的产生不仅源于自身的胜任感和可控感，还需要与外部环境连接。

基于此，本研究认为"知—信—行"模式推演并不能单纯地依靠简单知识传播的策略，而是需要从更深层次理解"健康教育"的目的与行为改变的本质，从而更好地开发和设计健康促进策略。其一，"知—信—行"模式实则是一个从认知到实践的转变过程，对于个体而言，健康素养也是一个极具情境化的应用实践能力，[③] 是认知和行为"意义"转化的建构历程，而所谓的"意义"应当是在社会互动中实现的。所以，仅依靠"知"就达到"行"的目标并不全面，健康教育专家需要在传播知识的同时，努力为"行"创造外部环境提示，促使受众的"知"转变为可行且嵌入生存情境的长久能力。其二，提升居民健康素养，促进"知—

① 〔美〕B. J. 福格著. 徐毅译. 福格行为模型〔M〕. 天津：天津科学技术出版社，2021：13.

② Ryan R，Deci E. Self-Determination Theory and the Facilitation of Intrinsic Motivation，Social Development，and Well-Being〔J〕. The American Psychologist，2000，55（1）：68 - 78.

③ Nutbeam D. Defining，Measuring and Improving Health Literacy〔J〕. Health Evaluation & Promotion，2015，42（4）：450 - 455.

信—行"模式转变的最终目的不是个体"知—信—行"模式的建立，而是群体和社会医疗"知—信—行"模式的建立，尤其是在一些相对闭塞和医疗资源不丰富的地区，健康促进的真正意义应该建立在群体演进的基础之上，这样才有助于形成对抗疾病风险的强韧力量。其三，良好的社会适应不仅是个体自身健康状况的表达，也可成为促成行为转变的强大动力，健康教育专家和医务人员认为，个体养成有利于健康的行为和生活方式不能仅从单纯的个人主义视角出发强调个体因此获得的健康收益，而是更应注重个体对群体的贡献，使利他主义也成为行动的"动机"，提升个体的价值感和与社会的连接感。例如，在新冠病毒大规模流行的情势下，在公共场所佩戴口罩不仅是为了保护自身，也是保护他人免受感染的举动。具体的对策与建议见第六章。

第四章　云贵川深度贫困县农户生计资本改善成效

2018 年,《中共中央国务院关于打赢脱贫攻坚战三年行动的指导意见》明确提出要集中力量支持深度贫困地区脱贫攻坚。[①] 在最后冲刺阶段,我国从财政支持、人才培养、生态恢复、医疗保障、设施建设等多方面采取了具有针对性的"深度扶贫"策略,以着力解决贫困农户的生计难题,缩小不同农户间的发展差距,激发可持续发展的内生动力。[②] 当前,深度贫困县农户的生计问题已由"保生存"向"促发展"转变,由摆脱绝对贫困向弥合相对贫困转变,其可持续生计发展成为夯基固本谋发展的重要基础。本章重点阐述了云贵川深度贫困县不同农户生计资本脱贫后的改善情况,以说明农户应对健康风险"可行能力"的变化,从另一侧面反映健康扶贫的实际成效和农户可持续发展的潜力。

第一节　生计资本的理论内涵及评估指标体系构建

一　可持续生计与生计资本

贫困问题实质上就是生计问题,稳定的生计不仅可以满足一个家庭的基本生活需求,还是家庭可持续发展的重要前提。20 世纪 80 年代末

---

① 中共中央国务院关于打赢脱贫攻坚战三年行动的指导意见 [N].人民日报,2018 – 08 – 20 (1).

② 雷明.深度扶贫——打赢脱贫攻坚战之关键 [N].中国社会科学报,2018 – 09 – 26 (4).

期，世界环境与发展委员会（World Commission on Environment and Development，WCED）的报告首次提出了"可持续生计"的概念，将其界定为"能够供给基本生活需求的食物储备与现金流，并能长期维持或提高资源生产率"。① 英国学者罗伯特·钱伯斯（Robert Chambers）与戈顿·康威（Gordon Conway）进一步指出，倘若在应对外部扰动与冲击时，在不破坏自然资源的同时依然保持生计稳定，且能够增强现有或潜在的资本储备，这种"生计"就为可持续生计。② 基于此，UNDP 明确提出了可持续生计的两项基本准则，即不可破坏自然资源、不剥夺其他个体或组织的生计机会。③ 换言之，可持续生计就是在不破坏他人生计和自然资源的前提下，个体或家庭能够获取和利用资源，从事生计活动，以应对外部风险冲击并保持发展。

到了 20 世纪 90 年代中期，"可持续生计"逐步由概念性描述发展为理论分析框架。1998 年英国学者伊恩·斯库恩斯（Ian Scoones）从生计资本、生计策略和生计成果三个层面提出了可持续生计的基本架构。④ 1999 年，英国国际发展署（Department for International Development，DFID）提出了可持续生计理论框架（Sustainable Livelihood Approach，SLA），从脆弱性背景、生计资本、结构和过程转变、生计策略和生计成果五个部分揭示了可持续生计的动态平衡过程。⑤ 该框架将个体或家庭视为脆弱性背景中谋生的主体，其生计资本不仅受到外部冲击的影响，还与社会结构和过程形成双向互动，进而影响着家庭生计策略的选择，由此产生不同的生计结果（见图 4-1）。

---

① Sati V P, Vangchhia L. A Sustainable Livelihood Approach to Poverty Reduction: An Empirical Analysis of Mizoram, the Eastern Extension of the Himalaya [M]. Springer, 2017.

② Chambers R, Conway G. Sustainable Rural Livelihoods: Practical Concepts for the 21st Century [R]. IDS Discussion Paper, 1992, 296: 15 – 33.

③ 张宸嘉. 柯西河流域农户生计资本评价与生计可持续性研究 [D]. 中国科学院大学（中国科学院水利部成都山地灾害与环境研究所），2020.

④ Scoones I. Sustainable Rural Livelihoods: A Framework for Analysis [R]. IDS Working Paper 72, 1998.

⑤ 苏芳，徐中民，尚海洋. 可持续生计分析研究综述 [J]. 地球科学进展，2009，24（1）：61 – 69.

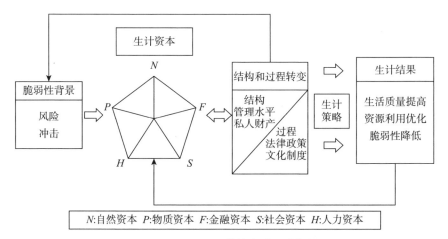

图 4 - 1 DFID 可持续生计理论框架

在可持续生计分析框架中，生计资本占据核心位置，是个体或家庭维持各项生存活动所需资源的加总，是家庭经济活动与发展的重要支撑。[1] 生计资本的数量和质量不仅直接影响着家庭的基本生计策略和生计结果，[2] 还左右着家庭应对风险的能力与策略。[3] 与此同时，生计资本也可因政策变化、地域条件、社会发展水平等多重因素的作用而发生变动，或在相同维度下呈现地区差异。[4] 生计资本通常是个体或家庭在生计活动中逐步积累起来的，可进一步细分为金融资本、物质资本、人力资本、社会资本和自然资本。其中，金融资本是基础，也是最易发生改变的一类资本，且可直接转化为其余四类，通常指个体或家庭生产和消费过程中自身可用来支付或投资的金融资源，分为固定资金（如现金储备、银行存款、黄金储蓄等）和流动资金（如劳动收入、借贷金额、医

① 李斌，李小云，左停. 农村发展中的生计途径研究与实践 [J].农业技术经济，2004，(4)：10 - 16.
② 高功敏. 中国城市贫困家庭生计资本与生计策略 [J]. 社会科学，2016 (10)：85 - 98；何仁伟，刘邵权，刘运伟等. 典型山区农户生计资本评价及其空间格局——以四川省凉山彝族自治州为例 [J]. 山地学报，2014，32 (6)：641 - 651.
③ 冯学彬. 乡村旅游从业居民生计风险识别及应对策略研究——以平度市店子镇为例 [D].青岛大学，2019；李靖，廖和平，樊昊. 重庆市贫困农户生计资本的空间格局及影响因素分析 [J].山地学报，2018，36 (6)：942 - 952.
④ 李松有. "结构 - 关系 - 主体" 视角下农村贫困治理有效实现路径——基于广西15个县45个行政村878户农民调查研究 [J].当代经济管理，2020，42 (5)：41 - 50.

疗保险费等）。物质资本是指维持生计的基础设施和生产工具，包括安全住所、卫生设施、饮水设备、清洁能源、生活耐用品、运载工具、交通运输条件、通信工具等。物质资本代表着家庭户的生产能力与生产效率，能够由自然资本或金融资本转化而成，且可在个体之间直接转让。人力资本泛指优化生计策略、实现生计目标所需的劳动能力、专业技能、知识储备、健康状况及健康素养。对家庭而言，人力资本为实际劳动力的总量、品质及发展潜质，与家庭规模、家庭劳动力休戚相关。人力资本不可直接转让，但可通过教育和健康投资实现"质"的改善。社会资本是个体或家庭可利用的社会利益关系，包括亲友与邻里互助关系、社会组织参与度、社区影响力等。社会资本预示着家庭的发展前景，且可随着社会关系网的变化而发生改变。自然资本特指个体或家庭可利用的自然资源存量，包括可直接使用的水、土地、林木、动植物等。在社会发展的过程中，自然资本逐渐演变为流动性资源，在一定范围内可进行分配或转让，但自然资本也易受灾害等外部冲击影响，与生态环境的稳定性密切相关。

二 生计资本的测量及指标

目前对生计资本的测量主要采用多指标综合评价法，即依据生计资本的五个维度整合设定生计资本的一级、二级和三级指标，各级指标的具体内容可根据科学性、可操作性、多层次性进行确定。一级指标通常是指 SLA 中的人力资本、物质资本、金融资本、社会资本和自然资本。每类资本下辖不同的二级指标，如人力资本包括健康水平、受教育水平等，物质资本分为家庭固定资产、住房资产等，金融资本分为固定资金、社会保障等，社会资本包括正式的社会性支持网络、非正式的社会性支持网络等，自然资本包括土地资源、生态环境等。三级指标为各二级指标的细化指标，包括了定性指标（如受教育水平中的家庭成年人口平均受教育年限）与定量指标（如住房资产中的房产价值）。基于对 2003～2021 年国内外可持续生计研究文献的梳理与总结，表 4-1 中列出了以往主要使用的生计资本评价指标体系。随着生计资本在不同研究中的应用，国内外的某些学者在五类资本的基础上，还依据研究目的进行了拓展，例如澳大利亚学者戴维·思罗斯比（David Throsby）将文化资本纳入具有经济效益的资本范畴，探讨了文化资本在经济交往以及经济发展中的意义。① 国内学者刘玲等将认知资本和制度资本纳入了乡村旅游产业与农户可持续生计的关系研究中。② 张朝辉则加设了心理资本，探究各项生计资本对农户退耕还林政策参与意愿的影响机制。③

在研究中，对上述生计资本各项指标的统计分析，通常采用描述性分析和指标量化统计两种形式。描述性分析主要是借助均数、百分比等统计指标，具体描述生计资本的各项指标来评估生计资本的整体概况。如毛谦谦采用平均数与构成比描述分析陕南生态型地区移民政策后生态移民户与非移民户、移民政策前后移民户生计资本各项指标的差异，以探究生态移民下农户生计资本的变化情况。④ 指标量化统计指通过构建生计资本评价指标体系，确定指标赋值及权重来计算各类资本的具体数值以代表生计资本水平。确定生计资本评价指标权重的方法又分为主观赋权法和客观赋权法两大类。主观赋权法是研究者结合自身意向与调查目标进行赋权，主要包括主观经验赋权法、Delphi 专家咨询法等。如英国学者凯·夏普（Kay Sharp）运用主观经验赋权法设定各项指标权重，以计算埃塞俄比亚农户的生计资本；⑤ 我国学者丁文强等则采用 Delphi 专家咨询法，通过两轮评议结果分析，最终纳入 15 项指标，用以对不同类型牧户生计资本进行测算。⑥ 客观赋权法是依据基于数学理论确定的

① 〔澳大利亚〕戴维·思罗斯比著．潘飞编译．什么是文化资本？［J］．马克思主义与现实，2004（1）：50－55．
② 刘玲，舒伯阳，马应心．可持续生计分析框架在乡村旅游研究中的改进与应用［J］．东岳论丛，2019，40（12）：127－137．
③ 张朝辉．生计资本对农户退耕参与决策的影响分析——以西北 S 地区为例［J］．干旱区资源与环境，2019，33（4）：23－28．
④ 毛谦谦．陕南生态移民生计资本计量及政策贫困瞄准效率的实证研究［D］．西北农林科技大学，2015．
⑤ Sharp K. Measuring Destitution：Integrating Qualitative and Quantitative Approaches in the Analysis of Survey Data［R］．IDS working paper，2003：217．
⑥ 丁文强，李平，尹燕亭等．可持续生计视角下中国北方草原区牧户脆弱性评价研究［J］．草业学报，2017，26（8）：1－11．

指标之间的关系进行赋权，其中使用最多的方法为熵权法。如张旭锐选取江西和陕西山区为调查地点，采用熵权法测算了当地林业经营农户的生计资本，运用多项 Logit 模型、分位数回归模型等探究生计资本对农户林地利用及收入的影响。[①]

表 4 – 1　生计资本评价指标体系

一级指标	二级指标	三级指标	指标解释
人力资本	受教育水平	家庭成年人口平均受教育年限	家庭成年人口受教育年限的总和/平均值
		家庭成年人口的最高受教育年限	家庭成年人口的最高学历
		家庭领导者的受教育年限	户主或其配偶的学历
		家庭决策力	参与决策的家庭成员数量
	健康水平	家庭成员主观健康水平	家庭成员自评身体健康状况
		家庭决策者的健康水平	户主或其配偶的健康状况
		家庭所有成员患病状况	家庭所有成员是否患病
		家庭所有成员残障状况	家庭成员中是否有残障人士
		家庭成员生活自理能力	家庭所有成员生活自理能力量化值总和
		卫生服务需求与利用水平	家庭成员就诊频次/家庭人均医疗支出
	劳动能力	家庭整体劳动能力	家庭所有成员劳动能力量化值总和
		是否有男性成年劳动力	家庭中是否有健康成年男性
		职业技能	家庭拥有专业技术证的数量
			家庭成员中参与就业或技能培训的人次
			家庭户是否为兼业农户
物质资本	家庭固定资产	生产、交通、资讯类工具	交通工具、生产工具及通信资讯类工具的总数量
		家庭耐用品	家庭耐用消费品包括大型家具的总数量
		家禽牲畜饲养规模	饲养家禽牲畜的数量（以同一类家禽牲畜为标准进行换算）

---

① 张旭锐. 生计资本对农户林地利用及收入的影响研究 ［D］. 西北农林科技大学，2020.

续表

一级指标	二级指标	三级指标	指标解释
物质资本	住房资产	房产数量	实际拥有房产的总数量
		房产价值	房产的市场估值/住房建筑年限
		房间数量/居住面积	居住房间的数量/住房面积
		房屋材料	房屋建筑材料/房屋装修材料
	基础公共设施	生活燃料	将生活燃料按照环保程度划分等级并赋值
		饮用水来源	将饮用水来源按照健康程度划分等级并赋值
		卫生间类型	将卫生间类型按照卫生程度划分等级并赋值
		照明来源	将照明工具按照环保程度划分等级并赋值
		交通便利程度	家庭所在村庄的道路状况
			到最近城镇的距离
金融资本	固定资金	家庭储蓄（收支结余额）水平	上一年的收支结余数与本年收支结余额的加总值
		家庭收入状况满意度	被访者自评家庭收入状况
		获取收入的来源	收入来源的渠道类型及数量
		家庭收入水平	家庭通过自身创收获得的收入
	流动资金	家庭融资水平	家庭获得贷款或无偿援助的渠道及金额
	社会保障	家庭参加的医保种类	家庭所有成员医疗保险的参与情况
		家庭住房储备金	家庭成年人口住房公积金的缴存情况
	生产潜力	金融信息可及性/关注度	获取金融相关信息的渠道及家庭成员对金融信息的关注程度
社会资本	正式的社会性支持网络	政府、社区组织等非营利组织支持程度	被访者对政府、社区等组织给予家庭帮助程度的评价
		社会参与度	家庭成员参与的社会组织个数/参与社区重大决策的频率
	非正式的社会性支持网络	能人数量	家庭成员或亲戚朋友中为公职人员的人数
		社会网络的疏密程度	礼金支出
			与亲戚朋友和同村人的来往程度、互相帮助程度

续表

一级指标	二级指标	三级指标	指标解释
社会资本	公共服务资源	交通便利程度	家庭住宅与最近公路的距离
自然资本	土地资源	生产土地可获得性	家庭（人均）拥有/耕种的生产土地面积
			到达自持生产土地的时间
		生产土地质量	生产土地排水和灌溉条件、沙化/盐渍化水平、肥沃程度
	生态环境	区域生态环境质量	受访者对区域生态环境质量的评价

三　生计资本的应用

目前，生计资本主要应用于贫困治理领域，一是用于评估各类致贫风险对家庭生计的影响，二是用于评价现有贫困治理政策的成效。在针对各类风险冲击的研究中，学者多运用生计资本的量化值评估个体或家庭的生计状况与维持生计的能力，在剖析生计资本不稳定原因的同时，力图探索和找出抵御风险的关键资本要素。基于对前期研究的梳理，致贫风险多为影响家庭资本变动的关键议题，包括家庭结构变迁[1]、生态环境[2]、突发公共事件[3]和疾病风险[4]等。在关于贫困治理成效的研究中，学者多以政策实施前后生计资本的变化为观测点，用以评价某项政策的实际效果或反贫效应。例如，胡郭潇针对生态建设政策中的搬迁安置举措，以三清山风景区银湖湾社区为例，结合定性与定量方法评估了景区

---

[1] 宋璐，李树茁. 子女迁移对农村老年家庭生计资本的影响——基于家庭结构的可持续生计分析 [J]. 人口研究，2017，41（3）：65－75.

[2] 张学玲，余文波，蔡海生等. 区域生态环境脆弱性评价方法研究综述 [J]. 生态学报，2018，38（16）：5970－5981；Khayyati M，Aazami M. Drought Impact Aassessment on Rural Livelihood Systems in Iran [J]. Ecological Indicators，2016，69：850－858.

[3] 杨子晖，陈雨恬，张平淼. 重大突发公共事件下的宏观经济冲击、金融风险传导与治理应对 [J]. 管理世界，2020，36（5）：13－35＋7；赵旭，陈寅岚，赵菲菲. COVID－19 风险冲击对疫区农户生计资本的影响及其抵御效应——以湖北、安徽、重庆为例 [J]. 地理科学进展，2021，40（7）：1086－1097.

[4] 唐林，罗小锋. 贫困地区农户生计资本对大病风险冲击的影响研究——基于结构和水平的双重视角 [J]. 华中农业大学学报（社会科学版），2020（2）：49－58＋164.

农户搬迁前后生计资本的存量变化，并从暴露性、敏感性、适应性三个方面对安置后农户现存的生计脆弱性具体表现以及影响因素进行了解析。[①] 李树苗等从家庭人口特征的角度评估了退耕还林政策对家庭户生计发展的影响。[②] 国外学者也将生计资本运用于土地政策实施效果的评价等。[③]

　　近年来，在脱贫攻坚的时代背景下，贫困地区农户的生计资本发展进一步引发学者关注，主要包括两类研究。一部分学者重点关注了扶贫策略对农户生计水平的影响。例如，研究发现，技能培训、贷款支持、教育扶贫分别增加了五保户、低保户、一般贫困户的生计资本存量，[④] 而易地搬迁措施在增加了脱贫户生计资本的同时，还转变了农户的生计模式。[⑤] 另一部分学者则侧重于不同地区农户生计状况的探究。如吴定伟在广西石漠化地区的研究发现，贫困农户生计资本薄弱、生计策略单一等问题凸显；[⑥] 旷永青等人基于桂林市贫困村的实地调查指出，建档立卡贫困户的生计水平在脱贫后有所提升，但其生计脆弱性仍然较高；[⑦] 张燕对山东省泰安市的调查也显示，全面脱贫后，脱贫人口各项生计资本虽呈增长态势，但内生动力不足，可持续性不高。[⑧]

　　综上所述，可持续生计资本是 20 世纪 90 年代发展起来的一个较新的研究方向，主要用于解析和评价个体或家庭维系生产与发展的基本能

①　胡郭潇. 三清山风景区失地农户生计脆弱性研究——以银湖湾社区为例 [D]. 江西财经大学，2021.

②　李树苗，梁义成等. 退耕还林政策对农户生计的影响研究——基于家庭结构视角的可持续生计分析 [J]. 公共管理学报，2010，7 (2)：1 – 10 + 122.

③　Chikozho C，Makombe G，Milondzo K. Difficult Roads Leading to Beautiful Destinations? Articulating Land Reform's Contribution to Rural Livelihoods in the Limpopo Province，South Africa [J]. Physics and Chemistry of the Earth，2019，111：13 – 19.

④　王振振，王立剑. 精准扶贫可以提升农村贫困户可持续生计吗？——基于陕西省 70 个县 (区) 的调查 [J]. 农业经济问题，2019 (4)：71 – 87.

⑤　廖黄坤. 易地搬迁脱贫户可持续生计问题研究——基于 B 市集中安置区的调查 [D]. 江西财经大学，2021.

⑥　吴定伟. 广西石漠化地区贫困农户可持续生计状况探析 [J]. 经济研究参考，2016 (70)：68 – 72.

⑦　旷永青，刘文阳. 建档立卡贫困户脱贫后的生计脆弱性及其改进——基于桂林市灌阳县油麻地村的实地调查 [J]. 社会科学家，2019 (8)：149 – 155.

⑧　张燕. 岱岳区贫困人口脱贫后可持续生计问题研究 [D]. 山东农业大学，2021.

力，从而找出影响家庭贫困脆弱性的主要因素或探讨某项反贫政策的实际成效。虽然该分析框架已在易地搬迁、生态环境等领域得到过较好应用，许多学者也对指标体系的构建进行过探索，但目前可持续生计资本研究的方法主要为静态评估，缺乏动态对比。在同一研究区域内，学者多聚焦于具有目标特征的人群，很少涉及其他不同类型的人群，忽略了"时间"等因素对生计水平的影响，如评估易地搬迁政策的研究中，学者仅调查了参与搬迁的农户，没有选取未参与搬迁的农户进行横向对比。① 鉴于脱贫攻坚时期，我国紧紧围绕"两不愁三保障"的脱贫底线，采取了就业、产业、基建、教育、健康等一系列精准帮扶措施，本研究旨在应用可持续生计资本的理念探究家庭对抗风险能力的变化情况，以回答四个主要研究问题：其一，在各项扶贫策略的实施背景下，深度贫困县农户的生计资本在脱贫后是否有所增加？其二，在五类资本中，哪些资本发生了变化？哪些资本还较为薄弱？其三，全面脱贫后，不同农户间的生计资本是否还存在差异？存在怎样的差异？其四，这些资本的薄弱面和差异是否会对家庭健康风险的应对能力产生影响？

四　本研究的农户生计资本及其指标体系

本研究基于 DFID 可持续生计理论框架，参考以往本土化研究初步建立的指标池②，通过专家评审并结合扶贫策略，最终确定了本研究 5 类生计资本 20 项具体指标的释义和赋值（见表 4 - 2）。

为使变化幅度与数量级不同的数据之间具有可比性，本研究首先采

---

① 廖黄坤. 易地搬迁脱贫户可持续生计问题研究——基于 B 市集中安置区的调查 [D]. 江西财经大学，2021.

② 李小云，董强，饶小龙等. 农户脆弱性分析方法及其本土化应用 [J]. 中国农村经济，2007 (4)：32 - 39；高功敬，陈岱云，梁丽霞. 中国城市贫困家庭生计资本指标测量及现状分析 [J]. 济南大学学报（社会科学版），2016，26 (3)：101 - 119；孙晗霖，刘芮伶，刘新智. 乡村建设对精准脱贫户生计可持续的影响——基于贫困地区 2660 个脱贫家庭的数据分析 [J]. 西北农林科技大学学报（社会科学版），2020，20 (5)：56 - 67；张朝辉. 生计资本对农户退耕参与决策的影响分析——以西北 S 地区为例 [J]. 干旱区资源与环境，2019，33 (4)：23 - 28.

用极差标准化公式对生计资本的各项指标进行标准化处理，确保各项指标的测量值均处于 0 到 1 之间。研究中生计资本的评价指标包含正向指标与负向指标两类，标准化处理公式为：

$$正向指标：Z_{ij} = \frac{X_{ij} - X_{minj}}{X_{maxj} - X_{minj}} \tag{1}$$

$$负向指标：Z_{ij} = \frac{X_{maxj} - X_{ij}}{X_{maxj} - X_{minj}} \tag{2}$$

式（1）与式（2）中，X_{ij} 表示第 i 个样本第 j 项指标原始值，X_{minj} 表示第 j 项指标原始值中的最小值，X_{maxj} 表示第 j 项指标原始值中的最大值，Z_{ij} 表示第 i 个农户第 j 项指标的标准化值。

为避免主观因素对求解权重的干扰，本研究使用熵权法确定生计资本评价体系中各指标的权重。熵的定义起源于热力学，指系统无规则程度的度量。[1] 熵权法将熵值作为信息量的度量值，通过测量指标的信息熵比较各指标所提供信息量的大小，从而确定该指标在整体评价体系中所占的权重，值越接近"1"代表在样本中的相对水平越高。[2] 计算公式为：

$$P_{ij} = Z_{ij} / \sum_{i=1}^{n} Z_{ij} \tag{3}$$

$$E_j = -\frac{1}{\ln(n)} \sum_{i=1}^{n} P_{ij} \ln(P_{ij}) \tag{4}$$

$$W_j = \frac{1 - E_j}{\sum_{j=1}^{n} (1 - E_j)} \tag{5}$$

式（3）～式（5）中，P_{ij} 表示第 i 个样本第 j 项指标的比重；E_j 表示第 j 项指标的熵值；W_j 表示第 j 项指标的权重，值域为（0，1），其值越大，代表该类指标越重要。生计资本各项指标的权重值详见表 4 - 2。

本研究采用综合指数法，根据标准化处理的指标量化值与相应指标权重值计算各项生计资本的测量值，以准确地评价该项资本的综合

---

[1]　张显. 热力学熵概念的再思考 [J]. 绍兴文理学院学报（自然科学），2010，30（8）：40 - 42 + 57.

[2]　张超正，杨钢桥. 不同模式农地整治前后农户生计资本变化研究 [J]. 中国土地科学，2018，32（10）：90 - 96.

水平。[1] 计算公式为:

$$L_{ei} = \sum_{j=1}^{m} W_j Z_{ij} \qquad (6)$$

式（6）中，L_{ei}表示第 i 个样本第 e 类生计资本值，Z_{ij}、W_j 的计算公式详见式（1）、式（2）与式（5）。生计资本总指数为 5 类生计资本指数的加总值，值域为（0，5]。利用 Stata 统计软件计算各农户各类生计资本量化后的数值和总值，由此反映出深度贫困县农户生计资本的结构、状况，以及脱贫前后的变化情况。

此外，家庭生计的可持续性不仅取决于生计资本量化总值的大小，还与各类资本间的耦合协调度相关。耦合度指系统内部各要素或多个系统之间相互关联的强度；协调度指发展进程中，系统内部各要素或多个系统之间相互协同，发展动向趋于一致的程度。[2] 生计资本耦合协调度在体现资本内部结构的同时亦反映了个体的贫困脆弱性。[3] 耦合协调度越高，贫困脆弱性越低。本研究通过测量五类资本间相互关联、联动发展的程度来反映生计资本耦合协调度，用以说明贫困脆弱性的升降情况。计算公式为：

$$C_i = \frac{5\sqrt[5]{H_i \times P_i \times F_i \times S_i \times N_i}}{H_i + P_i + F_i + S_i + N_i} \qquad (7)$$

$$T_i = \frac{H_i + P_i + F_i + S_i + N_i}{5} \qquad (8)$$

$$D_i = \sqrt{C_i \times T_i} \qquad (9)$$

式（7）～式（9）中，C_i 表示第 i 个农户的生计资本耦合度；T_i 表示第 i 个农户的生计资本协调度；D_i 表示第 i 个农户的生计资本耦合协调度。H_i、P_i、F_i、S_i、N_i 分别表示第 i 个农户人力资本、物质资本、金融资本、社会资本、自然资本子系统的指标测量值。

统计分析时，偏态分布的计量资料采用 M（P_{25}，P_{75}）表示，正态分

---

① 李育梅，吴俊霞．加权综合指数法在临床科室医疗质量评价中的应用［J］．中国病案，2017，18（10）：11–16.

② Zou J Q，Li P F. Modelling of Litchi Shelf Life Based on the Entropy Weight Method［J］. Food Packaging and Shelf Life，2020，25：100509.

③ 孙伯驰，曹景林．基于耦合协调度的京津冀城镇贫困脆弱性研究［J］．统计与决策，2020，36（7）：71–76.

布的计量资料用均数±标准差表示，计数资料采用构成比或率表示。构成比的比较采用 χ^2 检验，计量资料之间的比较采用 t 检验。

（一）人力资本指标及其赋值

在所有生计资本中，人力资本是获取或运用其他资本最重要的基础，人力资本缺乏也是造成农户陷入贫困，发生"贫—病—贫"循环的决定性因素。本研究中对人力资本的测量主要选择了受教育水平和劳动能力两个二级指标。在受教育水平方面，本研究首先将所有成年人（18岁及以上人口）的受教育年限加总，计算出每户家庭成年人口平均受教育年限（三级指标）。再对每户家庭中每一个成年人口的受教育水平按照文盲、小学、初中、高中/中专/技校、大专及以上进行赋值，计算出家庭成年人口最高学历（三级指标）。

家庭劳动能力主要用于反映某一家庭不同年龄层次和健康状况的家庭成员所拥有的劳动能力，其计算方式与受教育水平类似。首先按照非劳动力（0～12岁儿童、75岁及以上高龄老人、残疾人、长期患病无劳动能力者）、半劳动力（13～17岁青少年和60～74岁老年人）和全劳动力（18～59岁有劳动能力者）对每户家庭成员进行赋值，然后再将所有家庭成员的劳动能力求和，得出家庭整体劳动能力，最后再对农户家庭劳动能力做标准化处理。此外，家庭中是否有健康成年男性劳动力也是影响一个家庭创收的重要条件，因此本研究也对每个家庭18～59岁可劳动男性成员进行了测算，如果有则赋值为1，否则为0。

（二）物质资本指标及其赋值

物质资本主要是指农户用于生产和生活的基本设施和设备。在本研究中，物质资本首先选取了两个二级指标，即家庭固定资产和住房资产。家庭固定资产主要包括交通、生产、通信类资产，在研究中共预设了15项家庭固定资产。家庭固定资产指标的数值就是被调查家庭所拥有资产的选项数。例如，某农户家庭只有电视和家禽牲畜，仅占15项中的2项，那么该农户的家庭资产指标数值为2。住房资产可进一步细化为住房类型（草房、土木房、砖木房、砖瓦房、混凝土房），用于衡量房屋的价值，以及人均房间数量。此外，鉴于脱贫攻坚时期对农户人居环境改善的重点投入，本研究还将基础卫生设施纳入了物质资本中，具体测量指标包括是否使用清洁燃料、是否有安全饮用水和卫生厕所，均为二分类变量，即如果为是，赋值为1，否则赋值为0。

（三）金融资本指标及其赋值

金融资本主要是指农户可支配和可筹措的现金，包括固定资金和流动资金。固定资金主要是指家庭的现金收入和来源渠道，因而又涵盖了家庭人均年纯收入和收入来源渠道。本研究依据2020年底全国建档立卡贫困人口人均年纯收入的一半（5370元）①把家庭人均年纯收入划分为了0～5369.99元、5370.00～10739.99元、10740.00～21479.99元、21480.00元及以上四个层次，分别赋值为1、2、3、4，该指标为正向指标，数值越大，说明家庭收入越高。收入来源渠道则按照实际渠道的数量进行赋值，数值越大说明家庭收入来源渠道越广。

家庭流动资金主要用于测量某家庭从正规渠道和非正规渠道获得现金借款的情况。从正规渠道获得的借款是指从正规金融机构（银行、信用社）获得的现金。从非正规渠道获得的借款是指从亲戚、朋友、邻居处获得的现金。本研究也将该指标设置为一个正向变量，即数值越大，说明来源渠道越广。

（四）社会资本指标及其赋值

社会资本是指农户为了实施生计策略而利用的社会网络，包括加入的社区组织以及个人构建的社会网络。在本研究中，考虑到健康服务的可及性是影响农户就医的一项社会资本，把与最近医疗机构的距离作为衡量公共卫生资源获取能力的一个指标，并按照0～0.99千米，1.00千米～1.99千米，2.00千米～2.99千米，3.00千米～3.99千米，4.00千米～4.99千米，5.00千米及以上六个层级进行赋值。另外，参加医疗保险和签约家庭医生也纳入了公共服务资源中进行计算。此外，研究还对

---

① 根据国家权威部门公开发表的数据，2020年底全国建档立卡贫困人口人均纯收入为10740元。参见国务院新闻办就《人类减贫的中国实践》白皮书有关情况举行发布会［EB/OL］.（2021－04－07）［2022－03－01］. http://www. gov. cn/xinwen/2021－04/07/content_5598151. htm.

农户较为正式的社会支持性网络和社会关系网络进行了测量。前者主要是通过农户加入社会组织的数量来反映得到组织支持的多寡。第二个指标则主要通过农户与邻居的交往程度（三级指标）和农户获得他人帮助的程度（三级指标）来观测其获得支持的强弱。

（五）自然资本指标及其赋值

土地资源是农户赖以生存的最重要的自然资本。本研究将家庭实际耕种的生产土地面积作为衡量指标，用以反映该农户占有的耕地资源。该指标也采取了正向指标的赋值方式，按照 0 ~ 2.00 亩、2.01 ~ 4.00 亩、4.01 ~ 6.00 亩、6.01 ~ 8.00 亩、8.00 亩以上五个递进层次对每一个家庭进行赋值。各类资本的具体指标、赋值及权重见表 4 - 2。

表 4 - 2　农户生计资本评价指标、赋值与权重

资本类型	具体测量指标	符号	指标释义与赋值	权重
人力资本（H）	成年人口平均受教育年限	H_1	18 岁及以上家庭成员受教育年限的均数	0.369
	成年人口最高学历	H_2	18 岁及以上家庭成员最高学历：文盲 = 0，小学 = 1，初中 = 2，高中/中专/技校 = 3，大专及以上 = 4	0.325
	家庭整体劳动能力	H_3	家庭劳动能力之和：非劳动力（0 ~ 12 岁儿童/75 岁及以上高龄老人/残疾人/长期患病无劳动能力者）= 0，半劳动力（13 ~ 17 岁青少年/60 ~ 74 岁老年人）= 1，全劳动力（18 ~ 59 岁有劳动能力者）= 2	0.178
	是否有健康成年男性劳动力	H_4	家庭中是否有 18 ~ 59 岁可劳动男性成员：否 = 0，是 = 1	0.128
物质资本（P）	家庭固定资产	P_1	拥有电视、热水器、冰箱、洗衣机、电饭煲、饮水机、太阳能、手机、农用车、摩托车、小轿车、电脑、锄头等农具、床等家具、家禽牲畜 15 项资产的数量	0.036
	住房类型	P_2	草房 = 0，土木房 = 1，砖木房 = 2，砖瓦房 = 3，混凝土房 = 4	0.096
	人均房间数量	P_3	0 ~ 0.50 间 = 1，0.51 ~ 0.99 间 = 2，1.00 ~ 1.49 间 = 3，1.50 间及以上 = 4	0.112
	是否使用清洁燃料	P_4	否 = 0，是 = 1	0.232
	是否有安全饮用水	P_5	否 = 0，是 = 1	0.088
	是否有卫生户厕	P_6	否 = 0，是 = 1	0.436

续表

资本类型	具体测量指标	符号	指标释义与赋值	权重
金融资本（F）	人均年纯收入	F_1	0～5369.99 元 =1，5370.00～10739.99 元 =2，10740.00～21479.99 元 =3，21480.00 元及以上 =4	0.354
	收入来源渠道	F_2	1 项 =1，2 项 =2，3 项及以上 =3	0.455
	获得借款的渠道	F_3	无借款渠道 =0，仅能从非正规渠道获得借款（亲戚、朋友、邻居）=1，仅能从正规渠道获得借款（银行或信用社）=2，能从非正规与正规渠道获得借款（亲戚、朋友、邻居/银行或信用社）=3	0.191
社会资本（S）	与最近医疗机构的距离	S_1	0 千米～0.99 千米 =1，1.00 千米～1.99 千米 =2，2.00 千米～2.99 千米 =3，3.00 千米～3.99 千米 =4，4.00 千米～4.99 千米 =5，5.00 千米及以上 =6	0.115
	是否参加医疗保险	S_2	否 =0，是 =1	0.012
	是否签约家庭医生	S_3	否 =0，是 =1	0.178
	社会组织参与程度	S_4	家庭成员调查日前 1 年内参与的社会组织个数：0 个 =0，1 个 =1，2 个 =2，3 个 =3，4 个及以上 =4	0.546
	与邻居的交往程度	S_5	很少 =0，较少 =1，一般 =2，比较频繁 =3，非常频繁 =4	0.022
	获得他人帮助的程度	S_6	遇到困难时，获得他人资金、实物、劳动力等不同形式帮助的种类：0 类 =0，1 类 =1，2 类 =2，3 类及以上 =3	0.127
自然资本（N）	家庭实际耕种的生产土地面积	N_1	0～2.00 亩 =1，2.01～4.00 亩 =2，4.01～6.00 亩 =3，6.01～8.00 亩 =4，8.00 亩以上 =5	1.000

第二节　脱贫前后云贵川深度贫困县农户的生计资本变化

一　农户生计资本的总体变化

如前所述，本研究分别于 2019 年和 2021 年对 5 个深度贫困县（市）进行了脱贫前后的两次调查。其中，针对农户生计资本的调查 2019 年共发放家庭问卷 723 份，回收有效问卷 714 份（贫困户 402 户，非贫困户 312 户），问卷有效回收率 98.76%；2021 年共发放家庭问卷 811 份，回收有效问卷 807 份（贫困户 448 户，非贫困户 359 户），问卷有效回收率 99.51%。

被调查农户中，居住在山区的家庭相对较多，分别占两次调查总户数的 34.78% 和 43.00%；户主民族身份主要包括汉族、傈僳族、彝族、壮族和藏族，以彝族最多，分别占两次调查总户数的 23.81% 和 28.87%；两次调查中，被调查家庭的平均人口数分别为 4.82 人和 4.75 人；家庭人均年纯收入的均数分别为 7712.94 元和 13120.04 元；家庭成年人口的最高学历总体上偏低，初中及以下家庭的占比接近 60%；在调查时的过去一年中，家庭成员中有慢性病患者的比例在两次调查中分别占 63.31% 和 62.70%，有过住院经历的家庭分别占 37.54% 和 40.52%（见表 4 - 3）。

表 4 - 3　脱贫前后调查对象的基本特征

单位：户，%

变量	脱贫前（2019 年）	脱贫后（2021 年）
贫困户		
是	402（56.30）	448（55.51）
否	312（43.70）	359（44.49）
农户居住地		
山区	248（34.78）	347（43.00）
半山半坝区	246（34.36）	252（31.23）
坝区	220（30.86）	208（25.77）
户主民族		
汉族	159（22.27）	160（19.83）
傈僳族	105（14.71）	142（17.60）
彝族	170（23.81）	233（28.87）
壮族	134（18.77）	133（16.48）
藏族	72（10.08）	76（9.42）
其他*	74（10.36）	63（7.81）
家庭人口规模		
1～3 人	171（23.95）	187（23.17）
4～5 人	307（43.00）	351（43.49）
≥6 人	236（33.05）	269（33.33）

续表

变量	脱贫前（2019 年）	脱贫后（2021 年）
家庭人均年纯收入		
＜5370.00 元	307（43.00）	99（12.27）
5370.00～10739.99 元	279（39.08）	316（39.16）
10740.00～21479.99 元	104（14.57）	302（37.42）
≥21480.00 元	24（3.36）	90（11.15）
家庭成年人口最高学历		
文盲	36（5.04）	46（5.70）
小学	161（22.55）	183（22.68）
初中	228（31.93）	236（29.24）
高中/中专/技校	143（20.03）	141（17.47）
大专及以上	146（20.45）	201（24.91）
家庭中一年内是否有成员患慢性病		
是	452（63.31）	506（62.70）
否	262（36.69）	301（37.30）
家庭中一年内是否有成员住院		
是	268（37.54）	327（40.52）
否	446（62.46）	480（59.48）

* 其他民族包括白族、回族和傣族。

从 5 类生计资本的总体变化情况来看，深度贫困县农户的生计资本从脱贫前的 2.16 提升至了脱贫后的 2.39，差异具有统计学意义（$t = -6.792$，$P < 0.001$）。生计资本耦合协调度也从脱贫前的 0.55 显著提升至脱贫后的 0.59（$t = -4.247$，$P < 0.001$），说明农户 5 个维度的生计资本均衡发展，贫困脆弱性得到缓解。从各维度的生计资本分析，农户的物质资本和金融资本在脱贫后的提升最为明显，分别从 2019 年的 0.54 和 0.33 提高至 2021 年的 0.61 和 0.46，t 值分别为 -5.069、-11.801，P 值均小于 0.001，差异具有统计学意义，并且家庭固定资产、住房类型、人均年纯收入、收入来源渠道等具体指标也均有了明显提升。由此说明，脱贫攻坚时期，针对贫困户的农房改造、人居环境改善、就业帮扶、金融扶贫等各项扶贫措施切实发挥了积极作用，有力提升了贫困地区农户的资产性收益与劳务性收入，帮助农户克服了先赋条件中的不足，加速了

金融资本和物质资本的积累（见图4-2和表4-4）。

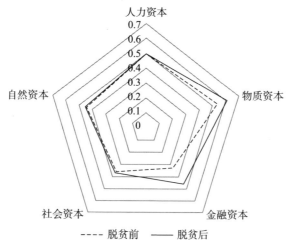

图4-2 脱贫前后调查对象生计资本水平变化

相较而言，脱贫前后农户人力资本的整体测量值均为0.50，自然资本测量值也恒定在0.45左右，未出现明显变化。说明在同一地区，农户的人力资本和自然资本是较为稳固的资本类型，人力资本的提升多有赖于长期对家庭成员教育和健康的投入，[①] 而在土地承包权固定不变的背景下，农村土地经营权通常也遵循继承制，[②] 因而这两项资本很难在短期内明显改善。此外，脱贫前后，农户社会资本的测量值也未发生明显变化，并且在5类生计资本中最为薄弱，脱贫前后仅分别为0.36和0.37。究其原因，可能有三个：脱贫攻坚时期的各类扶贫措施主要聚焦于"两不愁三保障"，与农户社会资本积累的关联度不高；第二次横断面调查期间，新冠病毒的持续流行使当地民众普遍遵从疫情防控要求，对社区组织活动的参与度下降，影响了资本水平的提升；此外，两次抽取的调查对象中，分别有69%和74%的农户居住于山区或半山半坝区，相对封闭和分散的居住环境也使农户的位置资源较弱，这些地区农户的

---

① 戴琼瑶，刘家强，唐代盛．中国人力资本红利及空间效应研究［J］．人口研究，2021，45（5）：33-48.

② 邢朝国，郝妮阳．农村妇女继承家庭承包地的意愿——基于三个村庄调查数据的实证分析［J］．南京农业大学学报（社会科学版），2013，13（6）：84-92.

日常交际范围多局限在"小圈子"内，血缘、亲缘和地缘成为其主要的社会关系纽带，以保持或增进感情为主要目的，外部社会资源的获取相对较少。[①]

表 4 – 4　脱贫前后调查对象生计资本各项指标指数值（$x \pm s$）

指标类型	脱贫前（2019 年）	脱贫后（2021 年）	t 值	P 值
生计资本总值	2.16 ± 0.69	2.39 ± 0.64	– 6.792	< 0.001
人力资本	0.50 ± 0.17	0.50 ± 0.18	– 0.255	0.799
成年人口平均受教育年限	0.12 ± 0.07	0.12 ± 0.07	– 0.288	0.774
成年人口最高学历	0.19 ± 0.09	0.19 ± 0.10	– 0.766	0.444
家庭整体劳动能力	0.08 ± 0.03	0.07 ± 0.03	1.819	0.069
是否有健康成年男性劳动力	0.12 ± 0.03	0.12 ± 0.03	– 0.263	0.793
物质资本	0.54 ± 0.28	0.61 ± 0.26	– 5.069	< 0.001
家庭固定资产	0.018 ± 0.01	0.02 ± 0.01	– 3.788	< 0.001
住房类型	0.06 ± 0.03	0.08 ± 0.02	– 8.971	< 0.001
人均房间数量	0.06 ± 0.04	0.06 ± 0.04	1.931	0.054
是否使用清洁燃料	0.14 ± 0.11	0.16 ± 0.11	– 2.795	0.005
是否有安全饮用水	0.07 ± 0.03	0.09 ± 0.01	– 10.605	< 0.001
是否有卫生户厕	0.17 ± 0.21	0.21 ± 0.22	– 2.740	0.006
金融资本	0.33 ± 0.20	0.46 ± 0.22	– 11.801	< 0.001
人均年纯收入	0.09 ± 0.10	0.17 ± 0.10	– 16.140	< 0.001
收入来源渠道	0.14 ± 0.17	0.17 ± 0.17	– 3.709	< 0.001
获得借款的渠道	0.09 ± 0.07	0.11 ± 0.07	– 4.504	< 0.001
社会资本	0.36 ± 0.19	0.37 ± 0.15	– 1.935	0.053
与最近医疗机构的距离	0.07 ± 0.04	0.07 ± 0.05	– 0.954	0.340
是否参加医疗保险	0.01 ± 0.002	0.01 ± 0.002	– 1.039	0.299
是否签约家庭医生	0.11 ± 0.09	0.14 ± 0.07	– 6.635	< 0.001
社会组织参与程度	0.08 ± 0.15	0.05 ± 0.12	4.296	< 0.001
与邻居的交往程度	0.02 ± 0.00	0.02 ± 0.01	– 1.541	0.124
获得他人帮助的程度	0.06 ± 0.04	0.08 ± 0.04	– 7.364	< 0.001

---

①　〔美〕林南著．张磊译．社会资本：关于社会结构与行动的理论［M］．北京：社会科学文献出版社，2020：2 – 3 + 48 – 52.

续表

指标类型	脱贫前（2019 年）	脱贫后（2021 年）	t 值	P 值
自然资本	0.44 ± 0.38	0.45 ± 0.38	− 0.700	0.484
家庭实际耕种的生产土地面积	0.44 ± 0.38	0.45 ± 0.38	− 0.700	0.484
生计资本耦合协调度	0.55 ± 0.20	0.59 ± 0.20	− 4.247	< 0.001

二　贫困户与非贫困户生计资本的变化

总体而言，贫困户与非贫困户的生计资本均出现了明显增长，分别从脱贫前的 2.12 和 2.21 提高至脱贫后的 2.36 和 2.43，前后变化差异具有统计学意义（$P < 0.001$）。两类家庭间生计资本的差异虽然在脱贫前后均较接近，但脱贫后的差距进一步缩小，仅相差了 0.07，无统计学意义（$t = − 1.627$，$P = 0.104$）。此外，无论是脱贫前还是脱贫后，贫困户与非贫困户生计资本的耦合协调度均较高，且呈上升趋势，分别由 2019 年的 0.54、0.56 上升至 2021 年的 0.60、0.58。由此说明，全面脱贫后，贫困户与非贫困户的生计资本结构均有所优化，贫困脆弱性降低。

与脱贫前相比，无论是贫困户还是非贫困户，物质资本与金融资本的提升最为显著。贫困户的物质资本从脱贫前的 0.51 上升到脱贫后的 0.59，而金融资本则从脱贫前的 0.33 上升到 2021 年的 0.45；非贫困户的物质资本和金融资本则分别从 0.57 和 0.32 上升到 0.63 和 0.46，差异具有统计学意义（$P < 0.01$）。两类家庭中，人力资本、自然资本和社会资本也均未出现明显改变。2021 年脱贫后，贫困户和非贫困户的社会资本均较弱，分别仅为 0.38 和 0.36（见表 4 − 5）。

表 4 − 5　脱贫前后贫困户与非贫困户生计资本指数值（$x ± s$）

指标类型	贫困户				非贫困户			
	脱贫前（2019 年）	脱贫后（2021 年）	t 值	P 值	脱贫前（2019 年）	脱贫后（2021 年）	t 值	P 值
生计资本总值	2.12 ± 0.68	2.36 ± 0.58	− 5.536	< 0.001	2.21 ± 0.70	2.43 ± 0.71	− 4.054	< 0.001
人力资本	0.48 ± 0.18	0.47 ± 0.19	0.708	0.480	0.53 ± 0.17	0.54 ± 0.17	− 1.180	0.239

指标类型	贫困户				非贫困户			
	脱贫前 (2019 年)	脱贫后 (2021 年)	t 值	P 值	脱贫前 (2019 年)	脱贫后 (2021 年)	t 值	P 值
物质资本	0.51 ± 0.28	0.59 ± 0.25	− 4.433	< 0.001	0.57 ± 0.27	0.63 ± 0.26	− 2.654	0.008
金融资本	0.33 ± 0.21	0.45 ± 0.22	− 8.039	< 0.001	0.32 ± 0.20	0.46 ± 0.23	− 8.714	< 0.001
社会资本	0.37 ± 0.19	0.38 ± 0.13	− 1.226	0.220	0.34 ± 0.20	0.36 ± 0.18	− 1.546	0.123
自然资本	0.43 ± 0.38	0.46 ± 0.38	− 1.389	0.165	0.46 ± 0.37	0.44 ± 0.37	0.519	0.604
生计资本耦 合协调度	0.54 ± 0.21	0.60 ± 0.19	− 4.462	< 0.001	0.56 ± 0.19	0.58 ± 0.21	− 1.364	0.173

三 各维度生计资本脱贫前后的变化

若以自身作为脱贫前后的对照，无论是贫困户还是非贫困户，其人力资本的整体测量值均未出现明显变化（$P > 0.05$）（见表 4 – 5）。然而，无论是脱贫前还是脱贫后，贫困户的人力资本均显著低于非贫困户（$P < 0.05$）。贫困户脱贫前人力资本的均值为 0.48，脱贫后为 0.47；非贫困户脱贫前人力资本的均值为 0.53，脱贫后为 0.54。从人力资本各维度分析，贫困户的成年人口最高学历、成年人口平均受教育年限、家庭整体劳动能力指标值也均显著低于非贫困户（见表 4 – 6）。

在本研究中，人力资本的积累主要与家庭成员受教育水平和家庭整体劳动能力有关，进一步对调查数据进行分析后发现，2021 年贫困户家庭成员的平均受教育年限仅为 4.73 年，明显低于非贫困户的 5.54 年。在贫困家庭中，用以投资家庭成员教育培训的资源往往较为匮乏，自身进行教育投资的意愿也较低，致使家庭成员的总体文化素质不高，更易形成贫困的代际传递。[①] 同时，贫困户的家庭成员中也多有患慢性病和重病者，因病致贫

① 邹薇，郑浩. 贫困家庭的孩子为什么不读书：风险、人力资本代际传递和贫困陷阱 [M]//中华外国经济学说研究会编. 外国经济学说与中国研究报告（2014）. 北京：社会科学文献出版社，2014：196 – 207.

问题凸显,① 导致其人口的身体素质偏低。此外,在农村劳动力向城市转移的大趋势下,子女迁移现象在经济处于弱势地位的家庭中更为明显,而子女外迁等因素也会进一步制约农户人力资本的提升。② 由此可见,不仅人力资本是返贫的一个风险点,使得脱贫周期延长,③ 同时人力资本的提升也非朝夕之功,延缓了贫困户与非贫困户生计资本差距的弥合。

表 4 - 6　脱贫前后贫困户和非贫困户人力资本测量结果

单位:户,%

指标类型	贫困户				非贫困户			
	脱贫前(2019 年)	脱贫后(2021 年)	χ^2 值	P 值	脱贫前(2019 年)	脱贫后(2021 年)	χ^2 值	P 值
成年人口平均受教育年限(H_1)			3.218	0.359			2.921	0.404
≤3.00 年	130(32.42)*	161(35.94)*			82(26.28)	89(24.79)		
3.01～6.00 年	160(39.90)	157(35.04)			119(38.14)	134(37.33)		
6.01～9.00 年	81(20.20)	102(22.77)			83(26.60)	89(24.79)		
>9.00 年	30(7.48)	28(6.25)			28(8.97)	47(13.09)		
成年人口最高学历(H_2)			3.710	0.447			5.023	0.285
文盲	24(5.99)*	37(8.26)*			12(3.85)	9(2.51)		
小学	104(25.94)	116(25.89)			56(17.95)	67(18.66)		
初中	125(31.17)	134(29.91)			103(33.01)	102(28.41)		

---

① 旷永青,刘文阳.建档立卡贫困户脱贫后的生计脆弱性及其改进——基于桂林市灌阳县油麻地村的实地调查 [J].社会科学家,2019 (8):149 - 155.

② 宋璐,李树苗.子女迁移对农村老年家庭生计资本的影响——基于家庭结构的可持续生计分析 [J].人口研究,2017,41 (3):65 - 75.

③ 旷永青,刘文阳.建档立卡贫困户脱贫后的生计脆弱性及其改进——基于桂林市灌阳县油麻地村的实地调查 [J].社会科学家,2019 (8):149 - 155.

续表

指标类型	贫困户				非贫困户			
	脱贫前 (2019 年)	脱贫后 (2021 年)	χ^2 值	P 值	脱贫前 (2019 年)	脱贫后 (2021 年)	χ^2 值	P 值
高中/中专/技校	80 (19.95)	74 (16.52)			63 (20.19)	67 (18.66)		
大专及以上	68 (16.96)	87 (19.42)			78 (25.00)	114 (31.75)		
家庭整体劳动能力 (H_3)			3.455	0.327			4.596	0.204
≤4.00	109 (27.18) *	138 (30.80) *			50 (16.03)	80 (22.28)		
4.01 ~ 6.00	114 (28.43)	124 (27.68)			79 (25.32)	88 (24.51)		
6.01 ~ 8.00	92 (22.94)	110 (24.55)			98 (31.41)	97 (27.02)		
>8.00	86 (21.45)	76 (16.96)			85 (27.24)	94 (26.18)		
是否有健康成年男性劳动力（H_4）			0.455	0.500			2.837	0.092
是	372 (92.77)	410 (91.52) *			299 (95.83)	352 (98.05)		
否	29 (7.23)	38 (8.48)			13 (4.17)	7 (1.95)		

* 表示同一时段内与非贫困户比较，$P < 0.05$。

从物质资本维度进行分析，贫困户物质资本的均值从脱贫前的 0.51 提升至脱贫后的 0.59，差异具有统计学意义（$P < 0.001$）。脱贫后贫困户家庭固定资产、住房类型、是否使用清洁燃料，以及是否有安全饮用水和是否有卫生户厕等具体指标的值也均发生了明显提升。脱贫攻坚时期，国家深入推进农房改造，确保贫困农户安全住房有保障。根据住房和城乡建设部办公厅、国务院扶贫办综合司联合发布的《关于统筹做好疫情防控和脱贫攻坚保障贫困户住房安全相关工作的通知》的要求，2020 年 6 月底前须完成所有贫困户的农房改造任务。本研究的结果证实，针对贫困户农房改造和人居环境改善的各项帮扶措施切实发挥了积

极作用，帮助贫困户克服了先赋条件中的不足，有力弥补了物质资本的短板，缩小了贫困户与非贫困户之间的差距（见表 4 - 7）。

　　然而，无论是脱贫前还是脱贫后，贫困户的物质资本测量值均低于非贫困户，且差异具有统计学意义（$P < 0.05$）。从各指标值进一步细分可见，贫困户主要是在家庭固定资产、住房类型、清洁燃料、安全饮用水和卫生户厕等方面的改善力度较大，而非贫困户则是在住房类型和安全饮用水方面有了进一步改善。导致这一差异的原因可能包括三方面：首先，非贫困户的初始资金储备和物质资源原始积累本就高于贫困户，在经济收入持续增加的基础上，其进一步改善住房类型的可能性也更大；其次，安全饮用水等工程是农村人均环境整治的普惠性工程，水源、水质和供水保障的改善惠及所有家庭，贫困户和非贫困户均出现了显著提升，且两类家庭间无差异；最后，贫困户的收入水平偏低，而低收入人群的健康素养水平往往也不高，[1] 健康意识以及促进自身健康的意愿和能力均不足，[2] 因而，贫困户更有可能保留传统的用以满足生活之需的燃料和卫生设施，与当前倡导的环保和健康理念相悖，弱化了物质资本的积累。

表 4 - 7　脱贫前后贫困户和非贫困户物质资本测量结果

单位：户，%

指标类型	贫困户				非贫困户			
	脱贫前（2019 年）	脱贫后（2021 年）	χ^2 值	P 值	脱贫前（2019 年）	脱贫后（2021 年）	χ^2 值	P 值
家庭固定资产（P_1）			18.975	< 0.001			2.210	0.137
1 ~ 8 个	217（53.98）*	175（39.06）*			97（31.09）	93（25.91）		
9 ~ 15 个	185（46.02）	273（60.94）			215（68.91）	266（74.09）		
住房类型（P_2）			21.556	< 0.001			29.003	< 0.001

---

① 王思凌，李志新. 2018 年四川省贫困县区居民健康素养监测结果分析 [J]. 预防医学情报杂志，2022，38（1）：70 - 74.

② 吴楷雯，李本燕，杜兴梅等. 乡村振兴重点帮扶县居民脱贫前后健康素养水平变化及难点分析 [J]. 中国卫生事业管理，2022，39（9）：641 - 646 + 694.

续表

指标类型	贫困户				非贫困户			
	脱贫前 (2019年)	脱贫后 (2021年)	χ^2值	P值	脱贫前 (2019年)	脱贫后 (2021年)	χ^2值	P值
草房	0 (0.00)*	5 (1.12)*			0 (0.00)	3 (0.84)		
土木房	49 (12.19)	21 (4.69)			58 (18.59)	21 (5.85)		
砖木房	36 (8.96)	43 (9.60)			17 (5.45)	17 (4.74)		
砖瓦房	172 (42.79)	224 (50.00)			116 (37.18)	155 (43.18)		
混凝土房	145 (36.07)	155 (34.60)			121 (38.78)	163 (45.40)		
人均房间数量（P_3）			4.196	0.241			10.066	0.018
≤0.50间	57 (14.18)	80 (17.86)			40 (12.82)	66 (18.38)		
0.51~0.99间	125 (31.09)	116 (25.89)			88 (28.81)	98 (27.30)		
1.00~1.49间	121 (30.10)	145 (32.37)			92 (29.49)	122 (33.98)		
≥1.50间	99 (24.63)	107 (23.88)			92 (29.49)	73 (20.33)		
是否使用清洁燃料 （P_4）			6.148	0.013			1.973	0.160
是	224 (55.72)*	287 (64.06)*			215 (68.91)	265 (73.82)		
否	178 (44.28)	161 (35.94)			97 (31.09)	94 (26.18)		
是否有安全饮用水 （P_5）			71.018	<0.001			33.888	<0.001
是	325 (80.85)	440 (98.21)			269 (86.22)	352 (98.05)		
否	77 (19.15)	8 (1.79)			43 (13.78)	7 (1.95)		
是否有卫生户厕 （P_6）			5.758	0.016			1.847	0.174

续表

指标类型	贫困户				非贫困户			
	脱贫前 （2019 年）	脱贫后 （2021 年）	χ^2值	P 值	脱贫前 （2019 年）	脱贫后 （2021 年）	χ^2值	P 值
是	153 （38.06）	207 （46.21）			134 （42.95）	173 （48.19）		
否	249 （61.94）	241 （53.79）			178 （57.05）	186 （51.81）		

* 表示同一时段内贫困户与非贫困户的比较，$P < 0.05$。

从金融资本维度进行分析，无论是贫困户还是非贫困户，其金融资本均出现了明显增长，且脱贫前后的差异具有统计学意义（$P < 0.001$）。贫困户的金融资本指标值从脱贫前的 0.33 增加到脱贫后的 0.45，非贫困户的则从 0.32 增加到 0.46。脱贫攻坚时期，国家针对"三区三州"等深度贫困地区采取政策倾斜，加大产业扶贫、就业扶贫、金融扶贫力度，通过开发特色产业、增设公益岗位、优化信贷机制等政策有力提升了贫困地区农户的资产性收入与劳务性收入，有效加速了农户金融资本的积累。由表 4－8 可知，贫困户家庭的收入来源渠道较非贫困户更多，尤其是在脱贫后，贫困户中有两项及以上收入来源渠道的家庭占比为61.16%，高于非贫困户的 50.97%，这可能也与脱贫攻坚时期国家针对贫困户所采取的多类帮扶政策有关。然而，从人均年纯收入看，虽然贫困家庭的人均年纯收入明显增长，但脱贫后仍低于非贫困户。贫困户中，人均年纯收入高于 2020 年全国贫困人口平均水平 10740 元的家庭占比仅为 40.85%，仍低于非贫困户的 58.21%。

表 4－8　脱贫前后贫困户和非贫困户金融资本测量结果

单位：户，%

指标类型	贫困户				非贫困户			
	脱贫前 （2019 年）	脱贫后 （2021 年）	χ^2值	P 值	脱贫前 （2019 年）	脱贫后 （2021 年）	χ^2值	P 值
人均年纯收入（F_1）								
≤5370.00 元	195 （48.51）*	71 （15.85）*	122.365	<0.001	112 （35.90）	28 （7.80）	125.498	<0.001
5370.00～10739.99 元	143 （35.57）	194 （43.30）			136 （43.59）	122 （33.98）		

续表

指标类型	贫困户				非贫困户			
	脱贫前 (2019 年)	脱贫后 (2021 年)	χ^2 值	P 值	脱贫前 (2019 年)	脱贫后 (2021 年)	χ^2 值	P 值
10740.00 ~ 21479.99 元	56 (13.93)	145 (32.37)			48 (15.38)	157 (43.73)		
≥21480.00 元	8 (1.99)	38 (8.48)			16 (5.13)	52 (14.48)		
收入来源渠道（F_2）								
1 项	193 (48.01)*	174 (38.84)*	7.416	0.025	189 (60.58)	176 (49.03)	10.099	0.006
2 项	136 (33.83)	183 (40.85)			84 (26.92)	114 (31.75)		
≥3 项	73 (18.16)	91 (20.31)			39 (12.50)	69 (19.22)		
获得借款的渠道（F_3）								
无借款渠道	88 (21.89)	71 (15.85)*	13.398	0.004	64 (20.51)	34 (9.47)	16.382	<0.001
仅能从非正规渠道获得借款	137 (34.08)	125 (27.90)			111 (35.58)	143 (39.83)		
仅能从正规渠道获得借款	84 (20.90)	112 (25.00)			51 (16.35)	66 (18.38)		
能从非正规与正规渠道获得借款	93 (23.13)	140 (31.25)			86 (27.56)	116 (32.31)		

* 表示同一时段内贫困户与非贫困户的比较，$P < 0.05$。

　　从自然资本维度进行分析，贫困户和非贫困户自然资本的均值均恒定在 0.45 左右，两类家庭间无明显差异，脱贫前后也均未出现明显变化。这表明在同一地区，农户的自然资本是一类较为固化的资本，在土地承包权固定不变的背景下，农村土地经营权遵循继承制，① 故而土地资源与社会网络、物质等资源相比，稳定性更为突出，不易出现变动（见表 4 - 9）。

---

① 邢朝国，郝妩阳. 农村妇女继承家庭承包地的意愿——基于三个村庄调查数据的实证分析［J］.南京农业大学学报（社会科学版），2013，13（6）：84 - 92.

表 4 - 9　脱贫前后贫困户和非贫困户自然资本测量结果

单位：户，%

指标类型	贫困户				非贫困户			
	脱贫前 （2019 年）	脱贫后 （2021 年）	χ^2 值	P 值	脱贫前 （2019 年）	脱贫后 （2021 年）	χ^2 值	P 值
家庭实际耕种的生产土地面积（N_1）			3.154	0.532			3.025	0.554
≤2.00 亩	115 （28.68）	111 （24.78）			71 （22.76）	95 （26.46）		
2.01～4.00 亩	101 （25.19）	105 （23.44）			89 （28.53）	91 （25.35）		
4.01～6.00 亩	57 （14.21）	77 （17.19）			53 （16.99）	58 （16.16）		
6.01～8.00 亩	41 （10.22）	48 （10.71）			23 （7.37）	35 （9.75）		
>8.00 亩	87 （21.70）	107 （23.88）			76 （24.36）	80 （22.28）		

从社会资本维度进行分析，贫困户脱贫前和脱贫后的均值分别为 0.37 和 0.38，脱贫前后无明显变化；非贫困户脱贫前和脱贫后的均值分别为 0.34 和 0.36，脱贫前后也无明显变化。与非贫困户相比，无论是脱贫前还是脱贫后，贫困户的社会资本总体上优于非贫困户，主要是参加医疗保险和签约家庭医生的贫困户家庭占比较高，2021 年，贫困户参加医疗保险和签约家庭医生的比例分别为 99.11% 和 94.20%，高于非贫困户的 96.10% 和 60.45%，两类家庭获得家庭医生签约服务的差异具有统计学意义（$P < 0.001$）（见表 4 - 10）。

表 4 - 10　脱贫前后贫困户和非贫困户社会资本测量结果

单位：户，%

指标类型	贫困户				非贫困户			
	脱贫前 （2019 年）	脱贫后 （2021 年）	χ^2 值	P 值	脱贫前 （2019 年）	脱贫后 （2021 年）	χ^2 值	P 值
与最近医疗机构的距离（S_1）			22.795	<0.001			10.438	0.064
<1.00 千米	96 （23.94）*	149 （33.26）			111 （35.58）	152 （42.34）		

续表

指标类型	贫困户				非贫困户			
	脱贫前 (2019 年)	脱贫后 (2021 年)	χ^2 值	P 值	脱贫前 (2019 年)	脱贫后 (2021 年)	χ^2 值	P 值
1.00~1.99 千米	91 (22.69)	85 (18.97)			79 (25.32)	71 (19.78)		
2.00~2.99 千米	54 (13.47)	50 (11.16)			31 (9.94)	34 (9.47)		
3.00~3.99 千米	47 (11.72)	32 (7.14)			22 (7.05)	23 (6.41)		
4.00~4.99 千米	25 (6.23)	11 (2.46)			15 (4.81)	6 (1.67)		
≥5.00 千米	88 (21.95)	121 (27.01)			54 (17.31)	73 (20.33)		
是否参加医疗保险 (S_2)			3.344	0.067			0.001	0.971
是	391 (97.51)	444 (99.11)*			300 (96.15)	345 (96.10)		
否	10 (2.49)	4 (0.89)			12 (3.85)	14 (3.90)		
是否签约家庭医生 (S_3)			49.670	<0.001			12.527	<0.001
是	311 (77.56)*	422 (94.20)*			146 (46.79)	217 (60.45)		
否	90 (22.44)	26 (5.80)			166 (53.21)	142 (39.55)		
社会组织参与 程度（S_4）			23.269	<0.001			8.713	0.069
0 个	288 (71.82)	361 (80.58)*			212 (67.95)	258 (71.87)		
1 个	51 (12.72)	59 (13.17)			55 (17.63)	67 (18.66)		
2 个	25 (6.23)	17 (3.79)			15 (4.81)	15 (4.18)		
3 个	19 (4.74)	3 (0.67)			13 (4.17)	3 (0.84)		
4 个及以上	18 (4.49)	8 (1.79)			17 (5.45)	16 (4.46)		

指标类型	贫困户				非贫困户			
	脱贫前（2019 年）	脱贫后（2021 年）	χ^2 值	P 值	脱贫前（2019 年）	脱贫后（2021 年）	χ^2 值	P 值
与邻居的交往程度（S_5）			11.675	0.020			6.291	0.178
很少	10 (2.49)*	14 (3.13)*			5 (1.60)	5 (1.39)		
较少	17 (4.24)	28 (6.25)			5 (1.60)	11 (3.06)		
一般	68 (16.96)	55 (12.28)			33 (10.58)	32 (8.91)		
比较频繁	182 (45.39)	174 (38.84)			139 (44.55)	134 (37.33)		
非常频繁	124 (30.92)	177 (39.51)			130 (41.67)	177 (49.30)		
获得他人帮助的程度（S_6）			38.073	<0.001			23.526	<0.001
0 类	78 (19.45)	55 (12.28)			64 (20.51)	48 (13.37)		
1 类	141 (35.16)	98 (21.88)			91 (29.17)	85 (23.68)		
2 类	96 (23.94)	135 (30.13)			83 (26.60)	79 (22.01)		
3 类及以上	86 (21.45)	160 (35.71)			74 (23.72)	147 (40.95)		

* 表示同一时段内贫困户与非贫困户的比较，$P < 0.05$。

四　脱贫后不同类型农户生计资本水平与结构差异

为了探明在全面脱贫后深度贫困县不同农户间的生计资本差异，本研究利用 2021 年的数据进一步比较分析了不同居住地、民族、健康状况家庭的生计资本。全面脱贫后，贫困户与非贫困户生计资本总值分别为 2.36 和 2.43，生计资本耦合协调度分别为 0.60 和 0.58，两类农户间生计资本总值（$t = -1.628$，$P = 0.104$）与耦合协调（$t = 1.075$，$P = 0.283$）差异均无统计学意义。与山区户相比，半山半坝区农户生计资本整体水平与结构未呈现显著优势；坝区农户生计资本总值较山区户略高，生计资本耦合协调度两者间无显著差异。傈僳族、壮族和藏族家庭的生计资本总值分别为 2.48、2.46 和 2.97，耦合协调度分别为 0.66、0.60 和 0.71，均优于汉族。与一年内无家庭成员患慢性病、住院的农户相比，有家庭成员患慢性病或住院的农户生计资本总值与耦合协调度均较高（见表 4-11）。

这些结果说明：其一，为保障贫困人口全部脱贫，各地因地制宜，多措并举，有效提升了贫困户的生计水平，贫困户与非贫困户之间不再具有明显差距。其二，虽然坝区相较于山区，在自然资源质量、交通通达水平、市场便利程度等方面通常更具优势，[①] 但在扶贫开发的最后阶段，我国针对乌蒙山区、滇西边境山区等连片特困地区采取的有针对性的帮扶措施，使得不同地势条件下农户的生计发展状况趋于均衡。其三，随着脱贫攻坚的全面胜利，民族地区和各民族农户间的发展差距已不再凸显，让少数民族摆脱贫困，脱贫道路上"一个民族都不能少"的庄严承诺已切实兑现。在深度贫困县，少数民族身份已不再是影响农户生计资本发展的"劣势"标志。其四，随着健康扶贫的实施，贫困人口的基本医疗保障与大病救助得以全面落实，家庭成员患慢性病或住院等风险冲击未对农户生计资本造成负面影响，这些家庭抵御健康风险的能力趋于稳定。

表 4-11　脱贫后不同类型农户生计资本水平与结构差异（$x \pm s$）

分组	生计资本总值	人力资本	金融资本	社会资本	物质资本	自然资本	生计资本耦合协调度
贫困户							
是	2.36 ± 0.58	0.47 ± 0.19	0.45 ± 0.22	0.39 ± 0.13	0.59 ± 0.25	0.46 ± 0.38	0.60 ± 0.19
否	2.43 ± 0.71	0.54 ± 0.17	0.46 ± 0.23	0.36 ± 0.18	0.63 ± 0.26	0.44 ± 0.37	0.58 ± 0.21
t 值	-1.628	-5.806	-0.800	2.347	-1.986	0.886	1.075
P 值	0.104	<0.001	0.424	0.019	0.047	0.376	0.283

---

① 赵雪雁，刘江华，王伟军等. 贫困山区脱贫农户的生计可持续性及生计干预——以陇南山区为例 [J]. 地理科学进展，2020，39（6）：982-995.

续表

分组	生计资本总值	人力资本	金融资本	社会资本	物质资本	自然资本	生计资本耦合协调度
农户居住地							
山区（参照组）	2.37 ± 0.65	0.48 ± 0.19	0.46 ± 0.23	0.37 ± 0.13	0.54 ± 0.25	0.51 ± 0.38	0.60 ± 0.19
半山半坝区	2.33 ± 0.61	0.50 ± 0.17	0.42 ± 0.22 **	0.39 ± 0.17 **	0.67 ± 0.25 ***	0.34 ± 0.34 ***	0.57 ± 0.21 **
坝区	2.51 ± 0.66 **	0.54 ± 0.19 ***	0.49 ± 0.22	0.36 ± 0.16	0.63 ± 0.25 ***	0.49 ± 0.38	0.60 ± 0.20
户主民族							
汉族（参照组）	2.31 ± 0.53	0.55 ± 0.18	0.45 ± 0.19	0.34 ± 0.13	0.51 ± 0.18	0.47 ± 0.37	0.57 ± 0.19
傈僳族	2.48 ± 0.57 ***	0.44 ± 0.16 ***	0.53 ± 0.21 ***	0.40 ± 0.13 ***	0.61 ± 0.27 ***	0.50 ± 0.35	0.66 ± 0.14 ***
彝族	2.10 ± 0.66 ***	0.47 ± 0.19 ***	0.36 ± 0.22 ***	0.35 ± 0.14	0.55 ± 0.24 **	0.37 ± 0.40 **	0.50 ± 0.22 ***
壮族	2.46 ± 0.55 **	0.51 ± 0.17 *	0.42 ± 0.19	0.39 ± 0.19 ***	0.83 ± 0.19 ***	0.31 ± 0.29 ***	0.60 ± 0.20
藏族	2.97 ± 0.63 ***	0.53 ± 0.19	0.61 ± 0.21 ***	0.40 ± 0.18 ***	0.67 ± 0.26 ***	0.76 ± 0.31 ***	0.71 ± 0.14 ***
一年内是否有家庭成员患慢性病							
是	2.51 ± 0.62	0.50 ± 0.19	0.48 ± 0.23	0.39 ± 0.15	0.61 ± 0.27	0.53 ± 0.38	0.63 ± 0.18
否	2.32 ± 0.65	0.50 ± 0.18	0.45 ± 0.22	0.36 ± 0.15	0.60 ± 0.25	0.41 ± 0.37	0.57 ± 0.21
t 值	−3.957	−0.482	−1.882	−2.106	−0.189	−4.422	−3.581
P 值	<0.001	0.630	0.060	0.036	0.851	<0.001	<0.001
一年内是否有家庭成员住院							
是	2.50 ± 0.64	0.52 ± 0.18	0.47 ± 0.23	0.37 ± 0.16	0.63 ± 0.26	0.51 ± 0.37	0.62 ± 0.19
否	2.32 ± 0.64	0.49 ± 0.19	0.45 ± 0.22	0.37 ± 0.15	0.59 ± 0.25	0.41 ± 0.37	0.58 ± 0.20
t 值	−3.917	−2.007	−1.129	0.079	−1.894	−3.758	−2.835
P 值	<0.001	0.045	0.259	0.938	0.059	<0.001	0.005

注：与参照组比较，*** 表示 $P<0.001$，** 表示 $P<0.05$，* 表示 $P<0.10$。

下面进一步分析脱贫后不同类型农户在不同维度生计资本上的差异。

（一）人力资本

对比不同类型农户人力资本存量的差异，非贫困户（0.54）优于贫困户（0.47）；坝区户（0.54）优于山区户（0.48）；汉族户（0.55）优于傈僳族户（0.44）和彝族户（0.47）（见表4-11）。在本研究中，人力资本的积累主要与家庭成员受教育水平和家庭整体劳动能力有关，进一步对调查数据分析后发现，2021年贫困户、山区户、傈僳族户和彝族户家庭成员的平均受教育年限分别仅为4.73年、4.78年、4.55年和4.39年，明显低于非贫困户（5.54年）、坝区户（5.50年）和汉族户（5.21年）。以往研究表明，家庭收入水平与教育投资意愿和力度明显相关，低收入家庭投资家庭成员教育的意愿和实际资源往往偏低或偏少，[①]进而影响了家庭成员文化素质的提升。本次调查数据显示，2021年贫困户、山区户的人均年纯收入分别为11560元和12506元，仍低于非贫困户（15067元）和坝区户（13905元），收入上的差距有可能进一步制约了贫困户和山区户人力资本的提升。此外，被调查的彝族家庭的少儿抚养比在2021年为38.3%，超过2020年全国家庭少儿抚养比（26.2%）12.1个百分点；[②]而被调查的傈僳族家庭中则有9.86%的家庭有长期患病且无劳动能力者，明显高于其他民族家庭的3.76%，说明较高的家庭照护负担也是影响部分农村家庭整体劳动力水平的重要因素。

（二）物质资本

全面脱贫后，非贫困户（0.63）的物质资本仍略高于贫困户（0.59）；山区户的物质资本为0.54，低于坝区户（0.63）和半山半坝区户（0.67）；汉族家庭的物质资本水平最低，为0.51（见表4-11）。导致这些差异的原因可能包括：其一，非贫困户与坝区户的初始资金储备和物质资本原始积累本就更多，在经济收入持续增加的基础上，进一步改善住房类型、

---

① 邹薇，郑浩.贫困家庭的孩子为什么不读书：风险、人力资本代际传递和贫困陷阱[M]//中华外国经济学说研究会编.外国经济学说与中国研究报告（2014）.北京：社会科学文献出版社，2014：196-207.

② 国家统计局.中国统计年鉴2021[M].北京：中国统计出版社，2021.

增加固定资产的可能性也更大。其二，贫困户和山区户的收入水平仍偏低，而低收入人群的健康素养水平往往不高，[①] 更有可能保留传统的用以满足生活之需的燃料和排污设施，与当前倡导的健康环境建设相悖，弱化了物质资本的积累。例如，基于调查结果，贫困户与山区户 2021 年的卫生户厕普及率仅分别为 46.21% 和 38.33%，远不及 2017 年全国农村卫生厕所普及率（81.8%）。[②] 其三，调查结果显示，2021 年汉族家庭中有 56.25% 的农户人均纯收入不及 2020 年全国贫困人口的人均水平（10740 元），[③] 而且这一比例高于其他少数民族家庭（50.23%），因此，汉族家庭的物质资本积累相对较弱。

（三）金融资本

表 4-11 显示，不同农户间脱贫后金融资本的差距已不再凸显，仅有彝族家庭的金融资本存量相对较低，为 0.36。调查农户中，66.09% 的彝族农户来自凉山州，其家庭成年人口的人均受教育年限仅为 4.39 年，而其他研究显示，在劳动力受教育水平偏低的情况下，凉山州彝族群众的汉语交流能力也有限，其非农就业竞争力不足，加之当地缺乏规模性支柱产业，[④] 由此可能加大了彝族家庭金融资本积累的难度。

（四）社会资本

脱贫后，贫困户的社会资本为 0.39，略优于非贫困户的 0.36；汉族与彝族家庭的社会资本水平最低，分别为 0.34 和 0.35；与一年内无成员患慢性病的家庭相比，一年内有成员患慢性病的家庭社会资本更高（见表 4-11）。本研究所构建的社会资本评价指标可划分为基于亲缘和地缘关系而形成的紧密型社会资本（与邻居的交往程度）、通过水平组织或业缘拓

---

① 王思凌，李志新.2018 年四川省贫困县区居民健康素养监测结果分析 [J].预防医学情报杂志，2022，38（1）：70-74.

② 国家卫生健康委员会编.2018 中国卫生健康统计年鉴 [M].北京：中国协和医科大学出版社，2018：278.

③ 国务院新闻办就《人类减贫的中国实践》白皮书有关情况举行发布会 [EB/OL].（2021-04-07）[2022-06-21].http://www.gov.cn/xinwen/2021-04/07/content_5598151.htm.

④ 谢楠，张磊，伏绍宏.深度贫困地区脱贫户的可持续生计及风险分析——基于凉山彝区 812 户贫困户的调查 [J].软科学，2020，34（1）：139-144.

展的联系型社会资本（社会组织参与程度、获得他人帮助的程度），以及由不同层级关系联结而成的桥接型社会资本（是否参加医疗保险、是否签约家庭医生、与最近医疗机构的距离）。[①] 由于非贫困户家庭成员的平均受教育水平相对较高，个体获取外部支持的意愿与能力也相对更强，因而在紧密型和联系型社会资本方面更具优势。相对而言，贫困户则更有赖于国家制度保障或公共机构联系下形成的桥接型社会资本。为切断"贫—病—贫"循环，脱贫攻坚时期国家深入推进健康扶贫工程，规范贫困户家庭医生签约服务，加大贫困人口医疗报销比例并降低参加医疗保险的费用，贫困户医保参保率和家庭医生签约率在 2021 年分别高达 99.11% 和 94.20%，高于非贫困户的 96.10% 和 60.45%，这也是有慢性病患者家庭社会资本偏高的主要原因。在本研究中，汉族户和彝族户的社会资本偏低，主要是紧密型社会资本相对不足所致，其根本原因还需深入探究。

（五）自然资本

脱贫后，贫困户（0.46）与非贫困户（0.44）的自然资本无显著性差异；山区户自然资本相对较高，为 0.51；在 5 个被调查民族中，藏族家庭的自然资本最高，为 0.76；与一年内无成员患慢性病、住院的家庭相比，一年内有成员患慢性病、住院的家庭自然资本更高（见表 4 – 11）。这些结果说明：首先，西南地区重点帮扶县贫困户的自然资本尽管相对较高，但多集中在山区，贫困户所拥有的土地资源并未切实转化为金融收益和物化收益。由于非农就业的转移，有限劳动力和农业机械的投入均有可能使得山区农户更易发生耕地撂荒，影响耕地的开发与利用。[②] 其次，拥有较大可供耕种土地面积的家庭，其成员可能更易患慢性病。本研究的调查数据显示，藏族家庭的自然资本最高，但其居住地属于高海拔地区，区域位置和生活方式交织影响，使得高海拔地区的居民更易患

---

① 谢家智，姚领. 社会资本变迁与农户贫困脆弱性——基于"乡土中国"向"城乡中国"转型的视角 [J]. 人口与经济, 2021（4）：1 – 21；Woolcock M, Narayan D. Social Capital: Implications for Development Theory, Research, and Policy [J]. The World Bank Research Observer, 2000, 15（2）：225 – 249.

② 谢花林，黄萤乾. 非农就业与土地流转对农户耕地撂荒行为的影响——以闽赣湘山区为例 [J]. 自然资源学报, 2022, 37（2）：408 – 423.

高血压等疾病。① 调查中，2021 年藏族 15 岁及以上家庭成员自报慢性病患病率为 16.89%，藏族居民一年内住院率为 11.75%，显著高于其他民族居民的慢性病患病率（11.72%）和住院率（10.61%）。

第三节 脱贫后农户生计资本对健康风险的应对能力分析

可持续生计的核心观点和关注点与反脆弱的理念基本一致，两者都是在洞察脆弱性的基础上提出和建立起来的，均旨在通过赋能来降低脆弱性，从而应对和化解风险与危机。两者都强调了在无损他人和公共利益的前提下，个体或群体能够利用自身资源和优势应对外部风险冲击并保持发展。

研究结果表明，与脱贫前相比，贫困户脱贫后的物质资本和金融资本有了明显增长。进一步对各项指标值进行细致分析后发现，随着精准扶贫各项帮扶措施的实施，贫困户在基本生活设施、医疗保障和签约家庭医生方面的改善力度较大，家庭人均年纯收入增长明显，并且收入的来源渠道也获得了一定拓展，增强了贫困家庭对抗风险冲击的物质基础和经济实力。虽然除了物质资本和金融资本外，贫困户其余维度的生计资本未出现明显提升，但也未有较大波动，未进一步加大与非贫困户之间的差距。与此同时，非贫困户也在区域整体性脱贫攻坚举措的影响下获益，其金融资本，以及物质资本维度下的住房类型、安全饮用水，社会资本维度下的签约家庭医生、获得他人或政府帮助等方面均显示出了正向发展趋势。因此，中国在贫困治理中采取的聚焦贫困地区全域开展的多项精准扶贫帮扶措施产生了连带效益，在贫困户生计资本得到改善的同时，非贫困户也从中获得收益，这有助于缓解深度贫困地区的整体性脆弱局面，减少"悬崖效应"造成的不平等。中国的脱贫攻坚战采取精准施策、精准到户的路径，从医疗、教育、住房、就业多方面实施一系列帮扶措施。本研究结果证实，这些帮扶措施的实施切实帮助农户摆脱了生计困境，尤其是物质资本和金融资本获得大幅提升，降低了农户

---

① 张腾，王黎明，赵丽娟等. 云南省边远山区高血压患病现状及其相关危险因素调查 [J]. 中国慢性病预防与控制，2017，25（4）：263－267.

的贫困脆弱性，缩小了不同农户间的发展差距。

研究结果显示，深度贫困县农户的人力资本并未在脱贫后发生"质"的改善，尤其是贫困户和山区户，其人力资本在脱贫后仍偏低，分别仅为 0.47 和 0.48。人力资本不仅是确保农户脱贫能力和脱贫质量的基础性资本，还是农户可持续生计扩充、阻断贫困代际传递的关键资本。人力资本欠缺限制了农户的收入流，同时制约了农户的信贷运用能力和对金融资本利用的参与度，[①] 也难以拓展和发挥社会资本的作用。脱贫后，绝大多数脱贫户已实现了经济上的增收，收入来源渠道也更加多样化，但人力资本的有限积累也表明，这些家庭仍缺乏抵御各类风险冲击和持续"造血"的内生原动力，家庭成员知识、技能、素养、观念的涵养仍是稳定和激活农户可持续发展的关键要素。

研究结果也表明，人力资本和社会资本是两个较难在短期内发生改变的资本变量，并且与非贫困户相比，贫困户成年人口平均受教育年限、成年人口最高学历、家庭整体劳动能力、是否有健康成年男性劳动力，以及与邻居的交往程度和获得他人帮助的程度明显偏弱。众多有关社会资本、人力资本与贫困关系的研究已表明，两类资本的积累均有助于农户降低贫困脆弱性，而"健康"又往往是影响各类资本与贫困关系的中间变量。人力资本的投资与积累对提升贫困人口的脱贫能力、脱贫质量和阻断贫困代际传递都至关重要。[②] 人力资本"量与质"的储备也是降低返贫率，确保不同资本有效运作和可持续发展的关键，具有活化、开发、培育其他资本的作用，而教育和健康保障是提升人力资本及其自身存量的重要途径。[③] 不同类型的社会资本则可以通过风险缓释和收入增长两大机制来降低农户的贫困脆弱性。[④] 有学者指出，在五大可持续生

---

① 夏振洲. 深度贫困、健康人力资本与金融支持——以扶沟县为例 [J]. 西南金融，2018（12）：52 - 57.

② 黄龙俊江. 反贫困进程中人力资本提升的作用：综述与展望 [J]. 特区经济，2021（9）：109 - 115.

③ 张友琴，肖日葵. 人力资本投资的反贫困机理与途径 [J]. 中共福建省委党校学报，2008（11）：46 - 50.

④ 谢家智，姚领. 社会资本变迁与农户贫困脆弱性——基于"乡土中国"向"城乡中国"转型的视角 [J]. 人口与经济，2021（4）：1 - 21.

计资本中，社会资本不仅与贫困密切相关，也是决定其他资本是否能获得有效利用的核心资本，可包括地方性社会网络、社区归属感、社区凝聚力、社区信任和村民互助。① 在健康方面，个人的社会资本不仅与健康素养、运动、饮食营养呈正相关，② 还会影响就医的倾向性和诊疗机构的选择。③ 此外，社会资本与人力资本具有双向促进作用，拥有较多社会资本的家庭可以帮助个体获得更好的教育、培训机会；而受过良好教育的人，也就是人力资本较高的个体又往往可以进入资源更丰富的社会网络。④ 人力资本的积累是一个相对漫长的算术级增长过程，需要行动者和首要群体成员的生产与积累，而社会资本的积累可以通过社会网络的运作，形成指数级增长。⑤

　　基于各路学者对社会资本和人力资本的解析，以及反脆弱对"远期效应"和"凸性效应"的强调，本研究有关农户生计资本的分析结果具有四方面的重要启示：其一，农户的生计资本与致贫风险之间并非单维度的因果关系，5 个生计资本维度共同构成了"资本链全体"，互为依托和补充，并通过不同作用机制对农户的健康和贫困脆弱性产生影响；其二，物质资本和金融资本的提升可依靠外源性支持在短期内明显改善，而人力资本和社会资本的积累则更有赖于家庭成员自身的行动和由内向外的延展；其三，人力资本和社会资本是保障脱贫家庭未来持续获取物质和经济收益的有力支撑，更有可能是促进家庭成员形成代际互惠，占据优势资源的资本维度，应当给予高度重视；其四，为了加速提升贫困户的人力资本，可优先帮助深度贫困

---

① 郭君平. 参与式社区综合发展的减贫防贫效应研究——基于多维动态视角 [M]. 北京：经济科学出版社，2018：54 – 56.

② Chen W L, Zhang C G, Cui Z Y, et al. The Impact of Social Capital on Physical Activity and Nutrition in China：The Mediating Effect of Health Literacy [J]. BMC Public Health, 2019, 19 (1)：1713.

③ 何蕾，高博，任晓晖等. 社会资本对居民就医机构选择的影响研究——基于分类树与 logistic 回归模型相结合的方法 [J]. 四川大学学报（医学版），2022，53（2）：310 – 315.

④ 〔美〕林南著，张磊译. 社会资本：关于社会结构与行动的理论 [M]. 北京：社会科学文献出版社，2020：98.

⑤ 〔美〕林南著，张磊译. 社会资本：关于社会结构与行动的理论 [M]. 北京：社会科学文献出版社，2020：140.

县农户积累社会资本或建立跨越固有社会圈子的联系，在增强社区归属感、凝聚力的同时，帮助农户克服结构位置和社会网络的劣势。

本研究对自然资本的衡量以可用于实际耕种的土地资源为统计指标，土地资源是农户赖以生存的最重要的资本，也是相对稳固的一种资本类型。对调查数据的分析结果显示，自然资本与深度贫困县农户的健康问题存在一定的正负双向影响。首先，研究结果显示，有慢性病患者和住院病人的家庭的生计资本总体上优于没有慢性病患者和住院病人的家庭，并且这一优势主要是自然资本存量的悬殊所致。深入的数据分析进一步提示，西南深度贫困县的农户并未因自然资本的存量而出现收入上的差距，并且拥有较高自然资本的农户多居住在高海拔地区，其家庭成员更易患慢性病。这一结果刚好佐证了西南贫困地区"复合型贫困"、人口与环境矛盾突出的特点。① 自然资本较高的农户虽可能不是贫困户，但也并不意味着拥有较高经济收入，本研究2021年的调查数据显示，人均耕地面积大于2亩的农户，其人均年纯收入的均值仅为16165.17元（若为贫困户，人均年纯收入的均值则仅为14024.74元）。② 西南地区的大多数深度贫困县均位于高海拔山区，那些拥有较多土地资源的农户也多居住在边远山区，他们的土地资源虽然面积广阔，但多为山地和林地，难以耕种和开发，还有可能受限于生态保护政策和自然灾害、水土流失、交通不便，经济价值并不高，仅能用于耕种适应当地气候和土质的植物或农作物。③ 在这些地区，农户的自然资本仍多为"僵化"资本，农户虽拥有比城市家庭都多的土地资产，他们也可从土地资产中获取物质资源，但却缺少提取资产并使之产生附加值的潜能，④ 面临自然生态和市场生态的"双脆弱"，传统意

---

① 郭佩霞，朱明熙. 西南民族地区脆弱性贫困研究［M］. 成都：西南财经大学出版社，2017：144 - 161.

② 国家乡村振兴局统计数据显示，2021年，全国脱贫人口人均纯收入达到12550元。参见李晓晴. 2021年脱贫地区农民人均可支配收入同比增长11.6%［EB/OL］.（2022 - 03 - 27）［2022 - 04 - 10］. http://yn. people. com. cn/n2/2022/0327/c378440 - 35194107. html.

③ 郭佩霞，朱明熙. 西南民族地区脆弱性贫困研究［M］. 成都：西南财经大学出版社，2017：40 - 56.

④ 〔秘鲁〕赫尔南多·索托著. 于海生译. 资本的秘密［M］. 北京：华夏出版社，2017：29.

义上的小农经济难以为继。①

　　与此同时，在这些地理区位上本就不具优势的深度贫困县，农户的致贫风险更易与家庭成员病、老、婚、丧等人生事件产生关联。② 一方面，许多贫困户大多缺乏全劳动力，家庭劳动力中往往有体弱残障之人，约束着家庭成员仅能选择依靠已不再具有经济效益优势的纯农业为主要生计模式，或者主要劳动力外出务工，留下老弱病残等辅助劳动力继续从事农业生产。③ 另一方面，自然资本的拥有反而揭示了这些农户的健康脆弱性，家庭成员可能因为高海拔生态位，以及受气候、交通条件所限而形成的长期食用腌制品、饮酒等不良生活习惯的影响，而更易患高血压等慢性病，进而加重家庭的经济负担，弱化了物质资本和人力资本的积累。由此可见，在这些地区，自然资本之上的经济活动才是影响农户健康和贫困脆弱性的关键，而非资本"数量"。地理环境在一定程度上不仅决定了农户生计资本的价值，也形塑着农户的行为习惯和生活模式，虽然人体的生物遗传物质大致相同，但基因的表达却是遗传物质与环境交互作用的结果。④ 若要改变这些家庭在健康脆弱性频谱上的区位，还需要建立立体的空间思维方式，探寻提高生活环境韧性，切实增强农户健康反脆弱力的方式与途径。

---

①　吴重庆. 超越空心化［M］. 北京：中国人民大学出版社，2023：20.

②　郭佩霞，朱明熙. 西南民族地区脆弱性贫困研究［M］. 成都：西南财经大学出版社，2017：158 - 159.

③　吴重庆. 超越空心化［M］. 北京：中国人民大学出版社，2023：10 - 16.

④　〔美〕罗伯·萨波斯基著. 吴芠译. 行为：暴力、竞争、利他，人类行为背后的生物学［M］. 新北：八旗文化出版社，2019：321 - 326.

第五章 云贵川深度贫困县医疗卫生服务
与人居环境改善成效

医疗卫生服务是临床医疗服务和公共卫生服务的统称，通常以县域为单位，由面对群众的各级各类医疗卫生机构负责提供，既包括面向群体的预防性、保健性服务，也包括针对个体的诊疗性服务。由于农村地域广、人口多、基础弱，健全农村三级医疗卫生服务一直备受国家重视。在健康扶贫的总体布局规划下，强化贫困地区县域医疗服务的供给和能力是确保农村群众"看得上病""看得好病"的关键点，而公共卫生服务中的健康促进又是落实"预防优先"，减少健康危险因素，实现卫生公平的立足点。本章通过客观分析脱贫前后云贵川深度贫困县医疗服务可及性、基本公共卫生服务能力和人居环境建设的变化情况，从服务供给的视角进一步呈现健康扶贫成效。

第一节 脱贫前深度贫困县的医疗卫生服务
与人居环境概况

在云贵川三省，深度贫困县主要集中分布于云南省的昭通市（7个）、怒江傈僳族自治州（4个）、红河哈尼族彝族自治州（4个）和迪庆藏族自治州（3个），贵州省的黔西南布依族苗族自治州（3个）、黔东南苗族侗族自治州（3个）、毕节市（3个），以及四川省的甘孜藏族自治州（18个）、阿坝藏族羌族自治州（13个）和凉山彝族自治州（11个），合计69个，占三省深度贫困县总数的80%。这些州（市）也多为少数民族聚居区，致贫原因复杂，除了资源禀赋稀缺、生存环境恶劣等先天条件不足之外，基础设施建设落后、产业发展有限和文化差异也是深度贫困的主要成因。① 这些州（市）虽有丰富的水电和矿产等资源，但无法有效助推农户生计的改善，并且耕地与草场质量低劣、退化严重，农业生态环境十分脆弱，边远地区的农户生活生产条件艰苦，并且落后的交通通信设施造成与外界交流的断联和公共服务可及性的弱化。② 在这些地区，农户人力资本的长期极度稀缺也是深度贫困的根源之一。除人口素质偏低和自我发展能力弱外，地方病、传染病和慢性病的长期困扰，以及医疗卫生服务资源的严重不足也使得当地体弱病残等体能缺陷型人口比重较大，劳动力负担系数偏高。③

基于对前期研究结果和卫生统计年鉴相关数据的对比分析发现，云贵川三省深度贫困地区在脱贫攻坚（2015 年）以前医疗卫生资源和人居环境确实存在较大发展差距，主要体现在以下三个方面。

一是卫生服务机构和卫生人员数量明显不足。在深度贫困县较为集中的云南省怒江州和迪庆州、四川省阿坝州和甘孜州，其卫生机构数量和床位数 2013～2015 年未出现明显增长趋势，④ 甚至某些县域的平均医疗机构数量和每千人口医疗机构床位数未达到全省平均配置水平，⑤ 二级及以上医院等高级别医疗机构缺乏。2015 年四川省少数民族贫困县每县平均拥有医疗卫生机构 221 家，其中二级及以上医院 2 家，这仅为非贫困县医疗卫生机构数的一半左右，距离贫困县每县平均拥有医疗卫生机构 444 家的国家要求还有较大差距，⑥ 难以满足当地群众的基本医疗需

① 张丽君等．中国少数民族地区扶贫进展报告（2017）［M］．北京：中国经济出版社，2017：19－22．

② 郭佩霞，朱明熙．西南民族地区脆弱性贫困研究［M］．成都：西南财经大学出版社，2017：41－56．

③ 郭佩霞，朱明熙．西南民族地区脆弱性贫困研究［M］．成都：西南财经大学出版社，2017：57－62．

④ 四川省统计局，国家统计局四川调查总队．四川统计年鉴 2016［M］．北京：中国统计出版社，2016：67－69．

⑤ 何军，杨建，于红典等．四川省卫生资源地域分布公平性分析［J］．现代预防医学，2015，42（10）：1806－1808．

⑥ 张子武，段占祺，郭小林等．四川省贫困县医疗卫生精准扶贫研究［J］．卫生经济研究，2016（12）：46－48．

求。在一些少数民族贫困县，虽然村卫生室的数量略多于非贫困县，但每千人口医疗机构床位数及设备数明显低于非贫困县。① 2015 年四川省贫困县每千人口医疗机构床位数 4.6 张，低于非贫困县的 6.7 张，② 甘孜州、阿坝州和凉山州每千人口医疗机构床位数分别为 4.5 张、4.85 张和4.29 张，低于四川省每千人口医疗机构床位数的 5.96 张；③ 贵州省黔西南州每千人口医疗机构床位数（3.53 张）也低于贵州省每千人口医疗机构床位数（5.57 张）。④

除了医疗卫生机构的数量匮乏外，这些县域的卫生人员数量及其结构也存在明显短板。例如，2015 年，贵州省黔西南州的每千人口执业（助理）医师数仅为 1.15 人，低于全省 1.8 人的平均水平；⑤ 四川省甘孜州和凉山州每千人口执业（助理）医师数也仅分别为 1.45 人和 1.44 人，同样低于全省 2.22 人的平均水平；有些深度贫困县，如昭觉县、喜德县、越西县等，每千人口执业（助理）医师数不足 1 人。⑥ 此外，这些地区卫生技术人员的学历层次偏低，以大专为主，本科及以上高学历人才严重短缺。⑦有研究指出，民族地区基层医疗卫生技术人员中，高学历、高级技术卫生人员的占比远低于非民族地区和全省水平。2014 年，四川省民族地区基层医疗机构中本科及以上学历的执业（助理）医师占比仅为 22.4%，而在非民族地区，这一比例可达 40.1%。⑧

---

① 张雪莉，潘惊萍，张子武等. 四川省民族地区和非民族地区基层医疗卫生机构卫生人力资源差异性分析 ［J］. 医学与社会，2017，30（10）：25 – 28.

② 张子武，段占祺，郭小林等. 四川省贫困县医疗卫生精准扶贫研究 ［J］. 卫生经济研究，2016（12）：46 – 48.

③ 四川省卫生和计划生育信息中心编. 四川省卫生和计划生育统计年鉴（2015）［M］. 成都：西南交通大学出版社，2016：152 – 157 + 511.

④ 贵州省卫生和计划生育委员会编. 贵州卫生和计划生育年鉴（2016）［M］. 北京：中国文史出版社，2016：258 + 362.

⑤ 贵州省卫生和计划生育委员会编. 贵州卫生和计划生育年鉴（2016）［M］. 北京：中国文史出版社，2016：258 + 362.

⑥ 四川省卫生和计划生育信息中心编. 四川省卫生和计划生育统计年鉴（2015）［M］. 成都：西南交通大学出版社，2016：76 – 81 + 495.

⑦ 陈平，杨添懿，常巍等. 云南省 2007 – 2012 年乡镇卫生院卫生人力资源状况分析 ［J］. 社区医学杂志，2015，13（23）：1 – 4.

⑧ 严莉，彭琰，张杰等. 云南省偏远少数民族地区公共卫生服务现状与对策 ［J］. 中国农村卫生事业管理，2017，37（1）：5 – 7.

　　二是医疗卫生服务资源利用率低。多项关于贫困地区卫生服务的调查均表明，深度贫困地区的卫生服务能力呈现总体水平不高、地区发展不均衡和工作效率偏低的状态。① 在贵州省，2013～2015 年，黔东南州的病床使用率最高为 74.43%，与全国医院平均病床使用率（85%）相比，仍存在明显差距。② 在四川省阿坝州、甘孜州、凉山州 2015 年的病床使用率分别为 54.78%、53.11% 和 77.95%，不及全国平均病床使用率，与四川省平均病床使用率（83.16%）相比，差距也很明显。③ 黄国武等针对凉山州分级诊疗的研究发现，根据国家分级诊疗的工作考核评价标准，基层医疗卫生机构诊疗量占总诊疗量的比例应大于 65%，居民首选基层医疗卫生机构的比例应大于等于 70%，而在 2012～2016 年，凉山州基层医疗卫生机构的首诊率仅为 5%，2016 年基层诊疗量只占总诊疗量的 49.2%，大量群众涌向三级医院进行诊疗，基层医疗卫生机构的门诊诊疗和住院诊疗人数在 2016 年前一直处于较低水平。④

　　三是卫生设施建设明显滞后。监测数据显示，2012 年甘孜州已实现饮用水入户的自然村仅占总数的 42%，多数农村的饮用水直接取自河水、泉水或井水，且无净化设施；每年饮用高砷含量水、高氟含量水、苦咸水等有害水质的农牧民超过 1 亿人，30% 以上的农村人口饮水不安全。在凉山州，2012 年无入户管道水的自然村仍有 13422 个，占全州自然村总数的 69%，超标水源地 182 个，占比超过 30%。⑤ 在卫生厕所建设方面，深度贫困地区的普及率也不高。2015 年怒江州卫生厕所普及率仅为 17.47%，⑥ 凉山州为

① 秦小妹.基本公共卫生服务均等化的问题及对策研究——以四川省民族地区为例［D］.西南政法大学，2014；季诚杰，宋沈超，刘岚.2013-2016 年贵州省基层医疗卫生机构现状［J］.贵州医科大学学报，2020，45（2）：184-188.
② 周明华，张青锋，冯毅.贵州省少数民族地区卫生资源配置及服务利用差异性分析［J］.中国卫生经济，2019，38（6）：45-48.
③ 四川省卫生和计划生育信息中心编.四川省卫生和计划生育统计年鉴（2015）［M］.成都：西南交通大学出版社，2016：280.
④ 黄国武，仇雨临，肖喻心.深度贫困地区健康扶贫研究：以四川凉山州分级诊疗为例［J］.中央民族大学学报（哲学社会科学版），2018，45（5）：121-129.
⑤ 郭佩霞，朱明熙.西南民族地区脆弱性贫困研究［M］.成都：西南财经大学出版社，2017：63-66.
⑥ 怒江州统计局.怒江州 2015 年妇女儿童发展规划监测报告［EB/OL］.（2016-05-03）［2023-3-27］.https：//www.nujiang.gov.cn/xxgk/015279200/info/2016-16399.html.

53.89%，远不及全省（64.6%）和全国（78.4%）水平。同期，贵州全省的卫生厕所普及率低于50%，与全国水平相差约30个百分点。

第二节　健康扶贫对医疗服务可及性的改善效果分析

医疗卫生资源的合理配置是医疗卫生服务水平提升的基础，也是确保贫困地区家庭健康能力的必要外部支撑。建立人人可及的基本医疗卫生服务是当前的全球共识，也是健康中国建设的核心要义。对于贫困地区而言，服务的可获得性和基础性配置是确保服务质量和可及性的先决条件。2015年世界卫生组织在前期的评价体系基础上，提出了医疗卫生服务可获得性和常备性的概念及评估框架。[①] 服务的可获得性是指服务提供的物质基础条件，包括基本设施、人力资源和服务的利用情况。常备性则指提供必要服务的要素，例如基本设备设施、器材、感染防控、必要诊疗和药品。根据该框架，评价一个地区的医疗服务可及性大致可通过两条途径开展：通过对基础设施和人力资源、服务需求与利用的评价，了解某一地区基本医疗服务的可获得性及变化趋势；通过对医疗机构基本设备设施的观察，了解某一地区基础服务的常备性。

中国健康扶贫工程在医疗服务能力建设方面的底层逻辑与服务可获得性和常备性的思路基本相符。一方面是通过采取医疗卫生机构"三个一"、医疗技术人员"三合格"和医疗服务能力"三条线"的策略，以及对口帮扶、远程医疗等具体措施提升贫困地区医疗卫生机构和人力资源在存量、结构和空间分布上的均等化，从而提升农户医疗卫生资源的可获得性和基础服务的常备性。另一方面则是通过确保基本公共卫生服务和特有性疾病救治的实施，改善贫困地区具体（特有）医疗服务的常备性，在方便就医的基础上提升救治效果，减轻贫困地区和家庭的疾病负担。

---

① WHO. Service Availability and Readiness Assessment（SARA）：An Annual Monitoring System for Service Delivery［R］. 2013.

一　云贵川三省医疗机构和卫生人员的总体变化

云南、贵州、四川三省不仅是全国贫困人口和贫困县较为集中的地区，也是山多路险、地形复杂、交通闭塞的典型，医疗卫生资源相对匮乏且分布不均是制约三省农村地区医疗卫生事业有序发展，拉大三省与东部省份或相对发达地区间健康服务水平差距的主要因素，尤其是云南省和贵州省。2015 年云南和贵州两省的医疗卫生机构数全国排名仅分别为第 19 位和第 15 位。[①] 2015 年云南、贵州和四川的基层医疗卫生机构数分别占全国总数的 2.37%、2.84% 和 8.23%，基层医疗卫生机构床位数分别占全国总数的 3.46%、2.97% 和 9.20%。2015 年每千农业人口乡镇卫生院床位数也不高，除了四川省（1.93 张）稍高外，贵州省仅有 1.05 张，云南省（1.40 张）也仅达到全国同期水平（1.37 张）。

随着脱贫攻坚和健康扶贫的持续推进，云贵川三省的基层医疗卫生机构及床位数虽有增长，但到 2020 年，三省基层医疗卫生机构数在全国的占比基本保持原有水平，分别为 2.54%、2.80% 和 8.19%，床位数分别占全国总数的 3.76%、3.28% 和 9.07%。2020 年，三省每千农业人口乡镇卫生院床位数分别为 1.36 张、1.16 张和 2.28 张，除四川省外，云南省和贵州省仍低于全国同期水平（1.50 张），仅处于全国的第 16 位和第 23 位（见表 5 - 1）。

表 5 - 1　2015 年和 2020 年云贵川三省基层医疗卫生机构及床位数

指标	云南省		贵州省		四川省	
	2015 年	2020 年	2015 年	2020 年	2015 年	2020 年
医疗卫生机构（个）	24187	26626	28712	28880	80109	82793
医院	1101	1445	1188	1378	1942	2435
基层医疗卫生机构	21834	24592	26175	27138	76214	79491
乡镇卫生院	1372	1372	1419	1330	4509	4283
村卫生室	13351	13582	20831	20162	55869	54202

[①] 数据来源：2015 年云南省卫生计生事业发展统计数据手册，由云南省原医学信息研究所编写。

续表

指标	云南省		贵州省		四川省	
	2015 年	2020 年	2015 年	2020 年	2015 年	2020 年
医疗卫生机构床位数（万张）	23.8	32.5	19.6	27.6	48.9	65.0
每千人口医疗机构床位数（张）	5.01	6.89	5.57	7.17	5.96	7.77
基层医疗卫生机构床位数（万张）	4.89	6.19	4.20	5.41	13.01	14.96
每千农业人口乡镇卫生院床位数（张）	1.40	1.36	1.05	1.16	1.93	2.28

资料来源：2016～2020 年全国及云南省、贵州省、四川省卫生和计划生育（健康）年鉴。

公立医疗卫生机构的设置往往由政府主导，需综合考虑当地城镇化、人口分布、地理交通环境、疾病谱、突发事件应对等多重因素，进行合理化配置，并根据一定原则控制公立医院单体（单个执业点）床位规模，以满足各层次医疗服务需求，促使形成分级诊疗，便于居民就诊和转诊。换言之，公立医疗机构的设置并非越多越好，而是更加注重资源分配的合理性和有效利用。[①] 因此，公立医疗卫生机构数量的多寡或增长与否并不能充分说明该地区医疗服务的能力，医疗服务的提供更有赖于专业卫生人力资源。在贫困地区，卫生人力资源不足往往是制约医疗卫生服务提供和高质量发展的关键因素。[②] 2015 年云贵川三省的卫生人员总数为 121.02 万人，其中，云南省有 304599 人，贵州省有 259144人，四川省有 646542 人，分别占全国同期卫生人员总数的 2.85%、2.42% 和 6.04%（见表 5-2）。三省每千人口执业（助理）医师数、每千人口注册护士数、每万人口全科医生数、每万人口专业公共卫生机构人员数等指标较低，尤其是云南省和贵州省，明显低于全国同期水平，说明专业人才稀缺是三省医疗服务体系建设中普遍面临的难题。然而，随着脱贫攻坚战的展开，尤其是 2017 年健康扶贫工程实施后，各省专业卫生人员的数量和质量出现了明显提升，三省每千人口执业（助理）医师数、每千人口注册护士数和每万人口全科医生数（贵州省除外）均达

---

① 具体配置要求和原则可参见原国家卫生计生委于 2016 年印发的《医疗机构设置规划指导原则（2016—2020 年）》。

② 房慧莹，姜可欣，李鹏等. 西部贫困地区卫生人力资源管理思考 [J]. 医学与社会，2018, 31 (5): 1-3.

到了全国 2020 年的建设目标值，即 2.5、3.14 和 2,① 并且三省部分指标还超过了全国同期水平，除少部分指标外，大部分指标在全国排名的位次也出现明显增长（见表 5 - 3）。

表 5 - 2　2015 年和 2020 年云贵川三省医疗卫生人员情况

单位：人

指标	云南省		贵州省		四川省	
	2015 年	2020 年	2015 年	2020 年	2015 年	2020 年
卫生人员总数	304599	458858	259144	366886	646542	824459
卫生技术人员	228040	366518	187282	287754	472169	632212
执业（助理）医师	79570	122580	63384	97537	181480	234473
注册护士	93286	173175	76032	131472	190602	285807
乡村医生	33524	34467	26735	26143	66782	56181
每千人口执业（助理）医师数	1.68	2.60	1.80	2.53	2.22	2.80
每万人口全科医生数	0.90	2.01	0.89	1.96	1.27	3.01
每千人口注册护士数	1.97	3.67	2.15	3.41	2.32	3.42
每万人口专业公共卫生机构人员数	5.40	7.50	5.29	6.34	5.19	6.07
每千农业人口乡镇卫生院人员数	1.12	1.52	1.07	1.41	1.56	1.95
平均每村卫生室人员数	3.16	3.61	2.04	1.99	1.62	1.76

资料来源：2016 ~ 2020 年全国及云南省、贵州省、四川省卫生和计划生育（健康）年鉴。

表 5 - 3　2015 年和 2020 年云贵川三省医疗机构和卫生人员全国排名比较

指标	全国		云南省（排名）		贵州省（排名）		四川省（排名）	
	2015 年	2020 年	2015 年	2020 年	2015 年	2020 年	2015 年	2020 年
每千人口医疗机构床位数（张）	5.11	6.46	5.01 (19)	6.89 (12)	5.57 (10)	7.17 (7)	5.96 (3)	7.77 (3)
每千农业人口乡镇卫生院床位数（张）	1.37	1.50	1.40 (9)	1.36 (16)	1.05 (25)	1.16 (23)	1.93 (4)	2.28 (3)
每千人口执业（助理）医师数（人）	2.21	2.90	1.68 (31)	2.60 (24)	1.80 (28)	2.53 (28)	2.22 (17)	2.80 (17)

① 参见《全国医疗卫生服务体系规划纲要（2015—2020 年）》或《医疗机构设置规划指导原则（2016—2020 年）》。

指标	全国		云南省（排名）		贵州省（排名）		四川省（排名）	
	2015 年	2020 年	2015 年	2020 年	2015 年	2020 年	2015 年	2020 年
每万人口全科医生数（人）	1.38	2.90	0.90 (24)	2.01 (28)	0.89 (26)	1.96 (30)	1.27 (11)	3.01 (8)
每千人口注册护士数（人）	2.36	3.34	1.97 (26)	3.67 (5)	2.15 (24)	3.41 (15)	2.32 (16)	3.42 (14)
每万人口专业公共卫生机构人员数（人）	6.39	6.57	5.40 (20)	7.50 (7)	5.29 (22)	6.34 (18)	5.19 (25)	6.07 (20)
每千农业人口乡镇卫生院人员数（人）	1.46	1.59	1.12 (24)	1.52 (17)	1.07 (27)	1.41 (19)	1.56 (10)	1.95 (7)
平均每村卫生室人员数（人）	2.26	2.37	3.16 (4)	3.61 (3)	2.04 (18)	1.99 (24)	1.62 (30)	1.76 (28)

资料来源：2016~2020 年全国及云南省、贵州省、四川省卫生和计划生育（健康）年鉴。

二 云贵川深度贫困县的医疗机构和卫生人员变化

在脱贫前后的两次现场调查过程中，本研究对 5 个深度贫困县（市）的医疗卫生机构、床位和卫生人员方面的数据进行了收集。结果显示，脱贫攻坚时期，5 个深度贫困县（市）的医疗卫生机构数总体上保持稳定，但医疗卫生机构床位数和专业卫生人员数出现了明显增长。医疗卫生机构床位数增加最多的是广南县，从 2015 年的 2255 张，增加到 2020 年的 4378 张，5 年间共计增加了 2123 张，每千人口医疗机构床位数也随之从 2015 年的 2.80 张迅速提升至 2020 年的 5.67 张。泸水市虽然在 5 年间医疗卫生机构的床位数仅增加了 831 张，但每千人口医疗机构床位数却从 2015 年的 5.71 张进一步提升至 2020 年的 9.32 张，高于全省和全国同期水平。在 5 个县（市）中，贵州省威宁县的增长速度相对缓慢，每千人口医疗机构床位数在 2019 年时也仅为 3.61 张（见表 5-4 和表 5-5）。

表 5-4 2015 年和 2020 年深度贫困县（市）医疗卫生机构数量及床位数

指标	广南县		泸水市		香格里拉市		威宁县 *		越西县	
	2015 年	2020 年	2015 年	2020 年	2015 年	2020 年	2016 年	2019 年	2015 年	2020 年
医疗卫生机构（个）	241	241	109	112	114	117	713	740	344	335
医院（个）	5	9	6	7	6	8	—	—	5	6

指标	广南县		泸水市		香格里拉市		威宁县*		越西县	
	2015 年	2020 年	2015 年	2020 年	2015 年	2020 年	2016 年	2019 年	2015 年	2020 年
乡镇卫生院（个）	21	21	8	8	12	12	35	35	40	38
村卫生室（个）	174	174	75	75	53	56	610	619	289	287
医疗卫生机构床位数（张）	2255	4378	1071	1902	781	1158	4037	4700	925	1411
每千人口医疗机构床位数（张）	2.80	5.67	5.71	9.32	4.42	6.23	2.76	3.61	2.64	4.67

* 威宁县数据分别为 2016 年和 2019 年数据。

表 5-5　2015 年和 2020 年深度贫困县（市）卫生人员数

单位：人

指标	广南县		泸水市		香格里拉市		威宁县*		越西县	
	2015 年	2020 年	2015 年	2020 年	2015 年	2020 年	2016 年	2019 年	2015 年	2020 年
执业（助理）医师	536	935	354	520	483	652	1340	1708	325	414
注册护士	954	2072	464	833	309	685	—	—	319	644
全科医生	54	163	51	62	43	54				101
每千人口卫生技术人员数	3.11	5.93	6.03	9.44	6.16	9.18	2.91	4.34	2.56	4.74
每千人口执业（助理）医师数	0.67	1.21	1.89	2.55	2.73	3.51	0.89	1.31	0.93	1.37
每千人口注册护士数	1.19	2.68	2.47	4.08	1.75	3.68	—	—	0.91	2.13
每万人口全科医生数	0.67	2.11	2.72	3.04	2.43	2.90	—	—		3.30

* 威宁县数据分别为 2016 年和 2019 年数据。

三　云贵川贫困地区县、乡、村三级医疗机构的达标建设

据中国人口与发展研究中心统计，2018 年底全国 832 个国家级贫困县中 59 个县没有二级及以上服务标准的县医院；46 个人口较少的乡镇没有卫生院，666 个卫生院没有全科医生或执业（助理）医师；1022 个行政村没有卫生室，6903 个卫生室没有合格的村医；1495 个乡镇卫生院、2.42 万个村卫生室没有完成标准化建设。随着健康扶贫工程中基层医疗机构提质达标的深入推进，截至 2019 年 9 月底，832 个贫困县中，已经实现每个县都有一家公立医院，99% 以上的乡镇和行政村都有一个

卫生院或卫生室，其中89%的乡镇卫生院和78%的村卫生室已经完成标准化建设。

为确保县、乡、村三级医疗机构全面达到贫困退出和脱贫成果巩固基本标准，云贵川三省建立了基层医疗机构达标情况动态管理机制，2018～2020年多次开展摸底排查，积极推进医疗卫生机构的达标验收。截至2020年底，云南全省88个贫困县实现县、乡、村三级医疗机构全面达标，历史性消除乡、村两级医疗卫生机构和人员"空白点"；84个贫困县医院通过"县医院医疗服务能力基本标准"达标验收，13个贫困县医院晋升为三级医院，怒江州、迪庆州成功创建三甲医院，全省3个人口最多的深度贫困县成功创建三级医院，23个深度贫困县医院通过提质达标验收，贫困县三级医院医疗服务能力达标排名处于全国第十位；88个贫困县建成胸痛中心68个、卒中中心61个、创伤中心44个、危重孕产妇救治中心72个、危重新生儿救治中心69个；迪庆州建起了历史上的第一个儿科；全省10848个贫困村卫生室①建筑面积全部达到60平方米以上要求，配备了至少一名合格村医，按标准配备了基本的诊疗设备，药品配备不少于80种；2832个易地扶贫搬迁安置点都有医疗卫生机构提供服务。

四川省的建设成效也较为显著，1373个乡村医疗卫生机构和人员"空白点"获得了全面消除，其中，乡镇卫生院151个，村卫生室1222个。88个贫困县中，87个县级综合医院达到二级甲等，59个妇幼保健机构、82个疾控中心、70个中医（民族）医院达到二级水平。省内三级公立医院与12家深度贫困县县级综合医院建立紧密型医疗联合体。2019年贫困地区卫生技术人员达27.28万人，较2015年底增加32.68%；每千人口卫生技术人员数、执业（助理）医师、注册护士分别为1.83人、0.66人和0.76人，较2015年底分别增长27.08%、15.79%和49.00%。截至2019年底，贵州省66个贫困县县、乡、村三级医疗机构建设、人员和能力均达到国家"基本医疗有保障工作标准"，县、乡、村三级医疗机构及人员"空白点"全部消除。

———————————

① 含88个贫困县的8502个贫困村和非贫困县的2346个贫困村。

随着县、乡、村三级医疗机构的建设布局不断完善，基础设施不断提质改善，全国贫困患者的医疗服务可及性和救治力度大大增强，2017年健康扶贫工程实施以来，全国分类救治共覆盖了 2000 多万名贫困患者，2018～2020 年，全国贫困患者各年救治数分别达到 711 万人、820万人和 761 万人。云南省卫健委的统计数据显示，截至 2020 年底，全省36 种大病的贫困患者共计 18.45 万人，其中已有 18.39 万人获得了救治，救治率高达 99.67%。2019 年底，云南省贫困县县域内就诊率达到89.45%，2020 年进一步提升至 93.06%。2020 年底，四川省贫困患者县域内就诊率达到 98.71%，大病救治覆盖率达到 99.52%，县域内住院医疗费用个人支付占比仅 8.02%，较 2015 年底下降 15.78 个百分点;[①] 深度贫困县贫困人口的县域内就诊率和大病患者救治覆盖率也分别达到了92.13% 和 98.2%。[②]

四　云贵川深度贫困县县、乡、村三级医疗服务机构建设

现场调研的 5 个深度贫困县（市）也基本上实现了县、乡、村三级医疗机构的"三个一"建设目标。每个县均有一所二级综合公立医院，每个乡镇有卫生院，每个村有卫生室。县级、乡级医疗机构也均达到了建设标准，除个别村外，其余村卫生室通过改扩建或新建都达到了面积在 60 平方米以上，"三室一房"（诊断室、治疗室、留观室、药房）分设，药品有柜、诊查有床、消毒有锅、输液有床、医疗垃圾有污桶，配备 30 种以上常规医疗设备、80 种以上药品的基本建设要求。

广南县就是一个典型的例子。2017 年随着健康扶贫工程在贫困县全域实施，广南县便启动了县、乡、村三级医疗卫生机构基础设施达标建设。在县级层面，三所公立医院主要采取改扩建和搬迁的方式进行达标建设。县人民医院曾于 2013 年 8 月晋级为二级甲等综合医院，2018 年12 月进一步通过了县级公立医院提质达标晋级验收，2020 年 9 月晋升为

①　白华宇，石小宏. 贫困地区患者就医不再老往城里跑［N］.四川日报，2021－03－31（10）.

②　四川民族地区健康扶贫成效显著［EB/OL］.（2021－04－30）［2022－01－24］. http://www. scpublic. cn/news/wx/detail? newsid =444649.

三级医院。医院设有临床医技科室 37 个、职能科室 19 个，其中骨科、康复科、感染科等 8 个科室为省级重点专科，拥有双源 CT、GE1.5T 磁共振、数字减影血管造影 X 射线机、实验室流水线生化分析仪等大批先进设备，配置净化层流手术室、消毒供应室、血液透析室等系统。2017～2021年，广南县人民医院进一步创建完成胸痛中心（2019 年 12 月 12 日通过国家级基础版认证）、卒中中心（2020 年 7 月 17 日完成省级验收）、创伤中心（2020 年 8 月 21 日完成省级验收）、危重新生儿救治中心及危重孕产妇救治中心（2020 年 7 月通过州级复评），呼吸与危重症医学科 2021 年 9 月顺利通过了国家 PCCM 科室规范化建设达标认定。

2018 年 8 月，县中医医院完成整体搬迁建设工作，新院占地面积 69.3 亩，建筑面积 4.2 万平方米，编制病床 298 张，实际开放 280 张。设有 21 个临床科室和 11 个医技科室，配有 64 排 128 层螺旋 CT、数字化 X 线摄影系统（DR）、全数字化彩色多普勒超声诊断系统、C 型臂 X 光机、全自动五类血液分析仪、全自动生化分析仪等先进大型设备及 300 余台中医药特色治疗仪，拥有省级重点中医专科两个（老年病科、脾胃病科）、州级重点中医专科两个（针灸科、骨伤科）。能开展县域内常见病、多发病、慢性病的规范化诊疗，能够完成急危重症患者的初步诊断及处置。

县妇幼保健院采取业务用房扩建和医技后勤综合楼新建的方式，总投资 1.1 亿元，设置了孕产保健部、妇女保健部、儿童保健部、计划生育服务部四大业务部和其他医疗辅助科室，设置产科、妇科、综合儿科、新生儿科、儿童保健科等 20 余个临床科室。配置多参数心电监护仪、四维彩超、麻醉机、全自动血液分析仪、中央胎儿监护系统、新生儿监护仪、宫腔镜、腹腔镜等先进医疗设备百余台。能开展无痛分娩，利普刀术，宫腔镜术，腹腔镜下子宫肌瘤、卵巢囊肿、宫外孕等手术。

2018 年，通过引进民营资本，新建了广南安康医院，开放床位 320 张，主要负责接收治疗辖区严重精神障碍患者，填补了该县无精神病医院的空白。在乡级、村级层面，广南县主要通过改扩建方式，大力改善医疗服务环境，其中新建或改善 6 个乡镇卫生院业务用房，对 138 个村卫生室进行提质建设，总投资 5271 万元。2020 年，全县 2 家县级医院、

21 个乡镇卫生院、147 个村卫生室全部达到标准化建设要求，并按照每千服务人口配备 1 名乡村医生的标准，足额配备了乡村医生 808 名。

贵州省威宁县严格按照县、乡、村三级医疗服务体系"三个三"的建设要求（机构建设"三个一"、人员建设"三合格"、能力建设"三条线"），及时召开卫生健康系统专题调度会，组建健康扶贫工作专班，分片全力跟踪督导健康扶贫工作及乡镇卫生院、村卫生室建设，按照千名常住人口数比例动态调整配备村医，全力推进全县健康扶贫"三个三"任务落实。截至 2020 年底，威宁县已建成 1 所三级综合县人民医院，41个乡镇（街道）均有 1 所政府办卫生院（街道社区卫生服务中心），620个村（居）均有 1 所达标的村卫生室。县人民医院有 22 个临床科室（31个专业），有 267 名执业医师，执业医师数最少的科室有 5 名；41 所卫生院（街道社区卫生服务中心）有 442 名执业（助理）医师，注册执业（助理）医师数最少的乡镇卫生院有 7 名；全县 620 个行政村居有 1419名合格村医，平均每村有 2 名以上合格村医。县、乡、村三级医疗机构医疗业务用房面积达到相关要求，功能布局合理，并配备有相关医疗办公设备，能满足群众基本医疗服务需求。

在研究中，课题组针对家庭到最近医疗点的距离及时间进行了前后两次调查，以期佐证不同地区和家庭在脱贫后医疗卫生服务可及性的改善情况。其一，总体上，距离最近医疗单位小于 1 千米的家庭占比相对较高，并且从 2019 年的 29.03% 提高到 2021 年的 37.30%，与此同时，距离 1 千米~4 千米家庭的占比在减少，且脱贫前后的差异具有统计学意义。其二，与非贫困户相比，贫困户家庭的改善更为明显，距离最近医疗单位小于 1 千米的家庭占比从 2019 年的 23.94% 提高至 2021 年的 33.26%，虽然 2021 年的占比仍低于非贫困户（42.34%），但增幅大于非贫困户（分别为 38.93% 和 19.00%），并且距离最近医疗单位 1 千米~4 千米的贫困户的占比在 2021 年出现了减少现象，与非贫困户之间已无显著性差异。其三，从地区分布来看，除香格里拉市外，其余 4 个深度贫困县农户与最近医疗单位的距离均有所减小，小于 1 千米的家庭占比在增加，较远距离的家庭占比在减少或保持稳定。其四，随着家庭与最近医疗机构距离的缩短，农户前往医疗机构所需的时间也在减少，超过 40% 的家庭仅需步行15分钟以下。在所有调查县（市），香格里拉市的情况有所不同，在2021年，仍有高达81.87%的香格里拉市居民与最近医疗机构的距离超过5千米，这主要是由于该地区地广人稀，居民居住分散，难以根据人口数量和地域范围进行医疗卫生机构的布点（见表5-6和表5-7）。

五　脱贫前后深度贫困县居民卫生服务需求与利用的变化

在调查过程中，本研究还对5个深度贫困县（市）的农户开展了卫生服务需求与利用的调查，以期从服务需方的角度，更全面地呈现基本医疗卫生服务的可及性。调查结果显示，2019年调查地居民的两周患病率为14.24%，2021年为12.78%，下降了1.46个百分点，且明显低于2018年西部农村的调查结果（32.1%）。[1] 本研究调查地的两周治疗率2019年和2021年分别为95.24%和95.91%，略低于2018年西部农村两周患病居民的治疗情况（98.0%）。调查地排在前两位的疾病为感冒、高血压，与西部农村略有不同，西部农村排在首位的是高血压，其次为感冒。

本研究前后两次调查中，15岁以上人口慢性病患病率分别为10.88%（$n=299$）和12.23%（$n=370$），明显低于2018年西部农村居民的患病率（34.1%），且两次调查的患病率无显著差别（$\chi^2=2.564$，$P=0.109$）。虽然当前云贵川深度贫困县的慢性病在人群中的患病率尚较低，但慢性病疾病顺位与西部农村大致相同，随着物质生活的改善、饮食结构的改变，慢性病的患病率仍有可能出现增长趋势。本次调查中，2019年调查地居民的一年内住院率为9.12%，2021年变化不明显，为10.72%，低于2018年西部农村居民。住院机构以县（市）级为主，并且占比从2019年的45.06%增加到2021年的52.51%，但仍低于2018年西部农村的水平。与此同时，乡镇卫生院和地市级医院的占比均有不同程度降低。与2018年西部农村相比，乡镇级医疗机构的住院比例偏低，而地市级医院的住院比例较高（见表5-8）。

---

[1]　2018年数据均来自国家卫生健康委统计信息中心编著．2018年全国第六次卫生服务统计调查报告［M］．北京：人民卫生出版社，2021.

表5-6　脱贫前后深度贫困县（市）农户与最近医疗机构的距离构成

单位：户，%

组别	脱贫前（2019年）						脱贫后（2021年）						χ²值	P值
	<1千米	1千米~1.9千米	2千米~2.9千米	3千米~3.9千米	4千米~4.9千米	≥5千米	<1千米	1千米~1.9千米	2千米~2.9千米	3千米~3.9千米	4千米~4.9千米	≥5千米		
农户														
贫困户	96（23.94）	91（22.69）	54（13.47）	47（11.72）	25（6.23）	88（21.95）	149（33.26）	85（18.57）	50（11.16）	32（7.14）	11（2.46）	121（27.01）	22.795	<0.001
非贫困户	111（35.58）	79（25.32）	31（9.94）	22（7.05）	15（4.81）	54（17.31）	152（42.34）	71（19.78）	34（9.47）	23（6.41）	6（1.67）	73（20.33）	10.438	0.064
χ²值	17.012						9.453							
P值	0.004						0.092							
县（市）														
泸水	59（45.04）	40（30.53）	15（11.45）	6（4.58）	1（0.76）	10（7.63）	111（63.79）	17（9.77）	9（5.17）	19（10.92）	6（3.45）	12（6.90）	31.769	<0.001
广南	55（36.91）	55（36.91）	13（8.72）	14（9.40）	8（5.37）	4（2.68）	86（56.95）	36（23.84）	10（6.62）	10（6.62）	0（0.00）	9（5.96）	21.751	<0.001
香格里拉	13（8.23）	15（9.49）	7（4.43）	5（3.16）	12（7.59）	106（67.09）	3（1.65）	13（7.14）	10（5.49）	5（2.75）	2（1.10）	149（81.87）	19.720	0.001
越西	48（36.09）	18（13.53）	26（19.55）	15（11.28）	16（12.03）	10（7.52）	48（30.77）	61（39.10）	24（15.38）	6（3.85）	7（4.49）	10（6.41）	29.219	<0.001
威宁	32（22.54）	42（29.58）	24（16.90）	29（20.42）	3（2.11）	12（8.45）	53（36.81）	29（20.14）	31（21.53）	15（10.42）	2（1.39）	14（9.72）	13.255	0.021
χ²值	371.036						550.303							
P值	<0.001						<0.001							

表 5－7　脱贫前后深度贫困县（市）农户与最近医疗机构的时间构成

单位：户，%

组别	脱贫前（2019 年）				脱贫后（2021 年）				χ^2值	P 值
	≤15 分钟	16～20 分钟	21～30 分钟	>30 分钟	≤15 分钟	16～20 分钟	21～30 分钟	>30 分钟		
农户										
贫困户	157（39.15）	28（6.98）	52（12.97）	164（40.90）	190（42.41）	26（5.80）	61（13.62）	171（38.17）	1.478	0.687
非贫困户	168（53.85）	21（6.73）	28（8.97）	95（30.45）	196（54.60）	14（3.90）	43（11.98）	106（29.53）	4.053	0.256
χ^2值	16.096				12.397					
P 值	0.001				0.006					
县（市）										
泸水	91（69.47）	8（6.11）	13（9.92）	19（14.50）	119（68.39）	9（5.17）	9（5.17）	37（21.26）	4.329	0.228
广南	92（61.74）	18（12.08）	13（8.72）	26（17.45）	109（72.19）	10（6.62）	11（7.28）	21（13.91）	4.409	0.221
香格里拉	25（15.82）	3（1.90）	6（3.80）	124（78.48）	7（3.85）	3（1.65）	14（7.69）	158（86.81）	—	0.001*
越西	57（42.86）	7（5.26）	24（18.05）	45（33.83）	86（55.13）	9（5.77）	35（22.44）	26（16.67）	11.509	0.009
威宁	60（42.25）	13（9.15）	24（16.90）	45（31.69）	65（45.14）	9（6.25）	35（24.31）	35（24.31）	4.214	0.239
χ^2值	197.988				347.825					
P 值	<0.001				<0.001					

* 表示 Fisher 确切概率法检验结果。

表 5 - 8　脱贫前后调查对象两周患病、一年内慢性病患病及住院
情况比较 $[M(P_{25}，P_{75})]$

指标	脱贫前（2019 年）	脱贫后（2021 年）	2018 年西部农村*
两周患病率（%）	14.24	12.78	32.1
两周治疗率（%）	95.24	95.91	98.0
两周患病的疾病顺位	感冒	感冒	高血压
	高血压	高血压	感冒
	糖尿病	胃炎	糖尿病
15 岁以上人口慢性病患病率（%）	10.88	12.23	34.1
慢性病所患疾病顺位	高血压	高血压	高血压
	糖尿病	糖尿病	糖尿病
	风湿病	风湿病	椎间盘疾病
一年内住院率（%）	9.12	10.72	15.5
住院机构构成			
乡镇卫生院（%）	19.75	11.64	20.4
县/市医院（%）	45.06	52.51	58.7
地市级医院（%）	31.79	30.59	7.1
省级三甲医院（%）	3.40	5.25	5.0
次均住院自付医疗费用（元）	1500.0（500.0，4000.0）	1000.0（400.0，3000.0）	3188

* 数据来源于 2018 年全国第六次卫生服务统计调查报告。

建档立卡贫困户是健康扶贫的重点扶持对象，因而本研究对贫困户和非贫困户家庭的医疗卫生服务利用情况进行了深入分析（见表 5 - 9）。

首先，2019 年贫困户两周患病治疗率为 93.54%，明显低于非贫困户的 97.88%，差异具有统计学意义（$P < 0.05$）。然而，到了 2021 年，贫困户的治疗率提高至 95.00%，非贫困户没有出现明显改变，两者之间的差异性不再具有统计学意义；虽然不同家庭对两周患病的治疗方式没有显著性差别，但从脱贫前后的变化情况来看，两类家庭中纯自我治疗的比例均出现了明显下降，而两周前就诊比例出现了增长。这些结果说明，5 个深度贫困县（市）居民两周患病后的就医情况得到了明显改善，并且贫困户的改善更为明显。

其次，从慢性病的治疗情况分析，脱贫前后贫困户和非贫困户的治疗率均保持在 90% 左右，两类家庭间没有显著性差异。在治疗方式上，两类家庭也没有明显差异，但值得注意的是，脱贫后，两类家庭慢性病住院治疗、自行购药治疗的比例出现了明显下降，而门诊治疗比例出现了较大增长，两类家庭分别从 2019 年的 32.56% 和 34.07% 提高到了2021 年的 52.20% 和 54.20%，增幅约为 60%。与此同时，慢性病每月诊治报销比例在贫困户中出现了增加，明显高于非贫困户。这些结果显示，5 个深度贫困县（市）居民对慢性病诊疗的服务利用情况较好，并且随着基本公共卫生服务和健康扶贫的深入推进，慢性病患者的健康管理水平进一步提升，超过一半的患者通过门诊治疗的方式即可获得控制，针对贫困患者的倾斜报销政策也进一步减轻了贫困家庭的经济负担。

最后，从住院情况来看，无论是脱贫前还是脱贫后，贫困户一年内住院率均明显高于非贫困户，两类家庭间的差异性具有统计学意义（$P <$0.05）。与此同时，非贫困户的一年内住院率以及最高住院医疗机构在脱贫后没有发生明显改变。而在贫困户中，一年内住院率从 2019 年的 10.10%提高至 2021 年的 12.71%，其差异具有统计学意义（$P < 0.05$），在县/市医院的住院比例也从 2019 年的 44.57% 提高至 2021 年的 53.15%，而乡镇卫生院的住院比例则呈现下降趋势。基于现场调查深度访谈中了解到的实情，贫困家庭住院服务利用情况的变化并不全然是健康扶贫保障策略的正向效应。一方面，由于"三重保障"和一系列倾斜性政策的实施，[1] 贫困家庭的基本医疗保障实现了全覆盖，医疗经济负担大幅减轻，表 5-9 的分析结果也证实，贫困户一年内住院报销比例以及自付住院费是明显低于非贫困户的。因此，在这一系列利好政策的支持下，许多贫困患者获得了及时救治，小病扛、大病拖的现象得到了明显缓解。另一方面，也正是由于医疗保障的全覆盖，尤其是住院报销比例的提高，部分贫困患者更倾向于选择住院治疗方式。有些县级民营医疗机构为了获

---

① 在健康扶贫政策的背景下，各省均建立起了针对贫困人口的"基本医保 + 大病保险 +医疗救助"三重保障措施，并加大对贫困人口的政策倾斜力度，例如免除住院"门槛费"，提高门诊和住院报销比例，扩大疾病保障范围。

取更多就诊病人，甚至提供多种额外的贴心服务，包括免费接送患者住院。因此，促使住院率提升的潜在原因还值得深思和探讨，这将在随后的章节中进行更为深入的辨析。

表 5 - 9　脱贫前后贫困户与非贫困户两周就诊、一年内慢性病就诊和一年内住院情况 ［M（P$_{25}$，P$_{75}$）］

组别	脱贫前（2019 年）				脱贫后（2021 年）			
	贫困户	非贫困户	χ^2/Z 值	P 值	贫困户	非贫困户	χ^2/Z 值	P 值
两周患病治疗率（%）	93.54	97.88	4.792	0.029	95.00	97.35	1.639	0.201
慢性病患病治疗率（%）	90.53	89.22	0.128	0.721	90.71	90.34	0.014	0.907
两周患病治疗方式（人，%）			2.565	0.277			0.850	0.654
纯自我治疗	40（14.76）*	21（11.41）*			22（7.83）*	11（5.98）*		
两周内就诊	92（33.95）*	75（40.76）*			84（29.89）*	52（28.26）*		
两周前就诊，现在继续治疗	139（51.29）*	88（47.83）*			175（62.28）*	121（65.76）*		
慢性病治疗方式（人，%）			0.062	0.996			0.727	0.867
门诊	56（32.56）*	31（34.07）*			107（52.20）*	71（54.20）*		
住院	52（30.23）*	27（29.67）*			29（14.15）*	16（12.21）*		
自行购药	62（36.05）*	32（35.16）*			65（31.71）*	40（30.53）*		
其他	2（1.16）*	1（1.10）*			4（1.95）*	4（3.05）*		
慢性病每月诊治自付医疗费（元）	200（50，425）	300（138，700）	- 3.109	0.002	200（80，500）	200（100，500）	- 0.335	0.737
慢性病每月诊治报销比例（%）	0（0，80）	0（0，60）	0.862	0.389	16.67（0，80）	0（0，60）	2.073	0.038
一年内住院率（%）	10.10*	7.99	4.607	0.032	12.71*	8.54	17.396	<0.001
一年内住院次数（次）	1（1，1）	1（1，1）	0.635	0.526	1（1，2）	1（1，1）	2.614	0.009

续表

组别	脱贫前（2019 年）				脱贫后（2021 年）			
	贫困户	非贫困户	χ^2/Z 值	P 值	贫困户	非贫困户	χ^2/Z 值	P 值
最高住院医疗机构（人，%）			4.372	0.224			4.290	0.232
乡镇卫生院	42（22.83）*	18（14.17）			33（12.99）*	11（7.10）		
县/市医院	82（44.57）*	57（44.88）			135（53.15）*	84（54.19）		
州级医院	54（29.35）*	47（37.01）			74（29.13）*	49（31.61）		
省级三甲医院	6（3.26）*	5（3.94）			12（4.72）*	11（7.10）		
一年内自付住院费（元）	1000（400，3000）	3000（1050，7375）	−5.960	<0.001	1000（400，2750）	3000（1000，6000）	−5.870	<0.001
一年内住院报销比例（%）	86.60（50.47，90）	60.00（33，73）	5.956	<0.001	88.82（64.29，90）	60.00（44.81，75）	7.545	<0.001
一年内住院非医疗支出（元）	1000（500，3000）	2000（500，4000）*	−2.139	0.032	1000（500，2783）	1000（400，3000）*	0.626	0.531

* 表示与脱贫前相比较，$P<0.05$。

六 对口帮扶和远程医疗对提升医疗卫生服务可及性的作用

按照国家的统一部署，实施全国三级医院与集中连片特困地区县级医院、国家扶贫开发工作重点县县级医院一对一帮扶措施，采取"组团式"帮扶方式，由三级医院向被帮扶医院派驻一名院长或副院长、护理部主任及学科带头人进行蹲点帮扶。国家卫健委数据显示，2019 年全国已有 1107 家三级医院"一对一"对口帮扶 832 个贫困县的 1172 家县级医院，通过医疗设施援赠、专业技术人员选派、医疗卫生信息化建设和人力资源培训等具体措施，贫困地区 94.5% 的患者在县域内得到妥善治疗。全国 832 个贫困县中，近 80% 的贫困县都有三级医院选派管理和技术人员担任受援医院院长或副院长、护理部主任及学科带头人，约 93% 的贫困县医疗帮扶团队至少有 5 人（中医医院为 3 人），每批医疗帮扶人员中近 90% 连续工作时间超过 6 个月，给贫困地区的医疗卫生事业注入了大量的人力资源和技术支持。

通过对口帮扶，云贵川三省贫困地区的基层医疗机构的管理水平和医疗服务能力均获得了一定程度的提升。2016 年起，云南省启动三级医院对口帮扶贫困县县级医院工作，组织省内外共 73 家（省内 36 家，上海 28 家，部队 9 家）三级医院对口帮扶 88 个贫困县，96 家县级医院，2019 年又组织省内三级中医医院对口帮扶 63 家贫困县中医医院。截至 2019 年底，云南省共计组织了 90 家三级医院（含 17 家三级中医医院）对口帮扶 151 家贫困县县级医院（含 63 家县级中医医院），实现对口帮扶县级医院全覆盖。累计下派队员 2619 名，诊治住院患者 79.11 万人次，通过学术讲座培训 12.75 万人次，免费接受 2260 人到三级医院进修培训，开展新的适宜技术 3835 项。如在上海市嘉定区南翔医院帮扶下，永仁县人民医院皮肤科于 2019 年 7 月 15 日正式成立并开科，填补了该县无皮肤专科的空白，极大方便了皮肤病患者就诊，月平均门诊 500 ~ 600 人次。此外，为有效解决长期制约深度贫困地区医疗服务的问题，云南省卫健委分别与迪庆州、怒江州、昭通市等制定健康扶贫专项帮扶方案，加大项目、资金、政策倾斜力度，开展"N 对 1""组团式""造血式"帮扶，旨在打造一支带不走的专家队伍，补齐重大服务短板和建设疾病救治中心。例如，2016 年起，云南省卫健委组织了由上海交通大学医学院附属瑞金医院北院、云南省第一人民医院牵头，联合省肿瘤医院等 8 家医院对迪庆州医院进行组团式帮扶，以进一步完善迪庆州人民医院科室设置，推进儿科、心内科等重点学科和胸痛中心、脑卒中心和高原病防治中心的建设。通过帮扶，到 2020 年，迪庆州医院已建立 1 个院士工作站、4 个卫生计专家基层工作站、7 个省级临床重点专科，并建立了全州历史上第一个儿科，设置儿科床位 35 张，新建新生儿重症监护室，已成功救治新生儿 397 人，新生儿患者外转率从 2015 年的 58% 降至 0% 。服务还辐射到了四川甘孜涉藏地区的 7 个县和西藏的 4 个县，院内 32% 的患者来自省外的东部涉藏地区。全州婴幼儿死亡率从 2015 年的 17.98‰下降至 2018 年的 13.46‰。①

---

① 数据来源：云南省卫生健康委。

在 2016～2020 年，贵州省 1649 家医疗卫生机构与 683 家省外医疗卫生机构建立了对口帮扶关系，实现了贵州省所有中医医院和 66 个贫困县综合医院、妇幼保健院、乡镇卫生院对口帮扶全覆盖；通过组建"医疗卫生援黔专家团"，38 名院士在贵州省建立了 44 个院士工作站（室），支援医疗卫生机构帮扶、指导受援医疗卫生机构建设重点专科 1878 个，开展科研合作项目 57 个，开展新技术、新业务 3070 项，填补了当地多项医疗技术空白。① 本研究的调查点之一威宁县自 2017 年以来，就与贵州省人民医院、浙江省丽水市中心医院、联勤保障部队第 900 医院、福建中医药大学附属第二人民医院、广州市番禺区中心医院五家三级医院签订帮扶协议，开展对县人民医院和县中医院的对口帮扶工作。截至 2020 年底，帮扶医院已选派了 91 名医疗卫生技术专家到威宁县进行驻点帮扶，威宁县同时也选派了 152 名卫生技术人员到支援医院学习进修，直接帮扶资金近 400 万元，开展了新项目、新技术 30 余项。

鉴于众多深度贫困县地处边远、交通不便的实情，远程医疗是另一项提高当地基层诊疗水平的帮扶措施。2019 年，全国远程医疗已覆盖 832 个贫困县并向乡镇卫生院延伸。云南省的远程医疗也覆盖了全省 16 个州（市）129 个县（市、区）的 204 家医疗机构，部分县（市、区）已实现"乡乡通"。截至 2020 年，全省已开展了累计超过 237 万例的远程医疗会诊。② 贵州省远程医疗在 2019 年就实现了省、市、县、乡、村五级覆盖，291 家县级及以上公立医疗机构、16000 多名医生已全部纳入远程医疗体系，构建了"乡镇检查、县级诊断"的远程诊疗模式。③ 在本研究的调查点威宁县，累计投入 2106.82 万元，以县人民医院为中心，构建了覆盖 41 所乡镇级卫生院（社区卫生服务中心）、县中医院和县妇幼保健院的远程医疗体系，与浙江省丽水市中心医院、联勤保障部队第

① 跨越千里"山海情" 对口帮扶"硕果丰"——援黔医疗卫生对口帮扶打造东西部扶贫协作的"贵州样板"［EB/OL］.（2021－07－11）［2022－01－20］. http://wjw.guizhou.gov.cn/xwzx_500663/zwyw/202107/t20210711_68970269.html.
② 数据来源：云南省卫生健康委。
③ 宗和. 贵州健康扶贫：拔出"穷根"优质医疗资源送到家门口［EB/OL］.（2019－12－18）［2021－01－20］. http://unn.people.com.cn/n1/2019/1218/c14717－31511865.html.

900 医院、贵州省人民医院、贵州医科大学附属医院、广州市番禺区中心医院开展远程会诊。截至 2020 年底，远程心电会诊共 7881 例，远程影像会诊共 44277 例，远程 B 超会诊共 103337 例，疑难病例会诊共 323 例（省内外三级以上综合医院会诊 311 例，县人民医院会诊 12 例）。2018 年，四川省的远程医疗系统也覆盖了全省 1800 多家医疗机构，其中，三级医疗机构和 88 个贫困县覆盖率达 100%。^① 在深度贫困最为集中的凉山州，还实施了信息支撑互联共享工程，建设了覆盖州、县、乡三级的区域远程会诊、影像、检验等平台，建设了凉山州医院院前急救管理信息和便民惠民信息管理服务平台，并大力推进居民电子健康卡建设。

第三节　健康扶贫对基本公共卫生服务的能力提升分析

随着 2009 年"新医改"方案的出台，基本公共卫生服务成为我国扩大和提升健康覆盖面和均等性的重大举措，是国家为了保障居民最集中、最迫切、最低水平的卫生服务需求，在综合考虑社会发展水平和可支配的公共卫生资源的基础上，面向全体居民免费提供的可操作和可持续的卫生服务。^② 经过 10 余年的实践探索，我国的基本公共卫生服务项目已从 2009 年最初的 9 类逐步扩增到了 2019 年的 19 类，形成了涵盖重点人群和重大疾病，集预防、监测和管理于一体的服务体系。在健康扶贫工程中，为筑牢贫困地区防范疾病风险的前沿屏障，从根本上消除导致贫困人口健康脆弱性的不利因素，我国政府优先在贫困地区的基本公共卫生服务中纳入免费孕前优生健康检查等妇幼保健项目，加大慢性病、传染病、地方病防控力度，深入开展贫困地区爱国卫生运动，让成本低、效果好、收益佳的健康服务惠及更广泛的农村家庭。

---

① 辛闻. 四川远程医疗已覆盖三级医疗机构 将推进二级以上机构落地［EB/OL］.（2018 - 09 - 28）［2022 - 01 - 20］. http://health. china. com. cn/2018 - 09/28/content_40520185. htm.

② 陈丽，姚岚，舒展. 中国基本公共卫生服务均等化现状、问题及对策［J］. 中国公共卫生，2012，28（2）：206 - 209.

一 妇女儿童健康保障

妇幼健康水平是衡量一个国家或地区综合发展实力、社会文明程度的重要标志，为妇女儿童提供必要的基本医疗服务不仅是保障全人群健康水平的重要基础，也是实现全人群、全生命周期健康覆盖，提升健康公平性的必要之举。自新中国成立以来，中国政府就高度重视妇幼保健工作，成立了覆盖省、市、县、乡、村的妇幼保健网络，通过孕产保健、儿童保健、妇女保健、生殖保健和出生缺陷综合防治等工作，努力为全体妇女儿童提供系统、连续和多元的妇幼健康服务。经过 70 多年的努力，逐步形成了以专业妇幼保健机构为核心，以基层医疗卫生机构为基础，以大中型综合医院、专科医院和相关科研教学机构为支撑的保健与临床相结合、具有中国特色的妇幼健康服务网络，全国妇幼保健服务公平性、可及性不断增强，妇幼健康主要服务指标和结果指标在城乡间、地区间的差距持续缩小。截至 2018 年，全国 31 个省（自治区、直辖市）和新疆生产建设兵团已建立 3081 所妇幼保健机构，其中省级 32 所、地市级 350 所、县区级 2699 所。这些妇幼保健机构中，能提供门诊服务的有 2899 所，占 94.1%；能开展住院服务的有 2117 所，占 68.7%；各级能开展产科住院服务的机构比例分别为 76.7%、78.8% 和 55.1%。①

在脱贫攻坚时期，贫困地区的妇幼保健工作也受到各级政府的高度重视，云贵川三省的妇幼保健网络建设情况较好，2015 年四川省妇幼保健机构数量在全国排名第二，云南省和贵州省分列第五和第十八位。2020 年，四川省妇幼保健机构数量进一步升至全国第一位，贵州省提升至第十七位，云南省保持在第五位。三省所有贫困县，包括深度贫困县都已建立了良好的妇幼保健网络，基本上都构建了以专责县级医疗机构为核心、乡村医疗机构为基础、基本公共卫生服务为支点、乡村医生负责全程管理的服务模式。通过母婴同享的全生育周期服务链的打造，妇

---

① 数据来源：国家卫生健康委员会妇幼健康司 . 2019 年全国妇幼健康信息分析报告 ［R］. 2019.

幼保健服务的利用率大幅度提升，孕产妇死亡率、婴幼儿死亡率大幅下降。2020 年底，云南省 88 个贫困县孕产妇死亡率为 12.66/10 万，婴儿死亡率为 5.96‰，连续三年低于全国平均水平。① 四川省卫生健康统计年鉴中监测地区的数据也显示，四川省农村地区的孕产妇死亡率、新生儿死亡率、婴儿死亡率和 5 岁以下儿童死亡率分别从 2015 年的 24.04/10 万、4.47‰、8.34‰、9.68‰ 下降至 2020 年的 17.14/10 万、3.20‰、6.17‰、8.78‰。四川省贫困地区孕产妇死亡率、婴儿死亡率、5 岁以下儿童死亡率分别从 2015 年的 18.29/10 万、5.67‰、8.28‰ 下降至 2019 年的 14.68/10 万、3.99‰、5.67‰，低于全国平均水平。而深度贫困县最集中的凉山州，其孕产妇系统管理率和住院分娩率分别从 2015 年的 72.6% 和 84.67% 提升至 2020 年的 81.3% 和 99.24%；新生儿访视率、3 岁以下儿童系统管理率和 7 岁以下儿童系统管理率分别从 2015 年的 76.56%、76.66% 和 72.81% 提升至 2020 年的 91.39%、90.83% 和 90.56%。② 2019 年，贵州省孕产妇死亡率、婴儿死亡率、5 岁以下儿童死亡率分别从 2015 年的 24.64/10 万、8.67‰ 和 12.22‰ 下降至 2020 年的 15.90/10 万、5.01‰ 和 7.47‰，连续两年低于全国平均水平。③ 在本研究开展现场调查的 5 个深度贫困县（市）中，仍有 2 个县的孕产妇死亡率、婴儿死亡率和 5 岁以下儿童死亡率相对较高，高于全省和全国同期水平，孕产妇系统管理率不仅偏低，且波动较大。例如，某县孕产妇的系统管理率在 2015 年为 77.8%，而 2017 年仅为 4.4%，2018 年为 14.7%，2019 年为 29.1%，这说明深度贫困地区的孕产妇和儿童健康管理水平仍较低，且存在地区差异。

除了常规的孕产妇和儿童保健外，在脱贫攻坚时期，中国政府还开展了一系列针对农村妇女儿童、覆盖全贫困地区的健康改善项目，包括农村

---

① 2020 年全国孕产妇死亡率为 16.9/10 万，婴儿死亡率为 5.4‰，5 岁以下儿童死亡率为 7.5‰。

② 数据来源：四川省卫生和计划生育信息中心编．四川卫生和计划生育统计年鉴（2015）［M］．成都：西南交通大学出版社，2016；四川省卫生健康委员会编．四川卫生健康统计年鉴（2020）［M］．成都：西南交通大学出版社，2021：338－339.

③ 数据来源：贵州省卫健委网站公布数据。

妇女宫颈癌和乳腺癌筛查、农村妇女增补叶酸预防神经管缺陷、儿童营养改善、免费孕前优生健康检查、地中海贫血筛查、0~6 岁儿童视力检查、贫困地区新生儿疾病筛查等，进一步助力提升了深度贫困地区妇女儿童的健康水平，让患者能获得及时救治。例如，云南省累计为 88 个贫困县的 89012 名农村妇女进行宫颈癌检查，为 92335 名农村妇女进行乳腺癌检查；为 88 个贫困县 24.20 万名 6~24 月龄儿童发放了营养包，营养包发放目标人群覆盖率为 50.35%，营养包的有效服用率达 92.72%，农村 5 岁以下儿童低体重发生率下降至 1.78%。[1] 四川省凉山州 5 岁以下儿童低体重患病率也从 2015 年的 1.47% 下降至 2020 年的 0.93%。贵州省贫困地区以县为单位的农村妇女"两癌"检查覆盖率和儿童营养改善项目覆盖率均达到 100%，项目地区 6~24 月龄儿童贫血患病率和儿童生长迟缓率分别从 2014 年的 34.4% 和 16.8% 下降至 2019 年的 15.20% 和 10.30%。[2]

二　生育秩序整治

计划生育并非全国健康扶贫工程的内容，但为了避免多子女造成的过重家庭经济负担，四川省针对凉山州等深度贫困地区特别开展了生育秩序整治行动，并将之作为深度贫困县健康扶贫攻坚专项行动之一，采取计划生育目标管理责任制度、乡村干部"包村包户"责任制度、专业技术人员"一对一"联系制度、卫生健康部门领导干部联系制度和长效节育措施奖励制度。通过宣传教育，引导群众采取长效节育措施，按政策生育。深度贫困地区 27 个生育秩序整治重点县政策外多孩率从 2015 年的 20% 降至 2020 年的 5.92%。[3] 这项政策的底层逻辑是想通过控制多孩生育，减轻家庭的抚养负担，但随着全国人口老龄化、少子化趋势日益加深，"三孩"政策普遍推行，严格控制生育数量已不再是必然之需，也非反贫的良策，而更应关注贫困女性化和大龄男性贫困化的问题。

---

[1]　数据来源：云南省 2020 年上半年健康扶贫工作总结，云南省卫生健康委员会提供。
[2]　贵州省卫生健康委员会编. 贵州卫生健康年鉴 2020 [M]. 北京：线装书局，2021：59.
[3]　四川民族地区健康扶贫成效显著 [EB/OL]. (2021-04-30) [2022-01-24]. http://www.scpublic.cn/news/wx/detail? newsid=444649.

四川省 2015～2020 年卫生健康统计数据显示，凉山州每年总出生人口数占四川省的 7%～10%，但多孩出生人数占全省多孩出生人数的 45% 左右，并且出生性别比持续提升，2020 年达到 125.16（见表 5－10）。[①] 在现场调查中，本研究也发现，凉山州的多孩家庭较多，[②]"重男轻女"的思想仍普遍存在，家庭中女性生育养育负担重，且早婚早育趋势明显。在男女性别失衡背景下，许多贫困地区大龄男性难以婚配，其养老困难的问题也随之而来，[③] 更易在被隔离与自我隔离的双重机制作用下，在经济和社会资本弱势累积的过程中，陷入贫困状态。[④] 本研究在现场调研时就发现了两种现象：一是未婚大龄男性成为贫困户，家庭资源配置韧性不足，风险对抗能力弱，个体也易诱发生理和心理疾患；二是某些贫困村孤寡男性老年人的社会养老需求持续增大，当地政府经济压力和照护压力较重，已开始积极筹资新建社区养老院。

表 5－10　2015～2020 年四川省和凉山州出生人口数及性别比

地区	年份	出生总人数			一孩出生人数			二孩出生人数			多孩出生人数		
		男性	女性	性别比	男性	女性	性别比	男性	女性	性别比	男性	女性	性别比
全省	2015	408847	376985	108.45	257794	239978	107.42	130838	120490	108.59	20215	16517	122.39
	2016	475437	442401	107.47	293538	274908	106.78	163484	151851	107.66	18415	15642	117.73
	2017	528983	492329	107.45	289422	269623	107.34	214422	200470	106.96	25139	22236	113.06
	2018	505434	470141	107.51	284420	265265	107.22	198191	185678	106.74	22823	19198	118.88
	2019	457494	424390	107.80	256684	238247	107.74	175167	163735	106.98	25643	22408	114.44
	2020	407863	379620	107.44	234218	220078	106.42	152199	141804	107.33	21446	17738	120.90

① 出生人口性别比是指活产男婴数与活产女婴数的比值，通常用女婴数量为 100 时所对应的男婴数来表示。出生性别比是由生物学规律决定的，联合国将其正常范围设定为 102～107。

② 2019 年，越西县被调查家庭的平均人口数为 5.4 人，家庭平均未成年人口数为 1.9 人，生育三孩及以上家庭的占比高达 68.39%；2021 年，越西县被调查家庭的平均人口数为 5.4 人，家庭平均未成年人口数为 1.9 人，生育三孩及以上家庭的占比为 61.31%。

③ 李树苗，孟阳，杨博. 贫困、婚姻与养老——农村大龄未婚男性家庭发展的风险与治理［J］. 南京社会科学，2019（8）：77－87.

④ 陆汉文，黄承伟主编. 中国精准扶贫发展报告（2018）：稳定脱贫的深层挑战与有效途径［M］. 北京：社会科学文献出版社，2018：224－249.

地区	年份	出生总人数			一孩出生人数			二孩出生人数			多孩出生人数		
		男性	女性	性别比	男性	女性	性别比	男性	女性	性别比	男性	女性	性别比
凉山州	2015	30564	27195	112.39	12586	11605	108.45	8887	7884	112.72	9091	7706	117.97
	2016	35097	31946	109.86	15615	14369	108.67	10498	9659	108.69	8984	7918	113.46
	2017	60172	55045	109.31	25365	23033	110.12	17930	16536	108.43	16877	15476	109.05
	2018	55829	50375	110.83	24010	22093	108.68	18570	16905	109.85	13249	11377	116.45
	2019	61024	55657	109.64	24723	22800	108.43	19693	18044	109.14	16608	14813	112.12
	2020	41664	36885	112.96	17689	16282	108.64	14284	12860	111.07	9691	7743	125.16

资料来源：历年四川卫生健康统计年鉴。

三　残疾儿童早期康复

在调研过程中，本研究还在广南县发现了一个特别针对贫困家庭及残疾幼儿的帮扶项目。该项目并非健康扶贫工程的统一要求，但其本质也是通过医疗卫生服务的提供达到助困助贫的目的，对巩固脱贫攻坚成效、构建健康扶贫的长效机制具有重要的借鉴意义。广南县妇幼保健院与县民政局合作，于2020年4月率先开展了"全日制残疾儿童康复"项目。项目启动之初，县民政局提供了首批残障儿童的名单，[①] 县妇幼保健院成立专项队伍，负责挨家挨户进行诊断和确认，在确诊的基础上动员患儿家庭支持孩子参加康复项目。在日常工作中，任何妇幼保健人员在开展入户随访时，若发现疑似残疾的儿童，也可联系县妇幼保健院进行确诊和动员。该康复项目的费用采取"三分制"，即民政局、居民医疗保险和家庭共同分担，若为贫困户，自付部分基本免除。每一康复疗程为15日，每月开展1个疗程，即每月有15日住在县妇幼保健院，剩下的15日返回家中。每一疗程的总费用为6000~7000元（含住宿和伙食），"补助＋报销"后，一般家庭的自付费为1000~1500元。康复

---

① 该项目主要针对的是肢体残疾或智力残疾的2~8岁儿童。因为县妇幼保健院没有精神科，也没有具有资质的医生，所以无法对精神残疾的患儿进行康复治疗。全县公立医院中仅县医院有1名精神科医生。全县的严重精神障碍患者是由大理州派遣医生到当地进行诊治，乡村级医疗机构和县疾病控制中心仅负责严重精神障碍患者的管理。

疗程采取全日制，患儿可由家长接送，交通不便或父母不在身边的孩子由县妇幼保健院派专车接送。大部分患儿都为长期康复，若康复效果良好（基本判定标准为生活自理），到了入学年龄时，则由县妇幼保健院转介至特殊学校继续接受教育，目前学龄儿童的转介率约为50%。

2021年，本研究在现场调研时，对该康复项目的治疗点进行了实地探访。该康复项目科室设在县妇幼保健院门诊大楼的五楼，为了避免接受康复的儿童走失和外人打扰，该区域与其他就诊区分隔，设有智能门锁。整个区域设有卧室、物理治疗室、一对一康复训练室、活动室、洗衣房等10余间功能室，全科现有20余名从事康复治疗的医护人员，2021年共接纳康复幼儿100余人。研究团队走访当日，约有12名幼儿在接受康复治疗，其中男孩10名（包括孤独症4人、21三体缺陷2人、行动发育迟缓2人、脑瘫儿1人、语言发育迟缓1人），女孩2名（全为孤独症患儿）。据该项目负责人介绍，在所有100多名接受康复治疗的患儿中，孤独症患儿的占比最高，但许多农村父母对此并不了解，还误认为孩子是性格"内向"或不爱说话，有些父母甚至不愿意承认自己的孩子是有"缺陷"的。其他行动发育迟缓或语言发育迟缓的孩子也多被父母误判，总认为孩子会随着年龄增长而"自愈"。因此，大部分幼儿刚开始来接受康复治疗时，健康状况较差，但经过几个康复疗程后，大部分孩子都出现了明显好转，这给予了父母和医护人员莫大的鼓励和信心。

四　重点慢性非传染性疾病的健康管理

随着社会人口老龄化以及社会经济的发展变迁，中国人群的疾病谱和死亡谱已经发生改变，慢性非传染性疾病已成为影响人群健康的主要疾病。2017年4月，国家卫生计生委等6个部门联合制定了《健康扶贫工程"三个一批"行动计划》，明确要求按照"大病集中救治一批、慢病签约服务管理一批、重病兜底保障一批"的基本原则，组织对患有大病和长期慢性病的贫困人口实行分类分批救治，进一步推动健康扶贫落实到人、精准到病。根据工作要求，乡村级医疗机构需要在县级医疗机构的指导下，为农村贫困家庭的慢性病患者建立档案，依据病情采取有针对性的健康管理举措，按管理规范安排至少每年 4 次面对面随访和 1 次年度体检活动，评估心率、血糖和血压等基础性健康指标，在饮食、运动、心理、用药等方面提供健康指导。

在该行动计划的指导下，云贵川三省均优先把常住建档立卡贫困人口作为家庭医生签约的服务对象，重点为高血压、糖尿病、严重精神障碍和肺结核四类疾病患者人群提供健康管理服务，基本上做到"签约一人、履约一人、做实一人"。本研究对云南省 2018～2020 年基本公共卫生服务报表中的高血压、糖尿病和严重精神障碍患者的数据进行了分层统计，结果显示，全省高血压和糖尿病患者的规范管理率逐年提升，2020 年深度贫困县的"两病"规范管理率超过 85%，高于全省平均水平，血压和血糖控制率也与全省水平相当（见表 5－11）。虽然近年来云南省严重精神障碍的人数有所增加，2020 年贫困县的严重精神障碍在册人数占总患者数的 69.3%，但贫困地区的规范管理率基本上与全省水平相当（81.88% vs. 83.02%），深度贫困县的规范管理率也升至 75.5%，较上一年提高了 5.4 个百分点。据统计，云南省已建有精神卫生医疗机构 130 家，129 家县级综合医院开设了精神科门诊，严重精神障碍患者在册人数的规范管理率达到 81.1%。其中，贫困人口中的严重精神障碍患者占全省总患病人数的 35.2%，其规范管理率也从 2017 年的 60% 左右大幅提升至 2019 年的 93%，超过了健康扶贫工作 75% 的目标要求。

表 5－11　2018～2020 年云南省深度贫困县高血压、糖尿病患者健康管理情况

单位：%

地区	年份	高血压患者规范管理率	管理人群血压控制率	糖尿病患者规范管理率	管理人群血糖控制率
深度贫困县	2018	80.30	46.73	79.19	45.29
	2019	81.31	51.15	79.23	47.46
	2020	86.89	60.18	86.77	57.07
全省	2018	81.63	54.86	79.37	49.99
	2019	82.54	57.10	80.31	51.31
	2020	85.27	61.38	83.79	55.60

资料来源：云南省卫生健康委。

在现场调查中，5 个深度贫困县（市）慢性病贫困患者的签约率和规范管理率也都有明显提升，2020 年基本上都在 90% 以上。例如云南省泸水市的高血压、糖尿病、严重精神障碍患者的规范管理率分别从 2017 年的 60%、84% 和 46% 大幅提高至 2020 年的 99%、98% 和 99%。2020 年，云南省广南县共计有"三病"贫困患者 14736 人，除了因常年外出、远嫁和失联的人员外，13750 人已完成家庭医生签约服务，签约率达到 93.3%。该县新建的精神专科医院（广南安康医院）在 2018～2020 年已累计为 13068 人次开具了门诊处方，为 3894 人次提供了住院服务，有效弥补了该县严重精神障碍患者无本地机构救治的短板。

五　重大传染性疾病救治

以结核病和艾滋病为典型的传染性疾病通常与贫困问题相连，是深度贫困地区和贫困人口中易发的疾病，也是贫困人口因病致贫的主要疾病。2015 年，全国艾滋病发病率、死亡率分别为 3.69/10 万和 0.94/10 万，云南省分别为 12.31/10 万和 3.88/10 万，贵州省分别为 6.02/10 万和 1.45/10 万，四川省分别为 9.55/10 万和 2.07/10 万，三省的艾滋病发病率分别居于全国的第二（云南）、第三（四川）和第六位（贵州）。[1] 而"三区三州"之一的怒江州，自 2005 年以来，肺结核报告发病率均居于全省肺结核报告发病率第一位，2008 年最高达 206/10 万，2017 年报告发病率降至 165.48/10 万，但仍为全省平均水平的 2.87 倍，全国平均水平的 2.73 倍。2012 年后，该州肺结核报告死亡率逐年上升，2017 年报告死亡率达 0.90/10 万，为全省平均水平的 5.5 倍，全国平均水平的 4.5 倍，位居全省第一。[2] 2010～2020 年，凉山州的肺结核和艾滋病发病率也呈明显上升趋势（肺结核发病率为 90.02/10 万～144.30/10 万，艾滋病发病率为 33.17/10 万～65.02/10 万），并且死亡病种主要为艾滋病，10 年累计死亡 6045 例，占法定传染病死亡总数的 96.64%，

---

[1] 国家卫生和计划生育委员会.2016 中国卫生和计划生育统计年鉴［M］.北京：中国协和医科大学出版社，2015：262.

[2] 数据来源：《云南省卫生计生委怒江州人民政府关于建立共同推进机制坚决打赢怒江州健康扶贫攻坚战的意见》（云卫医发〔2018〕18 号），2018.

其次是肺结核，死亡 149 例，占死亡总数的 2.38%。[①]

2017 年后，随着健康扶贫工程的实施，肺结核和艾滋病成为健康扶贫工程中的重点关注疾病，个别省份还针对深度贫困地区特别印发了疾病防治的专项工作方案。例如 2017 年 9 月，国家卫生计生委和四川省人民政府联合决定实施《凉山州艾滋病防治和健康扶贫攻坚第一阶段行动方案（2017—2020 年）》；云南省与迪庆州、怒江州建立健康扶贫协作推进机制，专门制定了针对肺结核和艾滋病的重点疾病防控建设实施方案。通过扩大检测覆盖面、最大限度地发现和及时救治"两病"患者等具体措施，云贵川三省深度贫困地区重大传染病的防控获得了阶段性进展。

云南省从艾滋病流行的全国"重灾区"变为艾滋病防治的"示范区"，艾滋病发病率从 2014 年的 12.34/10 万（全国第二）[②] 下降到 2019 年的 11.79/10 万（全国第五）。[③] 截至 2020 年 12 月，全省艾滋病发现率、治疗率和治疗有效率分别达到 90.5%、92.0% 和 96.2%，成为全国唯一实现"三个 90%"防治目标的省份；27 个深度贫困县的艾滋病感染者和病人的治疗率也从 2015 年的 64.9% 增至 2020 年的 92.0%，治疗有效率达到 93.6%；全省艾滋病母婴传播率 2020 年仅为 1.36%，先天性梅毒报告发病率 1.48/10 万，乙肝母婴传播率 0.65%，率先在全国达到了世界卫生组织的消除艾滋病母婴传播标准。[④] 四川省凉山州艾滋病疫情的快速上升势头得到遏止，2020 年艾滋病发病率出现下降，与 2017 年相比，昭觉县等四个重点县艾滋病治疗覆盖率从 41.1% 提升到 94.8%，治疗成功率从 57.5% 提升到 94.8%，母婴传播率从 9.0% 下降到 3.7%。[⑤]

---

① 邓云琼. 2010 - 2020 年凉山州法定传染病疫情分析［J］. 预防医学情报杂志，2021，37（11）：1513 - 1521 + 1527.

② 国家卫生和计划生育委员会编. 2015 中国卫生和计划生育统计年鉴［M］. 北京：中国协和医科大学出版社，2015：262.

③ 国家卫生健康委员会编. 2020 中国卫生健康统计年鉴［M］. 北京：中国协和医科大学出版社，2020：262.

④ 云南省健康与发展研究会. 云南省第四轮防治艾滋病人民战争终期评估报告. 2021.

⑤ 柳青. 凉山州健康扶贫取得哪些成效？国家卫健委发布会答封面新闻［EB/OL］.（2020 - 12 - 08）［2022 - 01 - 25］. https://baijiahao. baidu. com/s？ id = 16854841621623 64287&wfr = spider&for = pc.

云南省深度贫困地区的肺结核防治也取得了明显进展。云南省在总结怒江州兰坪县试点工作经验的基础上，在省级 16 个州（市）129 个县（市、区）全面建立起"疾控机构负责规划管理、定点医疗机构负责诊断治疗、基层医疗卫生机构负责推荐与随访管理"的结核病"三位一体"防治服务体系，完善了全省结核病实验室检测和质控网络。同时，以兰坪县结核病主动筛查模式为基础，在泸水市、福贡县、贡山县开启怒江州第二阶段主动筛查。截至 2020 年 6 月底，全州累计为 34.33 万人免费筛查结核病，占应筛查总人数的 85.39%，其中完成 15.45 万名贫困人员免费筛查工作，筛查比例达 66.72%。2017～2020 年，云南全省肺结核患者管理率均在 99% 以上，规则服药率和规范管理率均保持在 96% 以上。2015～2019 年，全省累计治疗肺结核患者 12.94 万例，成功治疗 12.01 万例，成功治疗率达到 92.81%，怒江州也保持在 80% 以上。全省肺结核报告发病率在较 2015 年连续三年上升后，2019 年起上升态势得到遏止，2020 年报告发病率较 2019 年下降了 2.77%，贫困县和深度贫困县的发病率也在 2019 年后出现下降，与全省报告发病率趋势一致。与此同时，全省肺结核死亡率多年来维持在 0.3/10 万以下的低水平，即使在发病率较高的深度贫困县，死亡率也未超过 0.5/10 万。由此可推测，随着肺结核筛查覆盖面的扩大、检测技术的进步、服务可及性的提升以及治疗和管理方案的优化，肺结核的防控模式正产生积极而深远的影响，虽然病例数在近年内出现增长，但病人和潜伏期病人的早发现和早治疗，也意味着再次传播可能性和死亡风险的降低，对贫困人口的及时救治也减少了家庭医疗支出和劳动力损失的双重负担。[①]

六　寄生虫病和地方病救治

加大贫困地区地方病的综合防控力度，采取"靶向"治疗，及时保障贫困患者的救治也是健康扶贫的核心措施之一。为做好地方病防治专项攻坚行动工作，国家卫生健康委于 2018 年 11 月印发的《地方病防治专项三年攻坚行动方案（2018—2020 年）》，重点针对血吸虫病、碘缺乏

---

① 数据来源：云南省卫生健康委和云南省疾病预防控制中心。

病、大骨节病、克山病、氟砷中毒等 8 类疾病进行防治，防治目标与脱贫攻坚任务同步完成。

2020 年 6 月，云南省顺利通过国家卫生健康委消除疟疾终审评估，全省已连续四年保持无本地感染疟疾病例报告。全省 129 个县（市、区）已全部达到地方病消除或控制标准，其中 129 个县（市、区）全部达到碘缺乏病消除标准，人群碘营养总体保持适宜水平；全省 13 个燃煤污染型氟中毒病区县中，9 个县达到病区消除标准，3 个县达到病区控制标准；全省 12 个饮水型地方性氟中毒病区县中，11 个县达到病区控制标准，1 个县防治措施达到控制标准，全省燃煤型氟中毒病区改良炉灶率达 95% 以上，饮水型地方性氟（砷）中毒病区/水源性高砷区全面完成降氟降砷改水，改水工程运转良好，饮用水氟砷含量符合国家卫生标准；全省 9 个饮水型地方性砷中毒病区/水源性高砷区全部达到病区消除标准；全省 42 个克山病病区县全部达到病区消除标准；全省 18 个血吸虫病流行县全部达到传播阻断标准，其中 11 个县达到消除标准。截至 2020 年 9 月底，全省地方病患者建档率达到 100%，地方性氟骨症和克山病患者治疗率达到 91.6%，现存晚期血吸虫病患者规范管理率达到 100%、符合条件的病人救治率达到 100%。

2019 年贵州省成为全国第九个消除疟疾的省份，地氟病的 37 个病区中已有 29 个达到消除标准，8 个病区达到控制标准，全面消除了碘缺乏病、地砷病和克山病。[①] 2020 年底经认定，四川省 32 个大骨节病病区县保持消除状态；55 个克山病病区县达到消除标准；183 个县（市、区）全部保持消除碘缺乏病状态；23 个燃煤污染型病区县中，17 个县（含凉山州越西县）达到消除标准，其余 6 个县保持控制状态；12 个饮水型氟中毒病区县达到控制标准；3 个饮水型砷中毒病区（高水砷地区）均达到消除标准。[②] 涉藏地区包虫病防治"两抓四管六结合"模式在全国推广，石渠县（据统计该县包虫病致贫率曾达 13%）顺利通过国家包虫

---

① 贵州省卫生健康委员会编. 贵州卫生健康年鉴 2020［M］. 北京：线装书局，2021：50.
② 袁菡苓. 四川省重点地方病控制和消除评价结果公布［EB/OL］.（2021－01－08）
［2022－01－25］. http://sc. people. com. cn/n2/2021/0108/c345509－34518363. html.

病综合防治试点终期评估，目标人群筛查覆盖率达 97.73%，[①] 包虫病防治知晓率达 98.13%，2018～2020 年连续 3 年包虫病新病人检出率为零。[②]

第四节　健康扶贫对人居环境的建设效果分析

一　人居环境建设的重大意义

到 2030 年人人享有安全、可负担的饮用水和卫生厕所是联合国可持续发展的主体目标之一。截至 2017 年，全球 90% 的人口至少已获得了最基本的饮水供给，与 2000 年（82%）相比有了明显进展。然而，2017年，全球仍有 22 亿人缺少安全饮水，其中有 1.44 亿人仍在饮用地表水，42 亿人无卫生厕所，6.73 人甚至在野外排泄。[③] 此外，巨大的城乡差异，也使得农村和贫困人口更容易面临基础卫生设施的缺口。[④] 中国也不例外，2018 年中国卫生健康统计年鉴显示，全国农村饮用自来水的人口占比从 2000 年的 55.2% 提高至 2014 年的 79.0%，[⑤] 农村卫生厕所普及率已从 2010 年的 67.4% 上升到 2017 年的 81.8%，[⑥] 但地区差异十分突出，云南、贵州、甘肃、青海等地的普及率远远低于上海、北京等发达城市。另一项跨度 10 年（2007～2018）的对中国饮水问题的系统性回顾也揭示，中国城市的饮水合格率为 85.51%，明显高于农村地区的 51.12%，并且贵

① 姚常房，喻文苏. 关注当前，更着眼长远 [N]. 健康报，2020 - 11 - 28（001）.
② 魏冯. 海拔 4520 米之上的包虫病歼灭战 [EB/OL]. (2021 - 05 - 11)[2022 - 01 - 25]. http://www.zangdiyg.com/article/detail/id/19322.html.
③ UNICEF/WHO. Progress on Household Drinking Water, Sanitation and Hygiene 2000 - 2017. Special Focus on Inequalities [R]. New York：United Nations Children's Fund and World Health Organization，2019.
④ WHO. Primary Health Care on the Road to Universal Health Coverage：2019 Global Monitoring Report [R]. 2019.
⑤ 国家卫生和计划生育委员会编. 2015 中国卫生健康统计年鉴 [M]. 北京：中国协和医科大学出版社，2015：278.
⑥ 国家卫生健康委员会编. 2018 中国卫生健康统计年鉴 [M]. 北京：中国协和医科大学出版社，2018：278.

州和云南两省的饮水合格率最低，低于30%。①

世界卫生组织已证实，水源和卫生设施与多类传染性疾病、寄生虫病和儿童营养不良的发生具有相关性，并影响着人群总体健康状况。②全球总死亡人数中，23%的死亡可归因于环境风险，如果计算疾病早死和残疾损失的健康生命年，即伤残调整生命年（Disability Adjusted Life Years，DALYs），环境造成的疾病负担占全球疾病负担的22%，减少环境有害因素的暴露将直接有助于减轻疾病负担。恶劣的生活环境直接关系人群健康水平，而人群健康的不良状态又可因卫生医疗服务支出的增加、收入减少和生存条件的持续恶化而引发贫困陷阱。生活环境和卫生条件的改善不仅有助于预防多类关联性疾病，还可有效降低5岁以下儿童死亡率，同时也可大大减少患慢性非传染性疾病的累加风险因素，缓解50～75岁人口的死亡风险，降低医疗卫生费用支出。③ 缺乏安全的饮用水、环保卫生的粪便排污设施不仅是贫困地区高疾病负担的重要社会环境原因，也不利于贫困人口健康生活行为方式的养成。除了健康方面的影响外，这些基础设施的缺失同样有可能对贫困人口的教育和就业机会产生深远影响，更有可能导致贫困的女性化。④ 尽管健康意识、健康知识和健康技能看似个体自身健康能力的内化表现，但意识和行为的采纳、强化和固化是内外环境互动之结果。环境是现实条件，对个体行为的方向和强度具有指引作用，而行为也会促进环境改变以适应人的需求。⑤ 农村贫困地区的人群不仅自身缺乏健康知识，健康素养水平偏低，同时由于外部生存环境发展滞后，关涉其健康状态的一系列基本认知和

① Wang T, Sun D, Zhang Q, et al. China's Drinking Water Sanitation from 2007 to 2018：A Systematic Review [J]. Science of the Total Environment，2020，757.

② WHO. Water, Sanitation, Hygiene and Health. A Primer for Health Professionals [R]. 2019.

③ Prüss-Ustün A, Wolf J, Corvalán C, et al. Preventing Disease through Healthy Environments：A Global Assessment of the Burden of Disease from Environmental Risks [M]. Geneva：World Health Organization，2016：103–104.

④ Winter J C, Darmstadt G L, Davis J. The Role of Piped Water Supplies in Advancing Health, Economic Development, and Gender Equality in Rural Communities [J]. Social Science & Medicine，2021，270.

⑤ 〔美〕阿尔伯特·班杜拉著，林颖，王小明，胡谊等译. 思想和行动的社会基础：社会认知论 [M]. 上海：华东师范大学出版社，2018：4–5.

学习能力未能获得外源性激励和强化，自我效能欠缺，既未形成个体内外认知交互作用的良性循环，也未形成可激励他人的外显健康行为示范和社会传播效应。因此，改善农村贫困地区的人居环境，不仅是脱贫攻坚的工程干预措施，也是减轻贫困地区疾病负担，着眼于"大健康"和可持续发展的重要举措。

党的十八大以来，习近平总书记多次强调要继承和发扬爱国卫生运动优良传统，并对"厕所革命"、垃圾分类等作出一系列指示批示。贫困地区农村人居环境改善是健康扶贫工程的重要组成。通常而言，有利于健康的卫生环境主要是指那些可以通过适度改善或调节，降低潜在风险，且不破坏其他生态功能的环境因素，大致包括空气、水、土壤、居住环境和与环境相关的清洁设施，如洗手设施等10个方面。[①] 2015 年后国家先后出台了若干政策和行动方案（见表 5 - 12），在保障住房安全的同时，着力从饮水、厕所和卫生设施等方面改善贫困地区农村人居环境，农户自来水和卫生厕所普及率不仅成为衡量脱贫的重要指征，也成为贫困地区人群健康促进的外源性支持条件。

表 5 - 12　国家层面关于农村人居环境改善的重要政策与规划（2015 ~ 2020）

年份	行动/规划/方案	发文单位	发文文号	饮水安全、住房和卫生厕所的相关指标
2015	全国城乡环境卫生整洁行动方案（2015—2020 年）	全国爱国卫生运动委员会	全爱卫发〔2015〕1 号	2020 年，全国农村卫生厕所和集中饮水供水率达到85%
2016	"健康中国2030"规划纲要	中共中央、国务院	—	实施农村饮水安全巩固提升工程，2030 年全国农村卫生户厕普及率达到100%
2016	关于实施健康扶贫工程的指导意见	国家卫生计生委等 15 个国家部门	国卫财务发〔2016〕26 号	农村改厕与农村危房改造项目相结合，加快农村卫生厕所建设进程；实施农村饮水安全巩固提升工程

---

① Prüss-Ustün A，Wolf J，Corvalán C，et al. Preventing Disease through Healthy Environments：A Global Assessment of the Burden of Disease from Environmental Risks〔M〕. Geneva：World Health Organization，2016：3.

续表

年份	行动/规划/方案	发文单位	发文文号	饮水安全、住房和卫生厕所的相关指标
2016	"十三五"全国水利扶贫专项规划	水利部	—	全面解决全国建档立卡贫困人口存在的饮水问题，贫困地区农村集中供水率达到83%（全国平均水平为85%），自来水普及率达到75%（全国平均水平为80%）
2018	关于推进农村"厕所革命"专项行动的指导意见	中央农办、农业农村部等8个国家部门	农社发〔2018〕2号	到2020年，中西部卫生厕所普及率在85%左右；地处边远、经济欠发达等地区卫生厕所普及率逐步提高。 到2022年，地处边远、经济欠发达等其他地区，卫生厕所普及率显著提升，厕所粪污无害化处理或资源化利用率逐步提高，管护长效机制初步建立
2018	关于加强建档立卡贫困户等重点对象危房改造工作的指导意见	住房建设城乡部、财政部和国务院扶贫办	建村〔2016〕251号	确保2020年以前圆满完成585万户4类重点对象危房改造任务

二 脱贫前后深度贫困县农户卫生设施变化

基于前期研究回顾，可知饮水、厕所和空气是影响人体健康最主要的环境因素。首先，饮水安全和卫生厕所的提供是确保人群健康，阻断病原体传播最基本的两项公共卫生措施，不洁饮用水和粪便污染所引发的多种疾病已成为全球贫困地区普遍存在的健康威胁。例如，腹泻是全球儿童的主要致死原因之一，占5岁以下儿童死亡原因的20%。据最新统计估计，中低收入国家中接近60%的腹泻病例与卫生设施有关，其中34%的病例可归咎于缺乏安全饮用水，不安全饮水引发的肠道疾病还可能导致婴幼儿营养不良和发育迟缓。[①] 饮用水和卫生设施的改善及相关保洁用品的使用将分别减少45%、28%和23%的腹泻。[②] 有研究还表明，

[①] Prüss-Ustün A，Wolf J，Corvalán C，et al. Preventing Disease through Healthy Environments：A Global Assessment of the Burden of Disease from Environmental Risks ［M］. Geneva：World Health Organization，2016：45.

[②] Prüss-Ustün A，Wolf J，Corvalán C，et al. Preventing Disease through Healthy Environments：A Global Assessment of the Burden of Disease from Environmental Risks ［M］. Geneva：World Health Organization，2016：17.

安全饮用水的提供和污水的适宜处理是确保人群健康的必要措施，不仅消除了霍乱，同时可大大避免各类腹泻引发的死亡。[①] 其次，室外和室内空气质量与多种疾病的诱发密切相关。研究显示，肺炎和支气管炎等下呼吸道感染每年导致 93.5 万人死亡，是儿童的主要致死原因，占 5 岁以下儿童死亡原因的 18%。除了免疫系统、营养等方面的原因外，不良生活环境的暴露也是造成肺炎的主要危险因素，包括室内取暖或烹饪燃料的使用、居住拥挤和二手烟的暴露。[②] 室内和室外空气污染、被动吸烟还与肺癌、缺血性心脏病、慢阻肺、中风有关。空气质量改善将使上述四种疾病的医疗费用节约 10 万 ~ 260 万欧元/10 万人口。[③] 环境污染也是公认的引发心血管疾病的危险因素，是急性心肌梗死的重要诱因，短期内颗粒增加与充血性心力衰竭的住院和死亡风险呈正相关。学者估计，将颗粒物的日平均浓度降低 3.9 微克/米^3，每年可防止约 8000 人因心力衰竭住院。[④]

因此，在对云贵川三省 5 个深度贫困县（市）的调查过程中，本研究对调查点农户的安全饮用水、主要燃料和卫生户厕三个方面的建设和使用情况进行了两次调查和对比分析。5 个深度贫困县（市）农户的安全饮水问题在脱贫后得到了明显改善，可以获得安全饮用水的农户从 2019 年的 83.17% 提升到了 2021 年的 98.14%，且差异具有统计学意义。尤其是在贫困户中，饮水安全的保障力度更为明显，贫困户安全饮水覆盖率在 2019 年时仅为 80.80%，明显低于非贫困户，但到了 2021 年已与非贫困户同步达到了 98%，差异不再具有显著性。被调查的 5 个深度贫困县（市）农户饮水安全的改善均十分明显，2021 年均在 95% 以

① Waldman R J, Mintz E D, Papowitz H E. The Cure for Cholera-Improving Access to Safe Water and Sanitation [J]. The New England Journal of Medicine, 2013, 368 (7): 592 – 594.
② Prüss-Ustün A, Wolf J, Corvalán C, et al. Preventing Disease through Healthy Environments: A Global Assessment of the Burden of Disease from Environmental Risks [M]. Geneva: World Health Organization, 2016: 14.
③ Prüss-Ustün A, Wolf J, Corvalán C, et al. Preventing Disease through Healthy Environments: A Global Assessment of the Burden of Disease from Environmental Risks [M]. Geneva: World Health Organization, 2016: 46 + 56.
④ Forastiere F, Agabiti N. Assessing the Link Between Air Pollution and Heart Failure [J]. The Lancet, 2013, 382 (9897): 1008 – 1010.

上，尤其是贵州省威宁县，从 2019 年的 37.32% 迅速提升到了 2021 年的 98.61%（见表 5 - 13）。

表 5 - 13　脱贫前后深度贫困县（市）农户安全饮用水覆盖率

单位：%

组别	脱贫前（2019 年）	脱贫后（2021 年）	χ^2 值	P 值
合计	83.17	98.14	104.847	< 0.001
农户				
贫困户	80.80	98.21	71.241	< 0.001
非贫困户	86.22	98.05	33.888	< 0.001
χ^2 值	3.683	0.029		
P 值	0.055	0.864		
县（市）				
威宁	37.32	98.61	123.788	< 0.001
广南	95.97	98.68	—	0.172 *
泸水	96.18	100.00	—	0.014 *
越西	98.50	95.51	—	0.185 *
香格里拉	88.61	97.80	11.815	< 0.001
χ^2 值	272.177	—		
P 值	< 0.001	0.037 *		

注：安全饮用水指净化处理过的自来水、桶装水或瓶装水；* 表示 Fisher 确切概率法检验结果。

在卫生户厕普及方面，5 个深度贫困县（市）也发生了明显变化，卫生户厕普及率从 2019 年的 40.11% 提高到了 2021 年的 47.09%，差异具有统计学意义。贫困户的普及率与非贫困户的普及率之间的差异不具有统计学意义。在 5 个深度贫困县（市）中，广南县卫生户厕的普及率相对较高，2021 年已超过 85%，高于云南省 2020 年的平均水平（57.5%），与其他被调查的 4 个县（市）也形成了鲜明对比，这可能与广南县旅游业的发展有关（见表 5 - 14）。对农户厕所类型的具体构成进行进一步分析后发现，自家冲水厕所和自家旱厕是最主要的两种厕所类型。自家冲水厕所在脱贫后的增长幅度较为明显，从 2019 年的 40.25% 增加到了 2021 年的 46.96%，差异具有统计学意义，尤其是贫困户，其改善力度较大。自家旱厕的占比虽然在脱贫后有所降低，但仍有43.30%的贫困户和46.24%的非贫困户在使用。除了广南县外，自家旱厕的使用在威宁县、越西县、泸水市和香格里拉市的占比依次为79.86%、66.03%、40.23%和31.87%，卫生户厕的普及还有待持续推进。此外，还值得注意的是，虽然无厕所的情况在脱贫后有所减少，但仍有近4%的家庭报告无厕所，在野外排泄（见表5-15）。这可能与个别县的调查村落地处边远、布局分散、水源缺乏等因素有关，冲水厕所的改造难以推行。

表5-14　脱贫前后深度贫困县（市）卫生户厕普及率

单位：%

组别	脱贫前（2019年）	脱贫后（2021年）	χ^2值	P值
合计	40.11	47.09	7.483	0.006
农户				
贫困户	37.91	46.21	5.973	0.015
非贫困户	42.95	48.19	1.847	0.174
χ^2值	1.858	0.315		
P值	0.173	0.575		
县（市）				
威宁	3.52	9.72	4.433	0.035
广南	68.46	85.43	12.201	<0.001
泸水	25.19	42.53	9.864	0.002
越西	23.31	32.69	3.111	0.078
香格里拉	72.78	61.54	4.821	0.028
χ^2值	226.963	199.475		
P值	<0.001	<0.001		

注：卫生户厕指厕所有墙、有顶，厕坑及贮粪池不渗漏，密闭有盖，无蛆蝇，粪便无暴露，可及时清除并进行无害化处理。在本研究中，大部分卫生户厕都是"水冲式＋三格化"粪池。

表5-16和表5-17显示了5个深度贫困县（市）农户家庭燃料的使用情况。首先，从表5-16可见，农户清洁燃料的使用率在脱贫后也有了较为明显的提升，从2019年的61.57%提高至2021年的68.40%，差异具有统计学意义。虽然贫困户的清洁燃料使用率仍低于非贫困户，

表 5 - 15　脱贫前后深度贫困县（市）农户厕所使用构成情况

单位：户，%

组别	脱贫前（2019 年）						脱贫后（2021 年）						χ^2 值	P 值
	自家冲水厕所	自家旱厕	水冲式公共厕所	集中旱厕	其他卫生设施	无厕所	自家冲水厕所	自家旱厕	水冲式公共厕所	集中旱厕	其他卫生设施	无厕所		
合计	287（40.25）	340（47.69）	7（0.98）	30（4.21）	7（0.98）	42（5.89）	379（46.96）	360（44.61）	7（0.87）	24（2.97）	8（0.99）	29（3.59）	10.621	0.059
农户														
贫困户	152（37.91）	190（47.38）	2（0.50）	20（4.99）	6（1.50）	31（7.73）	206（45.98）	194（43.30）	4（0.89）	18（4.02）	7（1.56）	19（4.24）	9.343	0.096
非贫困户	135（43.27）	150（48.08）	5（1.60）	10（3.21）	1（0.32）	11（3.53）	173（48.19）	166（46.24）	3（0.84）	6（1.67）	1（0.28）	10（2.79）	3.773	0.583
χ^2 值	12.513						8.779							
P 值	0.028						0.118							
县（市）														
泸水	33（25.19）	68（51.91）	2（1.53）	10（7.63）	5（3.82）	13（9.92）	74（42.53）	70（40.23）	1（0.57）	20（11.49）	3（1.72）	6（3.45）	16.756	0.005
广南	102（68.46）	36（24.16）	2（1.34）	1（0.67）	0（0.00）	8（5.37）	129（85.43）	14（9.27）	0（0.00）	0（0.00）	2（1.32）	6（3.97）	18.109	0.003
香格里拉	116（73.42）	33（20.89）	1（0.63）	1（0.63）	1（0.63）	6（3.80）	112（61.54）	58（31.87）	6（3.30）	3（1.65）	0（0.00）	3（1.65）	11.875	0.037

续表

组别	脱贫前（2019年）						脱贫后（2021年）						χ^2值	P值
	自家冲水厕所	自家旱厕	水冲式公共厕所	集中旱厕	其他卫生设施	无厕所	自家冲水厕所	自家旱厕	水冲式公共厕所	集中旱厕	其他卫生设施	无厕所		
越西	31 (23.31)	89 (66.92)	1 (0.75)	2 (1.50)	0 (0.00)	10 (7.52)	51 (32.69)	103 (66.03)	0 (0.00)	0 (0.00)	1 (0.64)	1 (0.64)	15.530	0.008
威宁	5 (3.52)	114 (80.28)	1 (0.70)	16 (11.27)	1 (0.70)	5 (3.52)	13 (9.03)	115 (79.86)	0 (0.00)	1 (0.69)	2 (1.39)	13 (9.03)	21.671	0.002
χ^2值						—						—		
P值						<0.001*						<0.001*		

* 表示 Fisher 确切概率法检验结果。

193

但 2021 年使用清洁燃料的贫困家庭的比例也超过了 64% 。在 5 个深度贫困县（市）中，除了泸水市和香格里拉市以外，其余三县使用清洁燃料的家庭占比也较高，均超过了 80% 。脱贫后，在农户使用的主要燃料中，电是最主要的清洁燃料，占 60% 以上，其次为煤气。除了清洁燃料外，仍有近 30% 的家庭以柴草为主要燃料，并且其在贫困户中的占比高于非贫困户，柴草的使用在泸水市和香格里拉市最为突出。根据现场调查时居民提供的信息，这可能与两方面的因素有关：一是两地生态环境较好，植被丰富，居民易获得枯木等燃料，也免去了支付更多的电费；二是由于两地冬季较为寒冷，当地居民已习惯了"烧火塘"取暖兼做饭的方式。

表 5-16 脱贫前后深度贫困县（市）清洁燃料使用率

单位：%

组别	脱贫前（2019 年）	脱贫后（2021 年）	χ^2 值	P 值
合计	61.57	68.40	7.784	0.005
农户				
贫困户	55.86	64.06	5.941	0.015
非贫困户	68.91	73.82	1.973	0.160
χ^2 值	12.630	8.772		
P 值	< 0.001	0.003		
县（市）				
威宁	47.18	88.89	57.324	< 0.001
广南	85.23	83.44	0.182	0.670
泸水	45.04	48.28	0.315	0.575
越西	97.74	96.79	0.241	0.624
香格里拉	35.44	34.62	0.025	0.873
χ^2 值	181.958	230.687		
P 值	< 0.001	< 0.001		

注：清洁燃料指燃烧时不产生或产生微量对人体和环境有害的物质，在本研究中包括电、煤气、沼气、天然气等。

表5-17　脱贫前后深度贫困县（市）家庭主要燃料构成

单位：户，%

组别	脱贫前（2019年）						脱贫后（2021年）						χ^2值	P值
	电	煤气	沼气	煤	天然气	柴草	电	煤气	沼气	煤	天然气	柴草		
合计	381 (53.44)	56 (7.85)	1 (0.14)	74 (10.38)	1 (0.14)	200 (28.05)	485 (60.10)	66 (8.18)	1 (0.12)	12 (1.49)	1 (0.12)	242 (29.99)	—	<0.001*
农户														
贫困户	199 (49.63)	25 (6.23)	0 (0.00)	55 (13.72)	0 (0.00)	122 (30.42)	250 (55.80)	38 (8.48)	0 (0.00)	10 (2.23)	0 (0.00)	150 (33.48)	40.032	<0.001
非贫困户	182 (58.33)	31 (9.94)	1 (0.32)	19 (6.09)	1 (0.32)	78 (25.00)	235 (65.46)	28 (7.80)	1 (0.28)	2 (0.56)	1 (0.28)	92 (25.63)	—	<0.001*
χ^2值	—						—							
P值	<0.001*						0.009*							
县（市）														
泸水	57 (43.51)	2 (1.53)	0 (0.00)	0 (0.00)	0 (0.00)	72 (54.96)	84 (48.28)	0 (0.00)	0 (0.00)	0 (0.00)	0 (0.00)	90 (51.72)	—	0.205*
广南	118 (79.19)	8 (5.37)	1 (0.67)	0 (0.00)	0 (0.00)	22 (14.77)	106 (70.20)	19 (12.58)	1 (0.66)	0 (0.00)	0 (0.00)	25 (16.56)	—	0.107*
香格里拉	38 (24.05)	17 (10.76)	0 (0.00)	0 (0.00)	1 (0.63)	102 (64.56)	46 (25.27)	16 (8.79)	0 (0.00)	0 (0.00)	1 (0.55)	119 (65.38)	—	0.906*
越西	129 (96.99)	1 (0.75)	0 (0.00)	0 (0.00)	0 (0.00)	3 (2.26)	149 (95.51)	2 (1.28)	0 (0.00)	2 (1.28)	0 (0.00)	3 (1.92)	—	0.744*

续表

组别	脱贫前（2019年）						脱贫后（2021年）						χ^2 值	P 值
	电	煤气	沼气	煤	天然气	柴草	电	煤气	沼气	煤	天然气	柴草		
威宁	39 (27.46)	28 (19.72)	0 (0.00)	74 (52.11)	0 (0.00)	1 (0.70)	100 (69.44)	29 (20.14)	0 (0.00)	10 (6.94)	0 (0.00)	5 (3.47)	—	<0.001*
χ^2 值	—						—							
P 值	<0.001*						<0.001*							

*表示 Fisher 确切概率法检验结果

第六章　反脆弱视角下云贵川深度贫困县健康扶贫成效总结与展望

　　基于塔勒布对脆弱和反脆弱的论述，世界万物在脆弱性的频谱上均可找到自己的属性，呈现脆弱类、强韧类和反脆弱类三元结构。脆弱类不喜变化或波动，难以抵御风险冲击，表现出衰退、虚弱、创伤后综合征，多采用正面阐述和"加法"式处理。强韧类不排斥变化，能在一定程度上对风险产生"免疫"，从波动中恢复原状。反脆弱类则喜欢错误，乐于接受变化或波动，能在风险冲击之下表现出进步、生长、创伤后成长，多采用负面阐述和"减法"式处理。反脆弱并非脆弱的对立面，也不是强韧的简单进阶，而是更利于繁衍、生存、增效和进化的选择。对反脆弱的理解及规律的把握能够帮助个体和群体建立更好的系统思维，以趋利避害的"成长"之姿应对未知的风险。[①] 具有反脆弱性的事物总能彰显出一些特征：其一，在时间维度上，这些事物不仅能经受住时间的考验，并可在风险冲击下依然存续，与时俱进，它们对风险的关注不是可见的"当下"或曾经的"过去"，而是不可预测的"未来"；其二，在事物本源上，这些事物是可以实现自我再生的"有机体""复杂体"，而非无生命力的"机械体"；其三，在资本积累上，这些事物总以冗余的形式表现出过度补偿或过度反应；其四，在发展路径上，这些事物能够做出利大于弊的"自主选择"，能够在适量压力下和混乱之下自下而上地生长；其五，在成本效益上，这些事物投入较少，但收益却较大，

---

　　① 〔美〕纳西姆·尼古拉斯·塔勒布著. 雨珂译. 反脆弱 [M]. 北京：中信出版社，2014.

遵循少即多（减法）的基本原则，呈现非线性—凸性效应①。如前所述，本研究也力图从一个"自下而上"的路径，观测深度贫困县个体、家庭（群体）和环境脱贫前后的"能力"增长和变动状况，从而分析这些事物是否具备了反脆弱性，健康扶贫不同层面的帮扶措施是否有助于提高各层级的反脆弱力，以应对未来的疾病和贫困风险。

当前，中国正经历百年未有之大变局，中国社会正昂首阔步迈向第二个百年奋斗目标的新征程，世界经济格局和政治格局正在发生历史性重塑。中国"国强民富"的新型确定性②与全球经济复苏的不确定性并存，健康中国建设与新冠疫情不期而遇，新时代背景下中国前行的步伐、世界格局的变化都将深刻牵引着各领域的发展，机遇与挑战并存，先机与危机并存。本章根据研究结果和国内外健康领域发展动向，从反脆弱强调的自下而上生长能力和投入小收益大的基本原则出发，再度审视了深度贫困县健康扶贫措施的价值和意义，从内部视角反思了健康扶贫中的不足，从外部视角剖析了未来脱贫地区面临的健康挑战，并由此提出宏观政策改进的思路和各工作领域的具体对策。

第一节　云贵川深度贫困县健康扶贫成效总结

一　健康教育是具有反脆弱性的一项优选策略

健康教育是传播健康知识的有效手段，其根本目的就是提升个体和

---

① 基于塔勒布的反脆弱理论，无论是脆弱的事物还是反脆弱的事物，其产出或后果均是"非线性"的，但前者呈现的是非线性—凹性效应或负凸性效应，后者呈现的是非线性—凸性效应或正凸性效应。换言之，众多事物的投入和产出均不会是线性关系，当投入超过一定阈值时，其产出会成倍增加，形成曲线。在应对冲击时，对于脆弱的物体而言，冲击带来的伤害会随着冲击强度的增加而以更快的速度增长（直到达到某一水平）；对于反脆弱性物体而言，在一定限度内，冲击越强，带来的益处越大（相应地，伤害也更小）。

② 何帆通过对历史发展规律的分析，认为当前中国物质能量的蓄积和民族精神文化的觉醒已达到了足以支撑大国崛起的必要水平，因此中国迈入强国之列已是大势所趋。与此同时，"共同富裕"这一社会经济发展的根本目标不会发生改变。因此，无论外部时局如何动荡，中国的发展目标、发展道路、发展趋势都是确定的，这就是中国的新型确定性。参见何帆. 变量：大国的腾挪［M］.北京：新星出版社，2022：5-10.

群体的健康素养，促使人们自觉采纳有益于健康的行为和生活方式。健康教育早已被证明是最具成本效益的预防性公共卫生策略，以较少的投入就可带来较好的行为影响和经济效益，[①] 并且许多教育策略的干预效果随着时间的推移依然显效。[②] 多项覆盖 10 年研究成果的系统性综述证实，任何一种形式的健康教育或多或少均可提升受众的健康认知水平，或促使受众使用医疗卫生服务，或提高疾病防控的自我管理能力。[③]

　　本研究的调查结果也显示，通过为期三年的健康促进攻坚行动，深度贫困县居民的总体健康素养获得了显著提升，并且健康生活方式与行为方面的素养具备率提升幅度最大，在六类健康问题中，当地居民慢性病防治和基本医疗的素养具备率在脱贫后已超过了全国城乡居民的监测水平。而在投入方面，用于健康教育的实际资金成本是远低于其他医疗卫生支出的。例如，本研究收集到的数据显示，2017～2019 年三年间，云南省政府卫生支出的总费用分别为 553.80 亿元、583.73 亿元和 646.47 亿元，而三年间政府安排用于健康教育和健康促进的专项经费分别为 0.127 亿元、0.304 亿元和 0.233 亿元，占比不足当年政府卫生总支出的 0.06%。基于对反脆弱核心特征的解读，本研究认为，健康教育本身就是一项具有反脆弱性的策略，理由如下：第一，健康教育是经过时间验证，确实可以传播健康知识的有效策略，并且可产生后续影响；第二，健康教育符合成本效益，投入不高，无明显危害，却可获得较好收

① Clark N，Feldman C，Evans D，et al. The Impact of Health Education on Frequency and Cost of Health Care Use by Low Income Children with Asthma ［J］. Journal of Allergy & Clinical Immunology，1986，78（1）：108 – 115；Windsor R A，Bailey W C，Richards J M，et al. Evaluation of the Efficacy and Cost Effectiveness of Health Education Methods to Increase Medication Adherence among Adults with Asthma ［J］. American Journal of Public Health，1990，80（12）：1519 – 1521.

② Morisky D E，Levine D M，Green L W，et al. Five-Year Blood Pressure Control and Mortality Following Health Education for Hypertensive Patients［J］. American Journal of Public Health，1983，73（2）：153 – 162.

③ Berkman N D，Sheridan S L，Donahue K E，et al. Health Literacy Interventions and Outcomes：An Updated Systematic Review ［R］. Evidence Report/Technology Assessment No. 199，2011；Walters R，Leslie S J，Polson R，et al. Establishing the Efficacy of Interventions to Improve Health Literacy and Health Behaviours：A Systematic Review ［J］. BMC Public Health，2020，20：1040.

益；第三，能够支持个体和群体做出"选择"；第四，教育内容包括减少糖分、酒精、烟草等健康有害物质的摄入或减少抗生素的使用，这些均是遵循了"减法"的基本原则；第五，提倡加大运动量，甚至鼓励一些体弱多病者也采取适宜的运动方式等。这些干预本身也是一种低成本的选择，体现了"过度补偿"①的理念，避免了医源性损伤②。

二 以"冗余"的形式为贫困地区储备医疗卫生资源

正如《反脆弱》一书中所指出的，"层层冗余正是自然生态系统集中管理风险的显著特征"，一个有反脆弱性的体系往往会采用"超额"模式，建立冗余，以应对更坏的结果和更糟糕的情势。③ 冗余不是防御性的策略，也不仅仅是底线，而是安全边际的延展，即便是在没有危险的情况下，适度的冗余既不会造成明显负担，还可发挥一定作用。按照国家脱贫要求，云贵川三省所有贫困地区县、乡、村三级医疗机构"三个一"的建设布局全面完成，基层卫生人员数量大规模增加，填补了许多深度贫困县多年来无地方看病和无人服务的空白。例如在"三区三州"深度贫困地区的泸水市，医疗卫生机构床位数 5 年间增加了 831 张，每千人口医疗机构床位数达到 9.32 张，是全国平均水平的 1.44 倍，每千人口执业（助理）医师数和每千人口注册护士数分别达到 2.55 人和 4.08 人，接近或超过全国水平。在研究过程中，一位政府官员曾谈道："即便是在最偏远、人口最少的村寨，我们也必须建立村卫生室。这些人口稀少地带的医疗机构利用率并不高，看似浪费，但这是保障全民健康的基本，只要有人的地方，就必须有。"本研究认为，在脱贫攻坚时期，

---

① 根据塔勒布的观点，过度补偿或过度反应就是一种"冗余"的形式，例如额外储备一些食物、能源以备不时之需；人体双肾脏、双肺的进化，以及在应对疾病或挫折时表现出来的正面应激反应或释放出来的多余能量均可视为过度补偿。过度补偿是一种对抗风险，提高反脆弱性的有效策略。

② 医源性损伤特指在医疗健康领域，那些"净亏损或超过治疗益处的损害（通常被隐藏或延迟）"。参见〔美〕纳西姆·尼古拉斯·塔勒布著．雨珂译．反脆弱［M］.北京：中信出版社，2014：80.

③ 〔美〕纳西姆·尼古拉斯·塔勒布著．雨珂译．反脆弱［M］.北京：中信出版社，2014：15 - 16.

为了让深度贫困县的居民也能就近"看得上病",减少疾病造成的非医疗支出,健康扶贫工程对贫困地区县、乡、村三级医疗机构数量和资源配置进行大力投入与优化,这不仅是为了追求"量"的变化,达到脱贫的基本要求,更重要的是以"冗余"的方式,为深度贫困县建立和扩大基本医疗服务的安全边际。

一方面,有了基本的机构和人员组织,也就是医疗卫生服务的"基建",才有可能建立应对疾病风险的安全屏障。在应对突如其来的新冠疫情时,中国采取了全面、严格、彻底的防控措施,其成效和对世界公共卫生安全做出的卓越贡献,全球有目共睹。而在这场危机应对中,中国能做到全国一盘棋,上下同心,与基层医疗卫生资源的广泛布局是密不可分的。在2021年的第二次调研中,多地的基层医疗卫生人员都谈到了新冠疫情的防控,众多乡村级医疗卫生人员成为疫情防控中深入各村各户开展宣传教育、人员统计、溯源调查、核酸检测和疫苗接种的主力军,也正是因为这支"冗余"队伍的存在,深度贫困县不仅没有受到新冠病毒的影响,其他医疗卫生服务也没有因突发事件停摆,许多地区的医疗机构还迅速响应,加强了传染病防控能力的建设,在边境或偏远地区加急增设了传染病检测和诊疗机构,甚至修建了方舱医院,以备不时之需。

另一方面,深度贫困县基层医疗机构和人员"冗余"化的建设布局,是缩小城乡、地区和人群间贫富差距的有力措施,是保障基本公共卫生服务均等化,实现全民医疗覆盖的基础性条件。除了香格里拉市的特殊情况外,在其余被调查的4个深度贫困县(市),超过50%的居民可以在居所范围2千米以内,用少于15分钟的步行时间获得基本医疗和公共卫生服务。对口帮扶和远程医疗等措施的加持,使深度贫困地区的医疗机构与外界和更高级别的医疗机构产生了深度链接,医疗卫生服务能力的建设提升也有了可持续发展的通道。

三　以低成本的公共卫生服务筑牢疾病防控屏障

2007年《英国医学杂志》评选出了1984年以来最重要的15个医学进展,其中有5项与公共卫生直接相关,包括卫生设施、疫苗、口服避孕药、口服补液治疗和吸烟的危害。① 公共卫生领域的许多策略虽不具有立竿见影的效果，却是人类与疾病抗争历史进程中的智慧结晶，也是最能发挥整体和长远成效、最具性价比的健康工程。② 随着 2009 年基本公共卫生服务在我国全面启动，不同地区和人群中基本公共卫生服务的均等化成为医疗卫生服务的优先议题。③ 在脱贫攻坚时期，健康扶贫中的健康教育、家庭医生签约服务、妇幼保健，以及针对各类疾病的防控和管理措施均是嵌套在基本公共卫生服务的基础上开展的，并以此建立了三个层次的疾病防控屏障，符合"聚焦重大风险，减少医源性损伤"的反脆弱原则，为深度贫困县抵御健康风险探索出了一条可持续发展的路径。

第一个层次，建立慢性病社区管理服务网。慢性病已成为普遍存在且影响各类人群的主要健康问题，深度贫困县的慢性病防控遵循普适化和同质化的原则，以简单、易行的方式推广基于社区的慢性病患者的规范化管理和消除危险因素，减少深度贫困地区的患病率和慢性病负担。虽然目前尚未出现明显的健康收益，但高血压、糖尿病、严重精神障碍患者，以及老年人口均在村落就可享受到血压、血糖测量，服药和生活方式的指导，这些成本较低且简单易行的干预方式必将产生较大的远期影响。

第二个层次，遏制危害重大的传染性疾病。由于多重社会决定因素的交织影响，贫困人口成为某些传染性疾病的易感人群或脆弱人群。在脱贫攻坚时期，健康扶贫聚焦肺结核、艾滋病等健康损害明显、需要长期治疗的重点疾病防治，遵循"四早"防疫工作原则，即早发现、早报告、早隔离（预防）和早治疗，同时着力扩大检测和治疗的覆盖面，尽可能地发现病患，尽可能地收治管现有病患，尽可能地使治疗有效，阻断疾病在人群间的传播和代际传播，提高现存患者的生存质量，以防止

---

① Ferriman A. BMJ Readers Choose the "Sanitary Revolution" as Greatest Medical Advance since 1840 [J]. BMJ, 2007, 334 (7585): 111.

② 薄世宁. 薄世宁医学通识讲义 [M]. 北京：中信出版集团，2019：121 – 125.

③ 我国启动并部署九项国家基本公共卫生服务项目 [J]. 中国全科医学，2009，12 (17)：1661.

患者家庭因病致贫和区域规模性返贫的发生。

第三个层次，消除地方病和虫媒病的隐患。地方病和虫媒病是长期以来影响云贵川三省贫困地区人群健康水平的特殊性疾病，常与当地的生态环境和人居环境有关，大部分疾病可防可控。在健康扶贫中，地方病的防治以"消除"为核心目标，在大力保障现症病人救治的基础上，10 个政府部门联合攻坚，通过膳食营养结构调适、生态环境治理和生活设施改造等多措并举彻底扭转深度贫困地区居民易受疾病侵害的脆弱局面，力图消除地方病和虫媒病的隐患，弥补前期造成的人群健康损失。

四 卫生环境建设与改善的巨大潜在价值

健康是容易显现出脆弱面的事物，在外界环境的巨大波动之下，健康很难维持在一个平衡状态，造成非线性的后果，例如气温和气候的异常波动、食物和水源的严重短缺都有可能带来沉重的"健康代价"。[1] 卫生设施的改善不仅是人类疾病斗争史上的重大里程碑，也是公共卫生体系建设的发端。[2] 在尚未发现病原体和抗生素的年代，人居环境中的微小改变就可带来巨大的健康收益。例如，在 19 世纪的伦敦，由于缺少排污系统，半数以上婴幼儿夭折，而当人们开始使用厕所、排污设施和用肥皂洗手后，儿童死亡率的下降幅度创了历史新高。[3] 对于政府而言，卫生设施建设也是颇具性价比的明智选择，不仅可以大幅提高人群预期寿命，也可为政府挽回疾病导致的大量经济和人力资本损失，是 1984 年以来最为重要的医学进展。[4] 卫生环境的改造始于 19 世纪中期，历经数百年实践后，它可带来社会效益和促进文明演化已成为不争的事实。借鉴反脆弱的基本理念，本研究认为，卫生环境的建设与改善是有助于提

① 〔美〕纳西姆·尼古拉斯·塔勒布著. 雨珂译. 反脆弱〔M〕. 北京：中信出版社，2014：251.

② 〔美〕乔治·罗森著. 黄沛一译. 公共卫生史〔M〕. 南京：译林出版社，2021：177 - 184.

③ 〔英〕罗斯·乔治著. 吴文忠，李丹莉译. 厕所决定健康：粪便、公共卫生与人类世界〔M〕. 北京：中信出版社，2019：XI.

④ 〔英〕罗斯·乔治著. 吴文忠，李丹莉译. 厕所决定健康：粪便、公共卫生与人类世界〔M〕. 北京：中信出版社，2019：XI.

高深度贫困县反脆弱性的一项重要辅助措施，不仅具有较高的成本效益、安全效益、环境效益、社会效益和健康效益，还在一定程度上推动了多方面的价值转换。

按理说，贫困人口更应是那些关注健康、积极预防疾病的人群。然而，在与贫困做斗争的经历中，囊中羞涩带来的压力往往使得穷人在无休无止的各式生存抉择中丧失自信和希望。贫困医疗化并非彻底改变窘境的解决之道，医药无法"治愈"社会排斥，无法缩短穷人忍受贫穷的时间。① 贫困有时并非真正的物质匮乏，而是由于生存阶差而体验到的"感觉贫困"。② 因此，健康扶贫的成功秘诀不仅是预防疾病和医治患者，其根本意旨在于创造有价值的公民，创造有尊严、生命有意义的鲜活个体。中国的健康扶贫因而跳脱了以医治为导向的单一向度，将工作领域拓展到了贫困地区生存空间的改进上，卫生健康部门与环境、水利、住建、农业农村等多个部门联合行动，在确保不破坏生态环境的前提下，大力推进饮水安全工程、无害化厕所普及和危房改造，让人居环境改善成为支持健康发展的长线投资。一方面，大规模支持性环境的建设和人居环境的改善，可以帮助人们在生活情境中设置"默认选项"，从行到知，"滋养"疾病预防观念的内化与整合。③ 另一方面，清洁的环境及对环境清洁的参与有助于塑造良好的行为价值观，激励其他正向行为的养成，具有诸多潜在价值，是磨砺心性、提升觉察力和调动积极性的有效途径。④ 一项在中国开展的随机对照研究发现，为农村小学生提供简单的洗手设施和清洁用品，不仅可以促进洗手行为的养成，还可以提高学

---

① 〔英〕玛格丽特·麦卡特尼著.潘驿炜译.病患悖论：为什么"过度"医疗不利于你的健康？〔M〕.北京：中国社会科学出版社，2020：304－307.

② 〔美〕基思·佩恩著.李大白译.断裂的阶梯：不平等如何影响你的人生〔M〕.北京：中信出版集团，2019：10－27.

③ 〔美〕爱德华·L.德西，理查德·弗拉斯特著.王正林译.内在动机：自主掌控人生的力量〔M〕.北京：机械工业出版社，2020：94－112.

④ 根据键山秀三郎的经验和观点，厕所扫除可以带来五大好处：使人谦虚；让人成为有心人；孕育感动；培养感恩之心和磨砺心性。尤其是身处逆境时，参与打扫可以让人有获救感，提升心理韧性。参见〔日〕键山秀三郎著.陈晓丽译.扫除道〔M〕.北京：企业管理出版社，2018.

生的出勤率，减少缺课的天数。①

此外，厕所等卫生设施的建设不仅是预防疾病的有效手段，还可以支持贫困地区改变因"落后"的外在偏见产生的区隔。虽然所谓的文明并非人类"理智"的产物，而只是行为和情感朝着某一方向发展的积累，但有关清洁的"文明扩展"已成为辨别"落后""低等""危险""肮脏"的标志和进行隔离性区划的依据。② 当前，卫生设施建设已上升为国家健康战略和公共卫生治理的全球共识，卫生环境的改善事关贫困地区居民的生活品质，更有利于促进农村地区融入更具高度的整体性发展方向。

第二节　深度贫困县健康扶贫中的问题与挑战

一　健康扶贫中存在的问题

（一）总体目标实现但仍存在"不均衡性"

党的十九大提出"我国经济已由高速增长阶段转向高质量发展阶段"。高质量发展已成为 2020 年后指引经济社会各方面发展的主旨。习近平总书记强调："高质量发展不只是一个经济要求，而是对经济社会发展方方面面的总要求；不是只对经济发达地区的要求，而是所有地区发展都必须贯彻的要求；不是一时一事的要求，而是必须长期坚持的要求。"③ 高质量发展也就意味着我国各领域的发展都应从重"数量"转变为重"质量"，从"有没有"转变为"好不好"，从快速增长转变为均衡性增长，打破发展惯性，着力提升发展不足领域和地区的水平，减少城乡、区域、人群之间的差距，真正实现全民共享、全面共享和共建共享。卫生健康领域的建设发展也不例外，除了关注时间维度上数量的增长外，

---

① Bowen A，Huilai M，Jianming O，et al. A Cluster-Randomized Controlled Trial Evaluating the Effect of a Handwashing-promotion Program in Chinese Primary Schools［J］. The American Journal of Tropical Medicine and Hygiene，2007，76（6）：1166 – 1173.

② 周星. 当代中国的厕所革命［M］. 北京：商务印书馆，2020：157 – 181.

③ 论把握新发展阶段、贯彻新发展理念、构建新发展格局［M］. 北京：中央文献出版社，2021：533.

更应从横向维度观测"质"的变化。本研究认为，健康扶贫工程总体上达到了"量"的基本要求，但在深度贫困县，这些"量变"与"好不好"的实质转变，与达到共建共享的愿景还有一定差距，主要表现为三个方面的不均衡性。

首先，与其他地区相比，深度贫困县的卫生健康发展仍有明显差距。虽然本研究结果显示，深度贫困地区居民的健康素养、医疗卫生服务和卫生环境建设在脱贫后有了明显改善，但许多维度的指标仍落后于全国和其他地区水平。例如，与2020年全国城乡居民（23.15%）和西部地区居民（16.72%）的健康素养具备率相比，被调查5个县（市）居民的总体健康素养具备率（13.82%）仍较低，甚至还低于云南省健康素养具备率（19.19%）。在六类健康问题中，传染病防治和健康信息的素养具备率脱贫后几乎没有明显改变，2021年仅分别为9.30%和4.65%，明显落后于全国水平。在医疗卫生服务体系建设中，深度贫困县每千人口医疗机构床位数、每千人口执业（助理）医师数、每千人口注册护士数等核心指标仍普遍低于全国平均水平和全省水平，与其他发达地区的差距就更为明显。在卫生设施建设方面，深度贫困县农村卫生户厕的普及率仍不足50%，清洁燃料的使用推广还有较大提升空间。

其次，深度贫困县之间也存在很大的不均衡性。2016年以来，中央新增了230亿元的医疗卫生扶贫资金，主要用于"三区三州"深度贫困地区新增项目和健康扶贫的支持，同时各省的政策和帮扶力度也向"三区三州"倾斜，① 确保在脱贫攻坚的最后冲刺阶段，最难啃的"硬骨头"也不掉队。本研究各方面的数据分析也基本显现出了"三区三州"深度贫困县的改善力度大于其他深度贫困县的趋势。在健康素养方面，云南省两个"三区三州"县（市）居民的健康素养具备率在脱贫后分别提升了26.77和11.09个百分点，而另一个县（广南县）仅提高了6.52个百分点。与云南、四川两省"三区三州"的县（市）相比，贵州省威宁县居民的健康素养具备率最低，2021年也仅为4.76%，比2019年仅提高

---

① 程斌，朱兆芳，赵东辉 等 . 我国健康扶贫成效、经验与挑战［J］. 中国卫生经济，2021，40（7）：5 - 8.

了 3.37 个百分点。在卫生服务体系建设方面，云南省两个"三区三州"县（市）卫生机构床位数和卫生人员数的增加速度也最为明显，甚至超过了全省水平，而广南县的增长速度则相对迟缓，2020 年每千医疗机构床位数、每千人口执业（助理）医生数、每千人口注册护士数仅分别为 5.67 张、1.21 人和 2.68 人，仍明显低于全国和全省水平，贵州省威宁县的相关指标则更低。在卫生设施改善方面，威宁县农村户厕的普及率最低，2021 年仅为 10.52%，并且脱贫后，无厕所的情况也主要集中在威宁县和广南县。清洁燃料的推广并非健康扶贫的内容，威宁县反而占比最高，其余县农户清洁燃料的使用在脱贫后并未出现明显改观。

最后，在同一帮扶方面，不同指标之间的提升力度也具有不均衡性。从前几章的实证数据分析可见，在居民素养提升过程中，传染病防治、健康信息两类健康问题素养水平几乎未发生改变，且恒定在相对较低水平，贫困人口、低学历者、年长者、农民的健康素养水平明显低于其他人群；在农户生计资本积累中，农户的人力资本、社会资本和自然资本在脱贫后尚未出现明显改变，并且社会资本一直是农户五大生计资本中的弱项，贫困户的人力资本和物质资本，以及家庭人均年纯收入等关键指标仍明显低于非贫困户；在卫生服务体系建设中，医疗卫生机构的基础设施建设相对容易，发展速度较快，相比之下，医疗卫生人员数量的提升速度则较为缓慢；在卫生设施改善方面，卫生厕所的普及起步较晚，普及率远不及安全饮水，除了云南省开始启动洗手设施的推广外，其余脱贫地区还未见有关洗手设施的建设举措。

（二）健康知识的组合尚需进一步优化

在有关反脆弱的论述中，塔勒布认为知识或信息既可以增加脆弱性，也可以催生反脆弱性。过多信息（尤其是骇人听闻的、有新闻价值的信息）有害无益，垃圾信息反而会制造医源性损伤，而融入日常的、简单明了的信息往往更具启发性和生命力。学术界和科学家也有可能成为脆弱的推手，高高在上的"科学"、晦涩难懂的统计概率或专业术语、言行不一的"空谈家"，甚至研究者的选择偏好都有可能促使知识和信息的传递产生偏误，未能发挥实效，同时忽略了代代相传或身体力行的经验类知识，以及减法认识论的强韧力量。结合中国居民健康素养监测体系中的知识结构，以及本研究调查研究的主要发现，本研究认为，当前的健康教育工作在知识的选取、组合和传播中尚未处理好几个关键问题。

一是科学知识与经验类知识的平衡。当前的健康教育注重采用统一标准的专业知识和监测指标，欠缺对城乡场景差异、地方生活习俗差异、民族文化差异等的考虑，忽略了地方性/经验类知识的存在及对当地生活的渗透，也忽略了许多知识的应用场景。本研究发现，诸如"骨质疏松""体质指数"，以及健康信息技术等一些医学化、现代性较强且与农村生活场景关联性不强的知识点在深度贫困地区都较难获得普遍接受和理解。对于那些本就缺乏文化和科学素养的人群而言，更是难以理解和记住这些生涩拗口的专有名词及其含义。

二是减法认识论的应用。当前健康教育的内容主要围绕《中国公民健康素养——基本知识与技能（2015年版）》中的66条健康知识展开。这66条健康知识数量看似不多，内容却十分丰富，尚未较好地把握和应用反脆弱视角下"少即多"的减法原则。例如，66条健康知识的构成比较丰富，包含了慢性病、传染病、就医行为、安全与急救等多方面的知识，每一条看似简短的条目实质上又包含了若干知识点（"关爱老年人，预防老年人跌倒，识别老年期痴呆"一条信息就至少囊括了三个方面的知识，每一个方面又可拓展出若干知识点）；有些知识条目使用了抽象概念或专业术语（如抑郁症、焦虑症、低焦油卷烟），在实际宣传教育中，需要对受众（农民、低学历人口、老年人）进行颇为费力的概念拆解和说明；部分知识点与监测问卷中的设问存在偏差（如肺结核的宣传知识是有关预防行为和症状的，而监测问卷中的设问是有关国家免费治疗政策的，这就需要健康教育者全面把握，宣传到位）；大部分知识条目采用正向阐述，即什么是正确的，什么起作用（如"发现病死禽畜要报告，不加工、不食用病死禽畜，不食用野生动物"），而忽略了负向知识（什么是错的，什么不起作用）和证伪信息的说服力（如"食用病死禽畜会造成中毒和烈性传染病等严重后果"）。实质上，减法原则和负向信息的应用也正是对信息"黏性"的深刻把握。心理学的研究揭示，在健康行为的宣传教育中，负向信息更能发挥"唤起效应"，促使人们遵守行为规范。① 在前述的实证研究分析中，个别深度贫困县采取了在一定时段内聚焦某一类健康知识的做法，并且效果甚佳，这也正是"减法原则"的另一种应用。

三是知识的"转换时滞"。更具生命力和传播力的知识往往源自生活中的体验和实践，并且建立反脆弱性的关键就是"选择权"的应用，因为选择权赋予了人们获取有利因素，主动出击，减少不利因素影响的机会。增强说服力不是靠把控权利，而是靠让渡权利。所谓知识的力量就是促使人们在知晓之后采取行动，主动行使选择的权利。健康教育的演进方向也是让受众拥有更多的自主能力，完全结构化的自上而下的教育模式并不具有良好的适应性，而自主的探索更能驱动对"不稳定""不确定"的掌控力。根据前述的调查结果，深度贫困县居民的健康素养仅停留在简单认知层面，健康行为的转换仍未显效。在被调查的人群中，仍有超过30%的居民有吸烟行为，一些高风险人群（慢性病患者和吸烟者）的认知水平仍明显低于其他人群；在新冠病毒全球大流行的境况下，当地居民对传染病及其预防行为的认知并未发生明显改变，对流感、乙肝传播途径，咳嗽打喷嚏时应采取何种行为等均能回答正确的人数比例2021年仍不足10%，说明健康教育尚未引起人们对行为的高度关注。

（三）健康教育不同受众的能力尚需辨识

若在一个群体或系统中洞悉反脆弱性，那么反脆弱性也具有层级差别：首先，在一个群体中，不同人群（层级）的风险敏感度并非一致，有些人群脆弱性高，而有些人群则表现出较高的反脆弱性，例如贫困人群因病致贫的脆弱性就很高，而年富力强且有稳定收入的年轻人则非常不同；其次，不同人群（层级）面对的风险和收益也不尽相同，例如有些人无须承担较大风险，反而能从某事中或其他人身上获益，有些人既不会获益也不会牵涉他人，更有些人愿意为别人而承担风险，做出牺牲，也就是所谓的负重前行之人。一个群体或社会反脆弱性的建立与增强更有赖于第三类人。简言之，在一个群体中，有些人弱，有些人强，每个

---

① Leventhal H，Watts J C，Pagano F. Effects of Fear and Instructions on How to Cope with Danger [J]. Journal of Personality & Social Psychology，1967，6（3）：313－321.

人在整体中都扮演着不同的角色，发挥着不同的作用，这是群体进化的基本规律，但若要提高一个群体的反脆弱性，就要尽可能发挥更具反脆弱潜能个体的作用，并且减少转嫁风险、损害他人利益事件的发生。

以往在深度贫困县开展的健康教育主要是针对一般居民，并且也仅关注核心（功能性）健康素养的提升，尚未有针对不同层级，包括医疗卫生人员健康素养的干预，也未对互动性（沟通性）和影响性（批判性）健康素养给予关注。本研究结果显示，即便是在深度贫困县，不同人群的健康素养水平也是有本质区别的，对于在年龄、收入、教育、职业等方面占据一定优势的人群而言，理解和接受健康知识和信息已非难事，他们健康素养的提升已不应仅满足于功能性健康素养的范畴，而是应转向高级别的批判性健康素养，倘若仅停留在自身认知上，他们的反脆弱潜能可能就此埋没，也未能在促进群体进步中发挥实效。此外，具有医学背景的人员或医疗卫生的从业人员并非就意味着具备高水平或全面的健康素养，尤其是在边远地区从事医疗卫生服务和卫生事业管理的人员，他们的知识和技能同样需要适时更新、补充和纠错，他们的健康素养水平和层次更应获得关注和动态监测，以便为其制定和提供适宜的健康教育和技术支持。

（四）两种脆弱性的警惕：规模增大后的"忍痛效应"和医源性损伤

通过健康扶贫工程的实施，云贵川三省包括深度贫困县在内的所有贫困地区的医疗卫生机构在数量和设备设施配置上确实发生了规模性增长，医疗卫生服务可及性明显改观。然而，基于对医疗服务"供需"双方关键人物的访谈，本研究发现在实际服务提供与利用中仍存在某些问题，与医疗卫生服务机构"量"的提高并未形成协同一致的正向反馈。

随着规模的增大，其代价也会非线性地增加，大规模的公司或企业并不意味着收益的绝对增长和高效运作，庞大的体量也更有可能需要昂贵的成本，在遇到危机时，需要更多的资源投入，更需要做出弃卒保帅的"忍痛"抉择。这种由"大"带来的隐蔽风险会增加系统的脆弱性。在健康扶贫过程中，此类规模增大带来的隐蔽风险主要体现在三个方面。一是医疗机构和人员数量的增加。随着数量、规模的扩张，需要更多后续的投入和维持正常运转的保障，更需要合理安排和提高整体效能的智慧与管理方式。例如，在某两个被调查县（市），有超过60%的当地居民仍选择到地市级医疗机构住院，这种现象在前后两次调查中并无改变，其主要原因就是当地居民认为县级机构诊疗水平偏弱，加之交通基础设施的大力改善，前往地市级医疗机构就诊已是便利选项，县、乡、村三级医疗机构的扩增并不意味着有效利用。二是大规模"医联体""医共体"的出现，包括县乡一体化、乡村一体化建设，医疗机构对口帮扶、远程医疗、区域中心医院建设等。复杂性的增强、各部分之间依存度的增加、高科技依赖度的增加，都有可能造成难以预测的延误、迟滞、停顿或令人措手不及的非线性后果。三是服务项目的扩增和服务对象覆盖面的扩大。基本公共卫生服务项目的增加、全民健康覆盖的导向是有力改善贫困地区健康服务可及性和公平性的重要举措，但在有限的人力、物力资本的支持下，数量的增加也意味着"集中化"趋势的蔓延或"凹性效应"的增强。也就是说，在一定资源和空间规模下，我们必须考虑压力情况下可能出现的混乱运行，这与正常情况下的顺利运行是有本质区别的。倘若在一定地域范围内，我们把有限的医疗卫生机构和服务人员比喻为"出口"，服务项目和服务人数越多，这个"出口"的压力也就越大，当遇到波动或风险冲击时，例如卫生人员集体辞职、某类疾病突然暴发，这个"出口"所面临的"崩盘"变数也会随之增加。

第二种需要警惕的脆弱性是医源性损伤。通过基于研究实证的分析，本研究认为，健康扶贫有可能增大三种医源性损伤的风险。第一，过度干预的风险。随着对贫困人口医疗保障水平的提高，贫困人口对卫生服务的利用也会增长，在关注卫生服务公平性的同时，也应注意到"小病治疗""过度就医"可能性的增加，即医源性损伤的存在。第二，有害方式的选择。从访谈中了解到，深度贫困县的居民有时宁愿放弃到可以获得报销的公立机构就医，而选择到私立医院或私人诊所就医，这既有"需方"理由，也关涉"供方"因素。从需方角度看，有些居民认为公立医疗机构的服务态度、就医环境和设备设施，甚至疗效都比不上私营医疗机构。但据研究观察，这些私营诊所更倾向于使用抗生素、激素以及未经确切验证的民间偏方，也更倾向于使用输液等治疗方式。这些药品和治疗方式对健康和生态系统造成的潜在累积危害有可能远大于健康收益。基于供方立场，由于建档立卡贫困户报销比例高，有些私立医院会提供额外的贴心服务，比如负责接送贫困人口，游说贫困人口住院治疗。问卷调查数据显示，某县居民过去一年曾到民营机构住院的比例在 2019 年和 2021 年分别为 35.0% 和 21.0%，另有一县的比例从 2019 年的 4.7% 提高到了 2021 年的 23.3%。阿比吉特·班纳吉（Abhijit V. Banerjee）和埃斯特·迪弗洛（Esther Duflo）在《贫穷的本质——我们为什么摆脱不了贫穷》一书中也揭示过类似的情形，贫穷者更有可能因为"心理沉没成本""感觉良好"，或者即时显效带来的"希望感"而选择双重昂贵的就医方式：治疗而不是预防，找私人医生而非公立机构。[1] 第三，医疗机构隐性选择下的非对称风险。风险在不同承担主体中会呈现极强的非对称性，有些决策者无须承担风险，而是把风险转嫁给他人或第三方以获取利润，由此造成风险—收益在群体或系统中的极度不平衡。[2] 在经济利益的驱动和医患信息不对称的现实情境下，医药企业和医疗机构都有可能成为非对称风险的制造者，他们极力鼓吹现代医疗技术、新型治疗手段、过度（或更新）包装的药品，而选择忽视这些手段、技术和药品带来的弊端，甚至用医源性损伤来医治医源性损伤。正如在调查中了解到的，深度贫困县的居民同样会因为"设备好""药品全""上门服务"而选择某些特殊的医疗机构。这些医疗机构无须为后期隐患买单，却可以通过转嫁风险获益。

（五）基层健康服务能力亟待激发和提升

让贫困地区的居民"看得上病""看得好病"是健康扶贫工程中的重要内容，除了基层医疗机构的建设布局外，通过人才培养、人才引进、对口帮扶等举措，努力解决基层卫生人员短缺、服务能力欠缺的问题也是健康扶贫的重要关注点。从贫困"能力"视角和反脆弱的角度来看，提升深度贫困县医疗卫生人员的实际服务能力也是"志智"双扶，增强

---

① 〔印〕阿比吉特·班纳吉，〔法〕埃斯特·迪弗洛著．景芳译．贫穷的本质——我们为什么摆脱不了贫穷（修订版）［M］．北京：中信出版集团，2018：59 - 75.

② 〔美〕纳西姆·尼古拉斯·塔勒布著．周洛华译．非对称风险［M］．北京：中信出版集团，2019：55 - 63.

贫困地区"内生动力"的有效举措。然而，有别于其他类型的人才培养，医疗人才的培养耗时长，高度依赖实践经验的积累，需要在一定诊疗数的基础上做到"德"和"技"的内外兼修，更需要强大的奉献精神和对医者仁心的深刻体验。因此，贫困地区医疗卫生服务能力的整体提升绝非短期见效工程，赵欣等人的研究也指出，虽然经过几年的努力，贫困地区医疗服务能力已发生了明显改变，但与健康中国建设的目标相比，与当地群众实际健康需求相比，现有的硬件设施和人才素质都难以适应后脱贫时代健康服务的新要求。^① 另一项在江苏省的调查发现，贫困人口尤其关注村级卫生基础设施和基层医护人员的诊疗技术水平，但目前这两项的满意度得分均较低。^②

本研究调查结果也证实，深度贫困县县、乡、村三级医疗机构的硬件设施和人员数量均达到了脱贫要求，填补了众多乡村医疗机构和人员的"空白点"，并且各地还通过对口帮扶、远程医疗建设等措施，新增了不少医疗中心和诊治项目，农村医疗卫生服务可获得性和常备性进一步提升。然而，这些深度贫困县的医疗卫生服务仅解决了"有没有"的问题，转变为"好不好"依然任重道远，尚有两方面的问题亟待解决。

一方面，县、乡、村三级医疗机构的服务能力仍待大力提升，需重点关注和解决县级医疗机构的诊疗技术水平和服务质量问题、乡级医疗机构之间诊疗水平的两极分化问题，以及乡村医疗机构医疗服务与基本公共卫生服务之间的平衡发展问题。例如，在 5 个被调查的深度贫困县（市）中，有少部分乡镇卫生院的医疗服务水平较高，除了不能开展诸如风险较高和难度较大的开颅手术外，大部分疾病都能诊治，科室设置完善，医院规模较大，这也使得当地有 30% ~ 40% 的患者选择乡级机构住院。与之形成鲜明对比的是，调查点的大部分乡镇卫生院的临床医疗服务利用率并不高，主要原因有三：一是由于日益加重的基本公共卫生服务压力，加之缺少专业技术人才，乡级医疗业务能力和范围逐渐萎缩，

---

① 赵欣，郭佳，曾利辉. 后脱贫时代健康扶贫的实践困境与路径优化［J］. 中国卫生事业管理，2021，38（8）：598 – 601.

② 詹祥，朱慧雅，姚俊等. 健康扶贫工程实施满意度及影响因素研究——基于江苏省 27 个行政村调研数据的分析［J］. 卫生软科学，2021，35（9）：3 – 6.

职业倦怠明显；二是随着交通运输基础设施的改善，居住在县城周围的居民多选择直接前往县级医疗机构就诊，乡镇卫生院"能力"和收入退化；三是乡镇卫生院的专业技术人员被"借用"或参加培训，或新老交替，临床诊疗水平未能获得居民认可。

另一方面，乡村级医疗人员的稳定性亟待增强，需重点关注和解决乡村医生引进困难与外流风险并存的问题、乡村医生代际更替的动态平衡问题，以及基层卫生人员价值感和职业认同感的提升问题。例如在研究中发现，几乎有一半的村卫生室不能开展临床诊疗服务，多以基本公共卫生服务为主，尤其是那些距离村落较远的村卫生室几乎没有就诊患者，基本上成为摆设。虽然部分村卫生室能较好提供临床诊疗服务，每日就诊人数也较多，收益良好，村医也获得了老百姓的高度信任，但能提供临床诊疗服务的医生多为年长者，年轻村医或新任村医虽然在使用现代信息技术方面有一定优势，但与老村医形成竞争关系，自身业务能力也相对较弱，很少能提供医疗服务或受到当地居民的认可，仅承担基本公共卫生服务，缺乏成就感。此外，大部分深度贫困县目前均按照每千人口 1 名村医进行配置，村医数量增加，但人均收入却受到影响。也就是说，在村卫生室总收入不变的情况下，村医数量的增加也就意味着人均收入的减少，年轻新任村医更易流失。

（六）健康促进赋权赋能力度仍有待加大

1985 年依罗娜·凯特布丝（Ilona Kickbusch）博士在其论文《健康促进——走向新的公共卫生之路》中提出"健康促进"，认为健康促进是解决寿命、疾病构成、南北健康状态及健康不平等"公共卫生诸问题"的必由之路。基于此，她将健康促进简要描述为"人们能够控制、改善自己的健康"。1986 年，首届国际健康促进大会发表了渥太华宪章，并明确界定了健康促进，其核心要义是"创建一个让全体人民都能公平享受到的健康社会环境"。[①] 健康促进涵盖了一系列范围广泛的社会和环境干预方法，对健康维护的侧重点从疾病治疗转向了预防和应对不良健

---

① 〔日〕岛内宪夫著．张麓曾译．世界卫生组织关于"健康促进"的渥太华宪章［J］．中国健康教育，1990（5）：35-37.

康状况，更强调公平性和统一性，遵循倡导、赋权、协调三大基本原则，聚焦于制定促进健康的公共政策、创造支持性环境、加强社区行动、发展个人技能和调整卫生服务方向五大行动领域。实质上，健康促进是一个内涵丰富的发展理念，而非狭义理解下由医疗卫生人员主导的健康维护，其核心支撑点包括有力的政府领导和组织保障、居民健康素养提升、健康环境建设和广泛的社会动员。① 不同国家和地区可因地制宜，采取有效策略和途径，整合协调多方资源，统筹推进，形成全社会共同参与和维护健康的良好局面。② 2016 年，第九届全球健康促进大会在上海召开，大会以"可持续发展中的健康促进"为主题。各国政府、联合国组织的领导人和全球健康卫生专家在此次大会上做出了两项具有里程碑意义的承诺，即促进公众健康和消除贫困。③

如前所述，在健康扶贫实施过程中，中国政府也积极履行健康促进的承诺，在政策制定、环境建设、社区行动、个人技能提升和服务方向转变五大行动领域已做出了有益探索，但根据研究结果，本研究认为，深度贫困县的健康促进工作还需在赋权赋能的"深度"上下功夫，切实促进贫困地区和贫困人口健康能力的提质增效。其一，深度贫困县居民健康素养仍有待持续提升，尤其是见效甚微的人群和知识面；其二，当前的健康教育仅关注了居民的健康素养水平，亟须根据"三层"健康素养提升深度贫困地区医务人员、政府官员，以及儿童青少年群体的健康认知水平，促进不同人群发挥互动性和影响性；其三，卫生环境建设亟须进一步加大卫生厕所和洗手设备等重点设施的改善和普及力度，针对干旱、缺水或高寒特殊地区的节水型或环保型卫生设施、粪便污水治理的适宜技术和产品亟待研发和推广，边远和居住分散地区改厕、改水行动的连片效应还有待增强；其四，支持性环境建设尚需进一步

---

① 参见 WHO. Health Promotion［EB/OL］.（2021－10－28）［2022－02－22］. https://www. who. int/health-topics/health-promotion#tab = tab_3.

② 胡新光，曹春霞，李浴峰. 论健康促进在"健康中国"战略中的应用［J］. 医学与社会，2017，30（4）：64－67.

③ 沈则瑾. 全球健康促进大会发布《上海宣言》［EB/OL］.（2016－11－22）［2022－02－22］. http://www. gov. cn/xinwen/2016－11/22/content_5135743. htm.

拓展，涵盖包括无烟环境、公共吸烟区等的建设，以驱动行为的切实改变，让大健康、大卫生的观念植入人心；其五，在调整卫生服务方向上，除了针对慢性病、传染病的管理外，还应增加有关心理健康和社区康复行动的建设，以增强少数民族、残障人群自我照护和社会融入的能力。

二 深度贫困县面临的机遇与挑战

（一）与疾病共生是人类社会的永续命题

与病共存是人类社会的常态，随着预期寿命的延长，带病生存也将是不可避免的人生历程。疾病的存在也有助于人类进化演变出更完备的免疫机制和应对不同病症的多样化生命力。① 在与疾病的斗争对抗中，人类社会已取得了史无前例的重大进展，并且由于绝对贫困的大幅减少，饥荒和营养不良导致的健康损失也明显改善，然而，传染性疾病与慢性非传染性疾病并存，对全球人群健康构成的双重威胁依然未发生根本性改变。② 诸如艾滋病、新冠病毒等传染病依旧可以成为随时阻滞社会发展进程，改变全球运行秩序，打破生死平衡的"灰犀牛"。例如，在博茨瓦纳，人群预期寿命曾一度从 48 岁增加到了 64 岁，但在 2000～2005 年，艾滋病的流行使预期寿命回落至 49 岁。③ 2020 年突发新冠疫情，截至 2022 年 2 月，已造成全球 585.6 万人死亡。④ 与此同时，慢性非传染性疾病早已取代传染病在疾病谱和死亡谱上的领先顺位，不仅成为全球最主要的疾病负担，也促使疾病分布和死亡风险从幼儿向中老年人群转移，并

---

① 参见〔美〕沙龙·莫勒姆，乔纳森·普林斯著．程纪莲译．病者生存：疾病如何延续人类寿命〔M〕．北京：中信出版集团，2018．该书作者通过对某些遗传病、胆固醇和血糖变化，以及微生物与人体关系等问题的探究，揭示生命体复杂交织且又多样化的本来面貌，说明生命一直处于变化之中，世界上没有任何东西是孤立存在的，人类与其他生物体一起发生着进化，疾病的出现与存在，或者身体的不完美本就是人类社会得以繁衍生息的必由之路和必要的元素。

② 〔美〕安格斯·迪顿著，崔传刚译．逃离不平等——健康、财富及不平等的起源〔M〕．北京：中信出版社，2014：35－130．

③ 〔美〕安格斯·迪顿著，崔传刚译．逃离不平等——健康、财富及不平等的起源〔M〕．北京：中信出版社，2014：79．

④ 死亡人数是世界卫生组织适时更新的报告数据。

且在发达和中等收入国家之间没有明显差别，甚至成为富裕国家进一步改善人群健康，提高预期寿命最棘手的健康问题。[①] 此外，全球医疗系统、畜牧业、农业中抗生素、杀虫剂的普遍使用深刻改变着人类与细菌、病毒之间"生存之战"的方向与模式；现代科技发展、社会变迁的加速也迫使人们的生活步调加速，这种新的社会加速造就了新的时空体验和新的社会互动，并促使"新异化"形成。[②] 在快速演变和技术干预的现代社会，那些未曾引发关注或困扰人类社会的健康问题会凸显，例如抑郁症、自杀、溃疡、炎症等与压力相关的疾病。2015 年美国学者发表的一篇论文引起广泛关注：在美国全人群死亡率普遍下降的同时，自 20 世纪 90 年代起，美国中年白人的死亡率却在上升，主要是没有受过高等教育的男性，主要死因包括肝硬化、自杀、慢性病以及麻醉剂和止痛药的过度使用。研究者认为，导致这些人群出现自杀、药物滥用等问题的根本原因是自我期望与现实境遇的背离。[③]

因此，我们必须清醒地认识到，深度贫困县与其他地区一样，也面临疾病永存且处于变化之中的事实。第一，疾病不会从人类社会消失，疾病贯穿于日常生活和每个个体的生命历程中，健康扶贫的终极目标不是消除疾病，而是最大限度地提高弱势人群与疾病平衡共生的适应度；第二，疾病与人类社会之间的博弈因时因地而变。当前，传染性疾病随时都有可能暴发，引发大规模流行，深刻影响发展进程和社会格局；慢性病将持续增长，这种"非正常"的医学事件也将成为脱贫人口生命历

---

①　〔美〕安格斯·迪顿著，崔传刚译. 逃离不平等——健康、财富及不平等的起源［M］. 北京：中信出版社，2014：98 - 101.

②　参见〔德〕哈特穆特·罗萨著. 郑作彧译. 新异化的诞生——社会加速批判理论大纲［M］. 上海：上海人民出版社，2018. 根据作者的观点，现代社会是一个加速社会，在不断加速、不断变动，以追求快速"量"变的思维模式下，人们的生活步调也被加速了。因此，基于对马克思有关资本主义生产模式造就的五种异化的解读，作者认为社会加速的一大弊端就是"新异化"的产生，特指自我与世界之间关系的一种深层的、结构性的扭曲，也就是一种主体处于、"坐落"于世界当中的方式遭到了扭曲（第 117 页），具体表现为空间异化、物界异化、行动异化、时间异化、自我异化和社会异化。

③　Case A, Deaton A. Rising Morbidity and Mortality in Midlife among White Non-Hispanic Americans in the 21st Century［J］. Proceedings of the National Academy of Sciences of the United States of America, 2015, 112 (49)：15078.

程中的常态；由心理、伤害等问题带来的健康损失有可能出现增长，使脱贫人口面临更多的"未预结局"。

（二）人口结构必将出现前所未有之变动

众所周知，中国社会已步入快速老龄化阶段，第七次全国人口普查数据显示，60 岁及以上人口已达到 2.6 亿，占全国总人口的 18.70%，其中 65 岁及以上人口为 1.9 亿，占 13.50%。与 2010 年第六次全国人口普查数据相比，60 岁及以上人口的比重上升了 5.44 个百分点，而 65 岁及以上人口的比重则上升了 4.63 个百分点。[①] 根据联合国的标准，中国已接近老龄社会，即 65 岁及以上人口的占比超过 14%。随着老年人口的增长，"老有所医""健康老龄化""安宁疗护"也成为全生命周期健康维护的核心战略议题。老龄化程度的加深并非简单预示着人口年龄结构的变动，而是未来人类社会即将开启长寿时代的新篇章。换言之，老年人口比重的上升也说明了死亡率的下降、预期寿命的延长和人口年龄结构的柱状形态，以往人生时序阶段的划分将被重新界定，年龄不再设限，高寿人群的疾病演化、社会角色、健康需求将成为人类社会亟待破解的新问题和促进健康老龄化的密码。这也就意味着，未来医学技术和健康产业的发展必将迎接长寿时代的挑战，也必将催生出更多新业态。[②] 如何不让长寿时代再受贫困与疾病的困扰，如何让长寿者不再陷入贫病交织的绝望之境，[③] 沦为"无用阶级"，[④] 已成为当下国家、社会、机构、家庭和个人都必须探究和应对的新课题。

---

① 国务院第七次全国人口普查领导小组办公室编 . 2020 年第七次全国人口普查主要数据 [M]. 北京：中国统计出版社，2021：9.

② 陈东升 . 长寿时代——从长寿、健康、财富的角度透视人类未来 [M]. 北京：中信出版集团，2021.

③ Bray R，Walker R，De Laat M，et al. The Hidden Dimensions of Poverty International Partici- patory Research [M]. Montreuil：Fourth World Publications，2019：38 - 39.

④ 无用阶级的概念由以色列学者尤瓦尔·赫拉利（Yuval Noah Harari）提出，他认为随着算法时代的到来，很多人将被排挤出就业市场，人们的学习速度、转型速度已跟不上社会进步的速度。所以，21 世纪以后，我们将看到一个全新而庞大的阶级，这一阶级的人群没有任何经济、政治或艺术价值，对社会繁荣、力量和荣耀也没有任何贡献。参见 [以色列] 尤瓦尔·赫拉利著 . 林俊宏译 . 未来简史：从智人到神人 [M]. 北京：中信出版集团，2017：286 - 295.

　　长寿时代的另一大特征是低生育水平的出现。随着中国政府 20 世纪 70 年代初"晚、稀、少"生育观念的倡导和 70 年代末"独生子女"政策的实施，中国的总和生育率在 20 世纪 90 年代已降至自然更替水平以下。2011 年后，"双独二孩""单独二孩""全面二孩"政策相继实施也未能扭转中国生育率下降的趋势，2020 年中国的总和生育率仅为 1.3，已低于低生育率陷阱的警戒线。[①] 为了化解"少子化"危机，优化人口结构，促进人口均衡性发展，2021 年 5 月 31 日，中共中央政治局会议审议《关于优化生育政策促进人口长期均衡发展的决定》，提出了实施一对夫妻可以生育三个子女的政策。然而，从本研究的调研数据来看，深度贫困县家庭的生育水平并不低，大部分妇女都生育过至少两个子女，部分地区三孩以上家庭的占比还较高，家庭人口数在 6 人以上的家庭占比超过 30%。鉴于"早生多生"的生存策略是引发贫困陷阱的一大原因，[②] 在脱贫攻坚时期，一些地区还将"生育秩序整治"作为健康扶贫工程的特殊举措，但统计数据显示，收效不明显，并且多孩家庭中的男女出生性别比严重失衡。

　　因而，随着长寿时代的到来，深度贫困县也必将面临人口结构的变动和生育政策的调整，而女性贫困化，以及儿童、老年人致贫后的不良连锁反应又是贫困治理中的重要关注点，[③] 未来深度贫困地区返贫风险

---

① 国际上常把总和生育率 2.1 作为一个地区的生育更替水平（replacement level），指一个地区的一对父母所生育的子女数量恰好等于父母双方，即在数量规模上可以自然更替的生育水平。当一个地区的总和生育率降低至 1.5 以下，则被视为进入了低生育率陷阱，即生育水平很难再重回 1.5 以上，因而总和生育率的 1.5 也就成为低生育率陷阱的警戒线。低生育率陷阱的概念最早由奥地利学者沃尔夫冈·鲁茨（Wolfgang Lutz）等人于 2004 年提出。参见 Lutz W，Sanderson W C，Scherbov S，eds. The End of World Population Growth in the 21st Century：New Challenges for Human Capital Formation and Sustainable Development London and Sterling [M]. VA：Earthscan，2004.

② 从生物演化的视角来看，为了应对贫困状态下较短预期寿命的问题，较早生育和多生育是保持人类繁衍而演化出来的一种生命路径。因此，在充满压力和艰苦环境下成长起来的女性，更有可能较早进入青春期，并且生育更多的孩子。然而，多子女的状态又进而加重了家庭的经济负担、混乱秩序和贫困感知。参见〔美〕基思·佩恩著. 李大白译. 断裂的阶梯：不平等如何影响你的人生 [M]. 北京：中信出版集团，2019：57 – 71.

③ Bray R，Walker R，De Laat M，et al. The Hidden Dimensions of Poverty International Participatory Research [M]. Montreuil：Fourth World Publications，2019.

的防范以及脱贫成效的巩固还应接续着力解决六个人口和健康方面的关键问题：一是农村家庭高龄老人的健康老龄化；二是"三孩"政策背景下农村家庭生育意愿的释放与生育健康的保障；三是婴幼儿医疗保健与儿童早期发展服务的深度融合；四是多子女家庭女性贫困化的防范；五是出生性别比失衡的治理；六是未婚大龄男性健康风险和养老风险的应对。

（三）脱贫后的生活方式将发生根本改变

有研究表明，人们的生活方式选择会随着经济社会发展程度而出现转型，且不同地域和社会阶层的人群，其生活方式的转型模式存在差异性。例如与美国社会正好相反，具有较高社会经济地位的中国人更有可能选择不健康的生活方式，因为上层的社会成员更有可能最先受到西方生活方式的影响。而在美国，往往是低收入人群更倾向于选择不健康的饮食和生活习惯。[①] 在其他国家的研究也表明，收入、职业、婚姻状况等因素与个体的身体质量指数高度相关，这是因为不同的社会经济地位导致了不同生活方式的选择。[②] 中国学者王甫勤也对中国人的生活方式进行了研究，他发现，中国人的现代生活方式大致可分为混合型、健康型和风险型三种。其中，混合型和风险型两种非健康的生活方式占据主流，并且不同社会群体的生活方式选择也具有差异。例如高文化程度、高收入群体容易出现两极分化，健康型和风险型生活方式占比较大，且无显著性差异，而低文化程度和低收入人群则更偏向于混合型的生活方式。[③] 此外，社会资本也可以成为一个中间变量，对人群健康产生正面或负面影响，高社会经济地位群体可因频次更高的社会交往而扩大其健康优势，而低社会经济地位群体则可因来自邻居、亲戚间的社会信任而

---

① Kim S, et al. Contrasting Socioeconomic Profiles Related to Healthier Lifestyles in China and the United States [J]. American Journal of Epidemiology, 2004, 159 (2): 184 – 191.

② Daniel P, Michał R. Demographic and Socioeconomic Determinants of Body Mass Index in People of Working Age [J]. International Journal of Environmental Research and Public Health, 2020, 17 (21): 8168.

③ 王甫勤. 地位束缚与生活方式转型——中国各社会阶层健康生活方式潜在类别研究 [J]. 社会学研究, 2017, 32 (6): 117 – 140.

减少其健康劣势。① 其他学者的研究也得出类似的结论，并且家庭社会经济的多个变量对中国城镇和农村居民的生活方式选择还产生了不同的影响效应。②

在脱贫之后，深度贫困县居民的生活状态也将随着经济发展和时代变迁出现转型。一方面由于物质生活水平的改善和与外界交流的通达，人们的饮食结构和生活习惯将会出现前所未有之改变。这些改变或多或少、或好或坏都将影响着人群健康状况和卫生服务需求。另一方面，贫困个体和贫困地区在摆脱"落后"标签之后，也将逐渐融入主流发展趋势，被要求加速追逐和自我完善，抛弃原有的"不健康""不先进""不文明""不科学"的生活方式，达到国家标准化的建设要求。加速变迁、加速发展，标准化与个性化之间，以及现代与传统间的碰撞和张力，也会促使当地人处于"异化"风险中。此外，随着碳达峰、碳中和发展目标的确立，环保、生态等理念也将深植于所有人的日常生活中，引发全球文明形式与生产生活方式的大转型。

（四）科学技术和数智文明引领深刻变革

2016 年，中共中央、国务院印发《国家创新驱动发展战略纲要》，明确提出了我国科技事业发展的目标：到 2020 年进入创新型国家行列，2030 年进入创新型国家前列，到 2050 年，也就是新中国成立 100 年之际，建成世界科技创新强国，成为世界主要科学中心和创新高地。正如习近平总书记所指出的："科技是国之利器，国家赖之以强，企业赖之以赢，人民生活赖之以好。中国要强，中国人民生活要好，必须有强大科技。"③ 发展科技，让科技支撑"国强民富"的宏愿也必将是未来中国社会经济发展的大势。当前的科技创新已与互联网、大数据、人工智能的发展紧密嵌套，继农耕、游牧到工业制造三阶段人类文明之后，"人工智能＋互联网"构成的"数智文明"正成为"人类世"的新标记，使地球

---

① 王甫勤，马瑜寅. 社会经济地位、社会资本与健康不平等 [J]. 华中科技大学学报（社会科学版），2020，34（6）：59－66.

② 黄倩，李宽，熊德平. 家庭社会经济地位与居民健康——基于生活方式和社会支持双重视角的研究 [J]. 云南财经大学学报，2020，36（7）：66－80.

③ 习近平谈治国理政（第二卷）[M]. 北京：外文出版社，2017：267.

上的生命样态发生了"机械＋生物"的突变。① 这场文明风暴带来的是颠覆性变革，许多新事物、新联结、新形态、新伦理的产生已超越人类已有的认知范畴，是喜是悲，是生机还是危机，是有序还是无序都无从可知。

在科技创新和数智文明的引领下，社会交往、信息交流、社会网络、文化变迁都将发生深刻变革或重构，地理空间文化有可能被虚拟空间文化所取代，城乡差异将出现新分化，脱贫地区和各类人群也可因数据带来的流通而被精准赋能；"数字鸿沟"有可能成为新的代际鸿沟，掌握网络技术和资源的年轻人可能变为更具优势地位的"意见领袖"；新技术的发明与应用也许会加剧不平等，富人阶层和社会精英可优先享用更好更昂贵的技术而获得健康升级，由此在身体和智识上出现更为显著的优势，拉大阶级和贫富差距。② 互联网、物联网、人工智能的运用也将触发医疗卫生服务和管理的革新，一方面为在线咨询、预约诊疗、候诊提醒、划价缴费、药品配送、远程医疗、协同诊察、监护急救、手术辅助、3D 打印等一系列服务带来了巨大发展空间和广阔前景；另一方面，也可由设备漏洞、恶意软件、流量劫持、管理不善等造成患者隐私或数据泄露、信息篡改、服务断链、更新延迟等危机的随时出现。③ 深度贫困县也因此面临新的考验，需加快步伐，及时融入数字化发展的洪流中，加速推进数字技术与医疗服务深度、安全融合，使广大边远农村人口也能共享智慧医疗的红利。

（五）贫困治理和美好生活重心发生转移

物质收入并非人们评价生活状况的唯一指标，国民幸福感也不仅仅取决于国民收入，人们的喜怒哀乐与收入水平高低并没有呈正相关，

① 数智文明的概念及数智文明是"人类世"新标记的论断是由徐新建新近提出的，参见徐新建. 人类学与数智文明——回应"后人类"挑战的学科思考［M］//黄萍，徐新建，韦小鹏主编. 数智文明与永续发展——人类学高级论坛 2020 卷. 哈尔滨：黑龙江人民出版社，2021：11－22.

② 〔以色列〕尤瓦尔·赫拉利著. 林俊宏译. 未来简史：从智人到神人［M］. 北京：中信出版集团，2017：311－315.

③ 舒婷，赵韡，徐帆等. 患者安全目标：智慧医院建设中的网络安全风险［J］. 中国卫生质量管理，2020，27（6）：24－27.

贫困会让人陷入不幸，但当收入超过一定阈值时，也不会让人感觉更加幸福。[①] 生活在绝境的人可因珍视当前拥有的而感到幸福，而那些生活奢靡者也会因小小的缺失而倍感苦恼。人们对美好生活的感知力是健康、教育、适应性和情绪共同作用的结果，[②] 也是在特定时空下和地位阶梯上动态变化的过程。当前，我国已进入新的历史发展阶段，开启了中国特色社会主义新时代，国家综合实力和人民物质生活水平都发生了巨变，贫困治理和城乡发展重心出现了历史性转移，人民对美好生活的向往和健康服务的需求也日趋多元化。

2021 年 2 月 25 日，习近平总书记在北京举行的全国脱贫攻坚总结表彰大会上宣布："我国脱贫攻坚战取得了全面胜利，完成了消除绝对贫困的艰巨任务，创造了又一个彪炳史册的人间奇迹！"[③] 随着全面脱贫的实现，中国关涉亿万农村人口的反贫道路也从绝对贫困治理阶段转变为相对贫困治理阶段，从脱贫攻坚战役过渡到了乡村振兴战略。中共中央、国务院 2021 年、2022 年和 2023 年连续三年的一号文件都紧紧围绕乡村振兴接续发展的工作进行部署安排，中国未来的农村贫困治理将与乡村振兴紧密结合，通过振兴乡村的一系列措施，确保所有脱贫地区能稳发展、促增长、减差距，彻底摆脱贫穷落后，向全民"共建共享"迈进。这也就意味着，收入差距的缩小必将逐渐延伸和演化为其他等级标志物间的差距缩小，包括人群健康差距，农村人口对健康服务的需求绝不会仅止步于疾病诊疗，健康和幸福感的来源将与更多非物质因素有关。

党的十九大报告明确指出，我国社会主要矛盾已经转化为人民日益增长的美好生活需要和不平衡不充分的发展之间的矛盾，人民美好生活的需要日益广泛，不仅对物质文化生活提出了更高要求，而且在民主、法治、公平、正义、安全、环境等方面的要求日益增长。健康是实现美

---

① 〔英〕理查德·威尔金森，凯特·皮克特著．安鹏译．不平等的痛苦：收入差距如何导致社会问题［M］．北京：新华出版社，2010：8 – 9；〔美〕安格斯·迪顿著，崔传刚译．逃离不平等——健康、财富及不平等的起源［M］．北京：中信出版社，2014：21 – 29.

② 〔美〕安格斯·迪顿著，崔传刚译．逃离不平等——健康、财富及不平等的起源［M］．北京：中信出版社，2014：21 – 29.

③ 习近平谈治国理政（第四卷）［M］．北京：外文出版社，2022：125.

好生活的重要前提，包括脱贫人口在内的所有中国公民对健康服务的需求量会日益增大，需求的种类也会更加多样化、个性化，对服务质量的要求也必将更高更新。

第三节　巩固拓展健康扶贫成效的对策与建议

本研究的结果表明，健康扶贫作为脱贫攻坚时期的超常规举措，立足贫困地区医疗卫生服务供需双方的切实需求，聚焦重点疾病和重点人群，采取了多重保障、防治结合的全链式帮扶体系，有效破解了"贫—病—贫"的恶性循环，降低了贫困人口和贫困地区的健康脆弱性。然而，正如习近平总书记指出的，"脱贫摘帽不是终点，而是新生活、新奋斗的起点"。① 脱贫之后不仅需要防返贫，还需持续应对原有和新发的风险点，也需缓解相对贫困，促进地域间、人群间和民族间的均衡性和可持续性发展。艾斌等通过"暴露—敏感—恢复"三个递进层级的贫困脆弱性分析后也指出，贵州、云南、四川等地面临脱贫后民族帮扶和总体帮扶的双重压力，缺技术、缺资金和因病仍是位居前三的致贫敏感因素。缺技术、缺资金可以通过政府与社会的外力支持在短期内恢复自主能力，但因病、因残、缺劳动力等健康风险敏感人群短期内提高自主能力的可能性不大，原来因病致贫的居民和因病致贫占比较高的地区则面临较高的返贫风险和新发风险。若要真正扭转原深度贫困县贫病交织的脆弱局面，提升其在疾病风险冲击下的复原力和反脆弱性，仍需砥砺前行，在健康扶贫的前期基础上，接续打造和构建具有反脆弱性的风控格局和长效机制。②

反脆弱的本质是在承认风险和不确定性是常态的前提下，确保波动和不确定来临时有应对能力，且尽可能保持适度成长。因而，若要提高某个事物的反脆弱性，可从四条路径入手：减少高风险暴露，尽量规避

---

① 习近平谈治国理政（第四卷）[M].北京：外文出版社，2022：138.

② 艾斌，谢忱，陈佳鹏.我国少数民族脱贫人口过渡期脆弱性研究 [J].中央民族大学学报（哲学社会科学版），2021，48（5）：134–141.

代价巨大的风险和"黑天鹅"事件；采用杠铃策略，优化资源分配，让有利因素大于不利因素；理性积极地出击，掌控选择权；学会做减法，遵循少即多的基本原则。基于提升反脆弱性的四条路径，本研究从宏观和微观层面对巩固提升深度贫困县的健康扶贫成效提出了一系列对策与建议。

一 宏观整体层面的改进思路

（一）规避风险，聚焦重点疾病防范和脆弱人群保障

不确定性是人类社会的常态，"波动"也是众多事物的正常运行轨迹。然而，有些偶然发生的巨大"波动"却可造成永久性损伤或毁灭性打击，塔勒布将其称为"极端斯坦"或"长尾"事件，特指那些发生概率很低，但以跳跃方式运行，易引发严重后果或陷入重大混乱状态的事件。[①] 基于反脆弱的原理，这些"长尾"事件虽然不常发生，也不具有普遍性，但不能因此而置若罔闻，忽视其存在性。迈向反脆弱的第一步不是增加有利因素，而是减少不利因素。因而，在健康领域，倘若要减少"长尾"事件的发生，首先就需要避免高负担疾病的出现，进而避免医疗手段的介入。重大疾病带来的损伤往往不可逆转，其累积危害更不容忽视，在无性命之忧时，任何人为治疗手段的介入所带来的收益也相对较小，甚至可引发滞后的、隐性的严重危害。[②]

如前所述，我国人群疾病谱和死亡谱已发生转变，加之人口年龄结构的变动和生活方式的转型，疾病风险必将始终存在且易发生变动。为巩固健康扶贫业已取得的显著成效，未来对因病致贫风险的防范也需首先减少不利因素，避免"长尾"事件的发生。因此，下一阶段针对脱贫地区的健康规划或政策首先应持续关注三个重要的风险面。一是重要地区，即原深度贫困县（或乡村振兴重点帮扶县）。这些地区虽然已脱贫，但其社会经济发展仍相对落后，医疗卫生资源和能力建设仍较滞后，化

---

① 〔美〕纳西姆·尼古拉斯·塔勒布著. 雨珂译. 反脆弱 ［M］. 北京：中信出版社，2014：60 - 68.

② 〔美〕纳西姆·尼古拉斯·塔勒布著. 雨珂译. 反脆弱 ［M］. 北京：中信出版社，2014：291 - 294.

解巨大疾病风险的能力仍需强化，这些地区容易因疾病及其风险累积再次陷入区域性贫困的境况，针对这些地区的扶持性举措仍十分必要。例如，云南省在 2022 年就制定了《云南省"十四五"时期三级医院对口帮扶县级医院工作方案》，继续对脱贫地区开展 5 年的对口帮扶工作。二是重大疾病。重大疾病主要指已被证实的具有高疾病负担，长期影响生命质量的慢性传染性和非传染性疾病，例如肿瘤、心脑血管疾病、艾滋病、肺结核等。一方面，需加大针对这些疾病的预防干预力度，如健康素养提升、行为改变干预和重点人群的疾病筛查。另一方面，要尽可能提升早发现、早治疗的比例，防范疾病恶化和并发症的出现。三是重点人群。重点人群包括已经由病残造成劳动力丧失的人群和难以承受疾病风险冲击的高脆弱人群，如未脱贫人口、老年独居者、单户主女性、跨境婚姻家庭的外籍人员、儿童青少年等。对未病者，可开展疾病监测和预防干预，对已患重病者则进行及时治疗和救助。例如针对儿童青少年，可提供预防出生缺陷、保障分娩安全、促进儿童早期发展、关注重点健康问题的一系列服务。

（二）善用杠铃，聚焦风险小收益大的长效机制建设

提高反脆弱性的第二条路径就是运用杠铃策略，也称为"双峰策略"。许多事物的解决方案都是以"杠铃"的形式呈现两种极端的组合，而非单独的中庸模式。风险的预判也往往以高风险和低风险（甚至是零风险）进行区分，却没有中风险一说，因其易受巨大测量误差的影响，具有较大的模糊性和迷惑性。因此，提高反脆弱性就是要采取"积极主动 + 保守偏执"的杠铃组合，摒弃模棱两可的中间路线。也就是说，要尽可能把有限的资源进行组合分配，把大部分资源投入到风险小保值率高的事物上，同时把剩余的小部分资源投入到风险大收益率高的事物上，从而在消除不利因素的同时，让有利因素或正面的"黑天鹅"顺其自然地发挥作用。[①]

脱贫后，原深度贫困县的贫困治理和发展目标随之发生深刻转变，

---

① 〔美〕纳西姆·尼古拉斯·塔勒布著．雨珂译．反脆弱 [M].北京：中信出版社，2014：127 - 128.

不再是战胜贫困，而是逐步弥合发展中的差距，向共同富裕迈进。在这一新的目标驱动下，这些地区的卫生健康发展的底层逻辑也必将发生改变，从"保疾病"转向"促发展"，从"硬实力"延伸至"软实力"，从"人健康"拓展至"全健康"。有学者指出，在后脱贫时代，贫困治理的维度已由解决收入贫困转向相对贫困治理，治理理念已由"输血"治贫转向"造血"防贫，治理模式已由开发式扶贫转向开发式与保障性扶贫并重，治理目标已由"特惠"扶贫转向"普惠"支持。① 这些转变的发生实质上也是反脆弱性的提升。因而，为了进一步提升原深度贫困县在疾病风险中的反脆弱性，也需要采取杠铃策略（或动态调整的杠铃策略），尽可能把大部分资源投入到可以带来稳定而持久收益的事物上，把剩余的资源用于对抗极端风险事件的发生。基于这一底层逻辑，未来原深度贫困县的卫生健康建设需要弱化外源性保障的即期效应，重视内源式发展的时滞效应。② 可具体采取三方面的建设思路。

　　一是逐步减少针对建档立卡贫困人口的倾斜性保障政策。有研究显示，当自付费用所占比例下降到卫生总支出的 15% ~ 20% 时，经济灾难的发生率就可以忽略不计。③ 2019 年，中国贫困人口医疗费用自付比例已下降至 10% 左右，这也就意味着医疗保障扶贫政策在助力贫困人口摆脱经济灾难方面发挥了重要作用。然而，随着脱贫人口人均可支配收入的增长，原深度贫困县不同人群间的收入差距也将逐步缩小，脱贫人口的医疗卫生支付能力势必增强。有学者也指出，健康扶贫的超常规举措应有序退出，经过专家测算和论证，在后脱贫时代，相对贫困人口的综合补偿水

① 刘东，荆蕙兰，王家斌. 后脱贫时代边疆民族地区相对贫困治理：逻辑理路、价值转向及战略选择［J］. 广西民族研究，2021（5）：172 – 180.

② 即期效应指在短期内产生了减缓贫困的作用，时滞效应则指扶贫后产生的持续减贫效应。参见郭君平. 参与式社区综合发展的减贫防贫效应研究——基于多维动态视角［M］. 北京：经济科学出版社，2018：129 – 134.

③ Xu K，Saksena P，Jowett M，et al. Exploring the Thresholds of Health Expenditure for Protection against Financial Risk ［R］. Geneva Switzerland：WHO Press，2010；Xu K，Evans D B，Carrin G，et al. Protecting Households from Catastrophic Health Spending ［J］. Health Afairs，2007，26（4）：972 – 983.

平可从现在的90%降为80%，并建立重点人群自付比例封顶机制，封顶值也可从最低生活保障标准的绝对值过渡为一户一策的相对值。① 倘若持续采取高保障制度，有可能增加非对称风险，甚至造成医源性损伤。因而，脱贫之后宜逐步减少对建档立卡贫困人口的特殊保障政策或减小经济补偿力度，仅对少数最弱势的群体，如存在灾难性卫生支出风险的重大疾病患者和明显欠缺自救能力的重点人群，采取倾斜医保或特殊救助政策，以此降低溢出效应和漏出效应，② 彰显健康公平性。

二是持续强化边远农村地区医疗卫生人才和服务能力建设。医疗卫生人才是确保医疗卫生服务可及性和服务质量的重要保障，也是未来脱贫地区医疗卫生服务持续发展的必要支撑。当前，原深度贫困县三级医疗卫生机构的基础设施和硬件条件已基本建立健全，而人力资本的稳定累积及服务能力的持续提升仍有待强化。未来宜加大对原深度贫困县医疗卫生人才培养培育的力度，借鉴杠铃策略，在促进基本医疗和公共卫生人才队伍建设的同时，培养储备突发公共卫生事件应急管理和处置人才。

三是加快构建全方位健康促进适宜体系和实施三级预防策略。健康促进是具有较高成本效益和时滞效益的健康建设途径，其倡导、赋权、协调的基本原则也有利于激发贫困地区和弱势人群的内生动力。未来宜继续推进健康扶贫中有效的健康促进举措，采取普适性政策和有针对性的细化举措，加快形成全方位的适宜原深度贫困县的健康促进行动方案。与此同时，应大力贯彻落实"上医治未病""预防优先"的风控理念，着力实施三级预防策略，重点加强重大慢性病和传染病的早期预防和"三早"（早发现、早诊断、早治疗）二级预防工作的开展，加强对心理疾患和伤害的防范，并提供社区康复服务。

---

① 朱兆芳，程斌，赵东辉等．我国健康扶贫与乡村振兴衔接路径研究［J］．中国卫生经济，2021，40（7）：9-13.

② 溢出效应和漏出效应均指扶贫过程中形成的"受益不均"现象。溢出效应主要指扶贫受益者中存在亚贫户或非贫户，扶贫政策的实施使其受益更大；漏出效应指贫困标准的划定或指标的设定可能存在门槛过高或考虑不周的情况，致使部分应该成为扶贫对象的人口被挤出，如某些边缘贫困户。参见郭君平．参与式社区综合发展的减贫防贫效应研究——基于多维动态视角［M］．北京：经济科学出版社，2018：91+123.

（三）多手储备，优化覆盖全龄的农村医疗卫生服务

反脆弱的表现不是静静等候危机来临，而是理性出击，驯服或适应不确定性。具有反脆弱性的事物只需要关注不利因素、不利后果，基于不对称性原理，做出显著优于从前的最佳选择。选择权赋予了人们获取有利因素的机会，多种选项的存在也促使人们可应对变动，从小成本的试错过程中受益。[①] 随着长寿时代的到来，原深度贫困县的人口结构及健康服务需求也必将面临前所未有之变动。农村家庭高龄老人的健康老龄化、"三孩"政策背景下农村家庭生育意愿的释放与生育健康的保障、婴幼儿医疗保健与儿童早期发展服务的融合、多子女家庭女性贫困化的防范、出生性别比失衡的治理、未婚大龄男性健康风险和养老风险的应对都是有待关注和解决，有可能引发社会矛盾，阻滞家庭和地区发展的关键人口与健康问题。

因而，除了持续推进基本医疗和公共卫生服务外，原深度贫困县还应基于各自的人口特征及发展趋势，主动出击，优化和逐步完善覆盖全龄的农村医疗卫生服务产业链，拓展服务项目和内容，为人群的健康保障创造更优选项。例如，可建立健全生育健康服务体系，着力提高生育质量，稳定出生人口数和出生性别比；加快心理危机干预机构和专业人才队伍的建设与储备，着力预防心理疾病和精神障碍；组织专项行动，探明某些地区伤害事件高发的原因，按照"4E"干预原则[②]主动采取预防干预措施；在现有的妇幼保健服务体系中，融入儿童早期发展和特殊妇女儿童健康保障与康复服务，加强儿科、新生儿科、儿童保健康复科等专科建设与综合能力提升，开展早期筛查与矫正；以家庭为基础，以社区为依托，加快构建适宜的养老服务体系建设，重点关注高龄老年人、独居和未婚男性老年人。

（四）减少壁垒，提高跨省、跨级和跨部门协同效能

风险的判定受限于知识的边界，而风险又通常是跨边界"作战"，

---

① 〔美〕纳西姆·尼古拉斯·塔勒布著．雨珂译．反脆弱［M］．北京：中信出版社，2014：144-149.

② "4E"干预是预防意外伤害的常用手段，包括工程（Engineering）干预、强制（Enforcement）干预、教育（Educational）干预和经济（Economy）干预。"4E"是取4种干预手段英文首字母的简称。

在对抗风险危机时也往往需要打破常规的"边界",形成跨领域、跨区域、跨层级的合作,新冠疫情的应对就是最有力的实证。有学者提出,在乡村社会的治理中,需要关注和界定基层政府的角色,实现适度规模的体制吸纳,充分发挥其积极作用,开创协同治理的局面。化繁为简,学会做减法也是提高反脆弱性的有效途径,减少壁垒也是遵循"减法"的原则,一方面是跨越部门、层级间的边界,尽量减少多方合作共赢的障碍,另一方面则是跨越专业领域与公众预期之间的边界,尽量形成有效的反馈通路,持续提高效能。层次性或层级通常是一个系统结构的必要组成,倘若每个层次内部和层次之间的信息连接设计合理,反馈延迟就会减少,系统的运作效率和适应力也会增强。①

基于此,在未来原深度贫困县的医疗卫生体系建设和运作过程中,需要进一步审视协同治理的"主体""目标""资源""过程""制度"等若干基本点,② 以畅通跨省、跨级和跨部门之间的互动,提高健康服务和危机应对的效能。一是以当地民众健康服务需求为逻辑起点,探明利益相关部门,厘清各部门的主责和合作结构;二是以健康促进为共赢目标,达成共识,探索构建各部门的具体目标,减少政策阻力;三是统筹区域内资源,建立资源整合平台或资源养成平台,可通过巡回服务、第三方服务等方式,提高服务效能,避免资源浪费;四是建立卫生健康管理和服务项目的"衔接通路",减少跨省、跨层级和跨部门的工作程序与相关手续,畅通服务通道,提高服务可及性;五是以卫生健康为主线,梳理核心统计指标及其计算方式,建立数据识别和共享系统,建立跨部门议事协调机制和互评机制,有效进行风险动态监测、数据共享与反馈。

(五) 风险共担,创造和谐共治、权责平衡的新模式

风险在不同的承担主体中往往具有高度的非对称性,反脆弱的基本

---

① 〔美〕德内拉·梅多斯著. 邱昭良译. 系统之美:决策者的系统思考 [M]. 杭州:浙江人民出版社,2012:115.

② 赖先进. 国家治理现代化场景下协同治理理论框架的构建 [J]. 党政研究,2020 (3):103 - 110.

伦理就是不以转嫁风险，牺牲他人的利益来攫取自身的反脆弱性。任何从事公共服务的机构或人员，都不应以转嫁风险的方式增加自己的收益，任何医疗机构和医药公司也都不应以破坏公民健康为代价而获益。① 一方面，强制推销、过度包装的医疗，以及那些化简为繁的诊疗手段和保健产品并不是为大众和病患创造知情选择的机会，而是信息通过筛检后形成的诱导和盲目选择，由此增加了医疗负担和成本，加大了医源性损伤的可能性，造成道德、伦理和科学上的困局。② 在风险社会中，资源财富通常向上聚集，而风险则向底层转化。因而，塔勒布专门在其另一部著作《非对称风险》中明确提出了"入局"的理念，建议利益相关者成为风险收益对称的风险共担者，建立"做出决策"（权利）和"承担后果"（责任）相互平衡的机制。从更高层级的集体利益出发，参与"风险共担"就是参与进化过程，不亲历风险共担的人，不懂得大道至简。③ 另一方面，现代社会治理的对象已由人转变为公共服务、公益服务和社会关系，自由发展绝不是个体权利的无限扩张，而是权利和责任的平衡。公民的健康需要获得国家的保护，公民也有义务和责任从自己做起维护他人的利益和广义的"公民健康"。④

鉴于此，在未来原深度贫困县的健康风险治理中，也需要从供需双方的权利、责任、义务出发，创建"风险共担、权责平衡"的共治模式。一方面，需要加强对医疗服务供方的合理引导与不良医疗行为的整治，规范畜牧业和私营诊所使用抗生素和激素，减少医疗保健品、重复性医疗检查和非必需治疗手段的使用，着力改善医患关系，坚持以患者利益，尤其是低收入患者的利益最大化为原则，降低医疗开支。另一方面，也需要加强对公众健康意识的引导，运用已被证实的能够促成意识转变和行为改变的策略与方法，如有条件现金转移（Conditional Cash

---

① 〔美〕纳西姆·尼古拉斯·塔勒布著．雨珂译．反脆弱 [M]．北京：中信出版社，2014：323－365.

② 〔英〕玛格丽特·麦卡特尼著．潘驿炜译．病患悖论：为什么"过度"医疗不利于你的健康？[M]．北京：中国社会科学出版社，2020：125.

③ 〔美〕纳西姆·尼古拉斯·塔勒布著．周洛华译．非对称风险 [M]．北京：中信出版集团，2019.

④ 景军．公民健康与社会理论 [M]．北京：社会科学文献出版社，2019：3－4.

Transfer，CCT)①，促使居民成为自己健康的第一责任人，肩负起维护自身健康和他人健康的公民责任。

二　微观工作领域的策略措施

（一）运用三个"三"理论，加速脱贫地区居民健康素养提升进程

随着后脱贫时代人们社会生活方式的转变，以及人口老龄化快速增长等的叠加影响，全民健康素养提升将是未来深度贫困地区减少因病致贫的预防性长效策略。切实加强健康促进与教育，传播健康知识，广泛倡导健康生活新风尚是减少疾病发生与扩散，缓解经济负担和医疗压力的优化选择。深度贫困地区居民受教育水平普遍较低，长期受民族文化和地方性医学知识的影响，许多居民业已形成的健康信念已根深蒂固，健康教育是一项需要持续开展、动态监测调适的常态化公共服务举措。

知识创造的目的在于应用，知识创造也都出于某种"利益"的考量。健康知识不完全等同于医学知识，又有别于一般常识，其产生并非为了专业利益，而是希望将高度专业化的知识转化为普适性的知识，帮助人们理解健康管理的基本原理和方法，因此健康知识的选取和传播既要把握"科学—普适"的关联，也要关注"知识—社会"的关联，更要关注"知识—行动"的关联，实现科学性与实用性的有机衔接，让受众从"被动知"转变为"主动用"，促使人们改变因循守旧的、已被证实会影响健康的行为实践和文化活动。借鉴有关健康素养、信息引爆和行为助推的三个"三"理论，以及反脆弱少即多的基本原则，本研究认为破解原深度贫困地区居民健康素养提升难点的困局，应采取逆向思维，立足于受众的特点及所处的社会情景，从知识内容、传播对象、传播手段等方面寻找突破口。

---

① 有条件现金转移支付是以小额现金的方式，补助激励那些采取了设定条件或行为的贫困人口，以此推动贫困人口健康意识和行为转变。该项措施已在诸多发展中国家开展过大规模试验，主要用于儿童营养、教育的改善，以及健康保健行为的引导，均获得了良好的收益。参见 Bastagli F，Hagen-Zanker J，Harman L，et al. Cash Transfer：What Does the Evidence Say? A Rigorous Review of Programme Impact and of the Role of Design and Implementation Features ［R］. London：Overseas Development Institute，2016.

1. 精选知识内容：打造弥合知识缺口和契合实际应用的知识模块

专业化越强的知识越容易出现"知识的诅咒"，知识的供需双方往往都过度假设自己所拥有的知识是他人知道的信息，从而造成双方都陷于信息的高度不对等状态。[①] 医学专业人士和服务对象的生活世界并非完全一致，医学概念、疾病描述和治疗方法方面的"转译"工作极具挑战性。医学语言若不能与对象的理解能力相匹配，那么预防干预策略的开展，甚至问卷调查的可靠性都将面临争议。[②] 由此可见，在传递某类专业化知识时，在知识的选取上应保持开放：一方面，不轻易假定受众的知识结构，而是根据其知识缺口或需求列出核心信息和知识清单；另一方面，不轻易假定受众的理解能力，而是需要进行适度"转译"，针对不同对象形成与其理解力相匹配的"语言"。在以往的健康教育中，此类"转译"工作并非空白，提升材料可视化和民族语言翻译水平是最常见的做法，但为了进一步提高贫困人口对健康知识的关注度和理解力，本研究认为健康知识内容的选取和组合需根据当地的实际境况进行重要程度排序和现实情境转化，打造弥合人群知识缺口、契合实际应用的"知识模块"，把庞杂的健康知识根据主题和传播时间进行拆分，构建适宜的健康教育"知识序"和"时间表"，循序渐进，由"易"及"难"，这既遵循了反脆弱的"减法"原则，也提高了信息的"黏性"。

以知识薄弱点或重点疾病为突破口，分梯次推进健康教育。新冠疫情再次证明了新发传染病[③]的不确定性和高流行性可能使资源匮乏地区再度陷入危机。可借助新冠疫情防控中营造出的良好社会和宣传氛围，以原深度贫困县居民较为薄弱的"传染病"为知识突破口，将健康教育

---

① Camerer C，Loewenstein G，Weber M. The Curse of Knowledge in Economic Settings：An Experimental Analysis［J］. Journal of Political Economy，1989，97（5）：1232 – 1254.

② 〔美〕拜伦·古德著．吕文江，余晓燕，余成谱译．医学、理性与经验：一个人类学的视角［M］.北京：北京大学出版社，2010：135 – 136.

③ 新发传染病特指20世纪70年代后由新型病原体引发的传染病或原已基本控制现又再度流行的传染病。据世界卫生组织统计，自1972年以来，全球已发现40余种新发传染病，其中有30余种已在我国出现过。参见张耿林，高志良．新发传染病及防控策略［J］.中国病毒病杂志，2018，8（4）：252 – 256.

内容围绕"传染病"分梯次进行基本知识、健康生活方式和社交礼仪等的宣传。

以生活情景为知识突破口，提高健康知识的控制感。"计划行为理论"认为个体的行为意向与他们的自我感知效能和控制感有关，诱发行为转变的态度最好与具体生活事件或习惯联系，而非抽象空泛的概念。① 倘若要让受众树立某一观念或态度，那么传递的信息也应具象化和切近经验，以增强受众的自我感知效能与控制感。人们会根据自己的生活经历与需求对知识的重要性进行剪裁，他们对疾病、健康、治疗的理解还处于动态变化的状态，可随个人经历或生活环境的改变而发生变化，科学知识的接受程度也会出现暂时性、偏好性、多样性和矛盾性。因此，健康知识模块需要根据不同受众的生活境况和时间变化进行选取和动态调整。

以知识的关联程度为突破口，拓宽脱贫人口的学习"带宽"。为了更形象地描述稀缺状态之下人们的基本心智能力，学者引申使用了"带宽"一词，认为有限的脑力和思维"带宽"是贫困者学习能力和控制能力下降的根源，② 具有实用功能的处方知识往往在每个人的知识库存中占据显著地位，且根据每个人的实用取向和社会中的位置进行区分和呈现，形成知识的关联结构，由此影响个体对不同知识的关注度、取舍和与他人的互动。③ 本研究认为，在原深度贫困县，当传播新的、外来的健康知识时，需要对当地人的"带宽"和健康知识的"关联结构"进行"现实"定位。要促成知识对行为的指导，健康知识作为具有较强实用指向的处方知识需增强知识的"关联性"，将其拉入"带宽"缺乏人群的视野中，包括新概念与旧概念的关联、抽象概念与生活实际的关联、现实价值与长期价值的关联、个体选择与外部效应的关联、民族文化与外来文化的关联。

---

① Ajzen I, Fishbein M, Attitude-Behavior Relations: A Theoretical Analysis and Review of Empirical Research [J]. Psychological Bulletin, 1977, 84 (5): 888 – 918.

② 〔美〕塞德希尔·穆来纳森，埃尔德·沙菲尔. 魏薇，龙志勇译. 稀缺：我们是如何陷入贫穷与忙碌的（经典版）[M]. 杭州：浙江人民出版社，2018.

③ 〔美〕彼得·L. 伯格，托马斯·卢克曼著. 吴肃然译. 现实的社会建构——知识社会学论纲 [M]. 北京：北京大学出版社，2019：32 + 54 – 58.

以三类健康素养为突破口，发挥不同人群知识的力量。三类健康素养是基于健康知识及其实际应用能力而划分出来的具有一定递进状态的素质，即功能性健康素养、互动性健康素养和影响性健康素养。三类健康素养既可联合应用，也可针对不同人群或场景有所侧重。如前所述，在边远、经济欠发达地区，先不论居民健康素养水平如何，基层的医务工作者和相关管理人员本身也需要更新和拓展健康素养，拓展健康知识的应用场域，在增进医患沟通的同时，让健康知识更具社会影响力。因此，建议针对不同人群研究、设计和有侧重地提升三类健康素养。针对一般居民，宜以功能性健康素养为主；针对基层医务工作者、慢性病患者等，则应侧重提升其互动性健康素养；针对当地领导者、政策执行者和公务员等，宜在提升功能性健康素养的基础上加强影响性健康素养的培养与监测。

2. 选择传播对象：优先关注"个别人物"和"心理阈值"较低人群

个别人物法主要是指信息热潮的引发往往是由少数几个在社会网络中具有较好"中心度"且持有一定社交天赋的人所驱动。挖掘和培养重要"个别人物"就是要发挥和利用其引爆信息传播的推动力和影响力，加快推进健康知识的传播。首先，宜在县级成立"健康行动"推进委员会，建立卫生与教育部门联合行动的机制，根据《健康中国行动（2019—2030）》的要求，结合各县实际情况和地域特点制定健康促进行动计划。其次，借势借力打造以县为单位的健康教育专业工作队伍。依托省内医学高等院校和省级健康教育所，以县为单位，采取对口帮扶和长期帮扶策略，为当地培养一支留得住、用得上、专业化的健康教育工作队伍，并为其深入开展针对重点人群、重点疾病、主要健康问题和健康危险因素的健康教育活动提供持续支持。最后，应充分挖掘和动员当地的意见领袖、领导干部、高知青年、乡村精英等成为健康促进行动的主要参与者，同时提升其功能性健康素养和影响性健康素养，发挥其潜能，提升健康知识普及的速度和广度。

研究证实，肥胖、吸烟、酗酒等健康问题看似个人选择，实则是"强关系"影响之下的群体共识。社会网络具有放大各类"社会规范"的功能，即把某种信念通过个体进行连接变为"超个体"，推动人们形成一致的观念和行动。① 因而，若要让某类人群发生改变，还需要了解他们置身于何种人际网络中。本研究认为，原深度贫困县的健康教育应采取迂回路径，借鉴社会网络研究中的"社会传染""阈值模型"，优先以"心理阈值"较低的人群，即容易接受新事物且具有一定影响力的人群为突破口开展健康教育，先形成良好的社会氛围，再带动"弱势人群"改变观念和行为。例如在校中小学生，从研究结果可见，教育是决定健康素养水平的基础，而当前九年义务教育的全覆盖是贫困治理的首要环节，这是破解贫困代际传递的重要手段。因此，可抓住九年义务教育集中学习的天时地利人和，开展对中小学在校学生全生命周期、健康生活方式和重点疾病预防的教育和能力提升行动。还有一类"心理阈值"较低的人群，即年轻女性，在农村家庭中，年轻女性文化程度相对较高，通常又是儿童、老年人口、家庭患病成员，甚至是全家人饮食起居的照护者，也是社区活动的主要参与者，其意识行为的转变有利于向家庭和社区扩散。

3. 拓展传播手段：着力打造具有知识"黏性"的健康教育途径

调研组在各地调查时注意到，深度贫困县的健康教育方式仍以传统媒介为主，包括知识宣传手册、黑板报、讲座、视频播放等，也有少部分村医会使用微信群等新媒体平台发布健康信息。这些方式看似丰富，但未能形成知识的有效互动，也未能凸显知识的实用性，真正被人们用于指导生活。因此，未来应着力拓展传播手段，运用信息引爆的"黏性"法则和环境威力法则，提高信息和知识传播的速度与广度。

增强知识与对象之间的互动，发挥强关系和弱关系的双重影响。从调查结果可见，深度贫困县的人群总体受教育水平不高，文盲半文盲的占比大，同时又受民族语言和文化的影响，许多以文字形式展示的宣传材料并不能获得大部分当地人的理解和关注，因此信息与对象之间未能形成互动。此外，在人际网络传播中，弱关系传递的是信息，而强关系才能促成行为"传染"，并具有"三度影响力"的特点，在健康领域亦

---

① 〔美〕尼古拉斯·克里斯塔基斯，詹姆斯·富勒著．简学译．大连接：社会网络是如何形成的以及对人类现实行为的影响［M］．北京：北京联合出版公司，2017：114-152.

如此。① 也就是说，某个个体对健康观念和行为的采纳更多的是受到接触相对频繁的身边人的影响，随着人际关系强度的减弱，知识的影响力也会衰减。受此启发，本研究认为当前许多健康信息的传播手段仅是利用了弱关系，是关系较远的外来人的"宣讲"，由此也弱化了知识与对象之间的互动。因此，在总体文化程度不足的深度贫困县，应在信息传播的基础上增加"同伴教育"的策略，形成"弱关系 + 强关系"的双重影响。

增强知识与环境之间的互动，创建支持性环境。知识的内化，尤其是行为的改变也是内外环境互动的结果，在环境中设立"触发装置"是强化观念意识和行为转变的外源刺激。然而，当前原深度贫困县的卫生环境建设还有所欠缺，卫生厕所普及率有待进一步提升，分类垃圾管理和净手等公共卫生设施欠缺。因此，除了知识普及外，还应加快在这些地区开展全方位环境卫生改善行动，推广垃圾分类治理，加快无害化卫生厕所建设，设立净手设施，加大对"三无"食品的监管整治力度，倡导文明公共礼仪。与此同时，促进健康"细胞"工程的建设，加快推进健康学校、健康村庄、健康单位建设，由此形成健康环境。

增强传统与现代方式的互动，利用融媒体推进健康知识传播。在互联网技术的广泛应用下，当今时代的知识生态系统已然发生了空前而深刻的转变，知识生产的"权杖"已从专业人士手中逐渐移交到芸芸众生手中，知识的传播渠道已不再单纯依赖纸质媒介，正从以往的以书本为基础的"长形式"向以电子平台为基础的"网状模式"过渡，互联网的超链接也持续扩展人们的认知边界，形成更加包容开放的互助交织格局。② 人们的健康思维方式、健康行为、健康服务需求与利用也将被嵌入"数据化"模块，健康知识的生产、传播、再生产也必将在新的技术背景下运转。因此，农村地区的知识传播既要充分利用黑板报、大喇叭、墙画等传统宣传手段，又要加强与互联网、新媒体的衔接融合，同步共

---

① 〔美〕尼古拉斯·克里斯塔基斯，詹姆斯·富勒著．简学译．大连接：社会网络是如何形成的以及对人类现实行为的影响〔M〕．北京：北京联合出版公司，2017：114 – 152.

② 〔美〕戴维·温伯格著．胡泳，高美译．知识的边界〔M〕．太原：山西人民出版社，2014：147 – 174.

享数据和信息，形成多渠道联动、多平台发声之势，大力发展基层宣传融媒体。

（二）稳固农户生计资本，深挖人力和社会资本对健康促进的潜能

1. 持续巩固和优化农户的生计资本水平与结构

中国的脱贫攻坚战采取精准施策、精准到户的路径，从医疗、教育、住房、就业多方面实施一系列帮扶措施。本研究结果证实，这些帮扶措施的实施切实帮助农户摆脱了生计困境，尤其是物质资本和金融资本大幅提升，降低了农户的贫困脆弱性，缩小了不同农户间的发展差距。步入后脱贫时代，我国"三农"工作重心发生了历史性转移，脱贫地区的贫困治理已由消除绝对贫困向解决相对贫困转变，农户的生计问题也由"保生存"向"促发展"转变，其生计的可持续性成为夯基固本谋发展的重要基础。在乡村振兴阶段，宜在巩固农户现有生计资本的基础上，持续关注其生计资本的积累和扩容提质，逐步从生计保障转变为生计优化和生计公平。

2. 持续着力支持原深度贫困县的人力资本积累

人力资本是以知识、技能及健康的形式存于人体且能为个体或家庭带来收益的价值，可细分为健康人力资本、教育人力资本、知识人力资本和能力人力资本。[1] 本研究结果显示，贫困户的人力资本未在短时间内出现有效积累，并且家庭中的成年劳动力、健康劳动力的数量也普遍少于非贫困户。人力资本不仅是确保农户脱贫能力和脱贫质量的基础性资本形式，还是农户可持续生计扩充、阻断贫困代际传递的关键资本。人力资本欠缺限制了农户的收入流，同时制约了农户的信贷运用能力和对金融资本利用的参与度，[2] 也难以拓展和发挥社会资本的作用。因此，人力资本的改善有助于其他资本类型的优化。以往研究指出，教育、健康和迁移是三种可以有效提升人力资本的途径。相对而

---

① 张友琴，肖日葵. 人力资本投资的反贫困机理与途径 [J]. 中共福建省委党校学报，2008（11）：46–50.

② 夏振洲. 深度贫困、健康人力资本与金融支持——以扶沟县为例 [J]. 西南金融，2018（12）：52–57.

言，迁移可以在短时间内克服时空条件下的限制因素，快速帮助贫困家庭提高人力资本的积累；教育和健康的投入则是持续的储备过程，教育是提高人力资本增量的首要形式，而健康则是改善人力资本存量的有效途径。①

全面脱贫后，绝大多数深度贫困县的脱贫户已实现了经济上的增收，收入来源渠道也更加多样化，但人力资本的有限积累也表明，这些家庭仍缺乏抵御各类风险冲击和持续"造血"的内生原动力，家庭成员知识、技能、素养、观念的涵养仍是稳定和激活农户可持续发展的关键要素。因此，在后脱贫时代，人力资本的积累仍是关乎"三农"发展的现实之需，"智志双扶"的导向仍不可偏废，有关迁移、教育和健康的投入仍需持续关注、动态调整、补缺填漏。例如，可持续关注易地搬迁农户的生存适应力，整体协调推进公共服务配套设施建设，优化就业渠道和就业结构；持续强化九年义务教育，将"控辍保学"纳入常态化管理，确保覆盖全民和全域的基础性教育；将脱贫攻坚时期采取的健康扶贫特殊措施逐步转变为普惠型策略，强化预防优先的核心举措，着力提高农村居民健康素养，改善农村卫生环境，围绕脱贫地区、重点人群和重大疾病建立动态监测预警机制和救助诊疗机制。

此外，个体的健康价值链是延伸至家庭的，家庭成员的健康有助于人力资本的积累，但家庭成员患病会同时损耗家庭的人力资本、物质资本和金融资本。因此，在进行健康投入时还应把农户作为一个整体进行考虑。一是协助农户提升家庭成员健康保障的风险投资意识和能力。二是发挥家庭的健康照顾功能，促进健康照护的代际互惠。三是倡导家庭内部的积极健康观和生命观，鼓励家庭中每个成员提前开展健康管理，做好健康储备，成员之间相互赋能。四是关注家庭成员的"时间"价值，挖掘家庭成员的角色及人力资本。例如，重视孩子的"未来时间"，建立健全儿童早期发展服务；关注年轻人的"生产时间"，加大青年人的知识和技能培训；挖掘老年人的居家"富余时间"，开发老年人在家

---

① 黄龙俊江. 反贫困进程中人力资本提升的作用：综述与展望［J］. 特区经济，2021（9）：109－115.

庭和社区中的潜在能力与价值，促进银发经济的开发与利用。

3. 积极开发和拓展原深度贫困县的社会资本

社会资本的概念发端于 20 世纪早期的西方学术界，最早由社会改革家 L. J. 汉尼方（L. J. Hanifan）提出，后在 80 年代被法国社会理论家皮埃尔·布迪厄、德国经济学家恩科哈特·施利特（Ekkehart Schlicht）和美国社会学家詹姆斯·S. 科尔曼（James S. Goleman）等多位学者相继引用，用以论证社会关系中的经济资源和教育的社会背景等议题，遂引发关注。90 年代后，在罗伯特·帕特南（Robert D. Putnam）、弗朗西斯·福山（Francis Fukuyama）、林南等学者的深入洞悉下，社会资本及其对公民参与、民主政治、伦理信念、道德规则、利益获取等方面的影响日益获得学界重视。帕特南指出，有别于物质资本的有形财产，社会资本是建立在社会关系网络中的无形规范，由此创造出个人之间互利互惠和互相信赖的价值。① 林南也认为，社会资本是"嵌入社会关系网络中的有价值的资源"，个体能够从社会关系网的连接中获取、调动、借用他人的个体资源或其位置资源，以帮助解决自己的难题，获得不同类型的收益，既包括就业、职位等工具性的收益，也包括信任、同情等情感性的收益。② 社会资本可分为个体的社会资本和群体的社会资本，个体的社会资本并不等同于群体的社会资本，但良好的社会资本既有益于群体，也有益于个体；社会资本可以让个体在互惠中获取回报，而广义的社会网络和互惠规则又可提升一个社会的运作效率和安全信任度。③ 学者们甚至指出，社会资本与人群健康相关，优质的社会资本可以促进良好社会支持、社会网络和社会信任的形成，而这些要素的形成又可降低人群死亡风险、减少心脑血管疾病和精神疾病的发生，改善儿童成长环境和疾病预后。简言之，社会资本越高的地区，人们的健康指数和幸

---

① 〔美〕罗伯特·帕特南著. 刘波，祝乃娟，张孜异等译. 独自打保龄 [M]. 北京：中国政法大学出版社，2018：7.

② 〔美〕林南著. 张磊译. 社会资本：关于社会结构与行动的理论 [M]. 北京：社会科学文献出版社，2020：2-3.

③ 〔美〕罗伯特·帕特南著. 刘波，祝乃娟，张孜异等译. 独自打保龄 [M]. 北京：中国政法大学出版社，2018：8.

福感也越高。[①] 即便在不同边缘化程度的社区中，社会资本依然发挥着重要作用：在高度边缘化的社区中，社会资本可以帮助居民应对食物短缺、医疗救治和自付医疗开支；在中度边缘化的社区中，社会资本的作用则主要表现为"医疗筹资"，以帮助居民获得特殊医疗救治或到更高级别的医疗机构就诊；在低度边缘化的社区中，社会资本则有助于居民缓解焦虑，发挥健康照护的作用。[②] 国内的一项研究也表明，个体社会资本与社区社会资本均会影响居民的就医选择，自评生理健康水平较高和赋有更高社会资本的居民，更倾向于选择去基层医疗机构就诊。[③] 可见，对于社区或社会而言，社会资本不仅可以增强社会凝聚力，助力社会治理与危机应对，还有助于增进社会成员的健康福祉，形成广泛的安全防护网。反脆弱的理念也尤其强调自下而上的修复和自组织能力，以应对不确定性，顺势演变成更适于发展的结构或形态。社会资本作为个体之间、层级之间、内部与外部之间的连接与互利资产，可成为化危为机的无形力量。

根据资本形成的方式，社会资本通常又可分为连接性社会资本和黏合性社会资本。黏合性社会资本更强调强关系，有助于加强特定界域内的互惠原则和成员间的团结，但又会使人们局限在自己的"小圈子"中。而连接性社会资本通常源于弱关系，能更好地联结外部资产，产生更广泛的互惠规则。[④] 我国学者谢家智和姚领在对中国农户进行调查时，进一步把社会资本细分为紧密型、联系型和桥接型。紧密型社会资本主要是指基于血缘、亲缘和地缘而形成的社会资本，这类资本结构稳固、

---

① 〔英〕理查德·威尔金森，凯特·皮克特著. 安鹏译. 不平等的痛苦：收入差距如何导致社会问题 [M]. 北京：新华出版社，2010：76 - 78；〔美〕罗伯特·帕特南著. 刘波，祝乃娟，张孜异等译. 独自打保龄 [M]. 北京：中国政法大学出版社，2018：345 - 355.

② Martínez-Martínez O A，Rodríguez-Brito A. Vulnerability in Health and Social Capital：A Qualitative Analysis by Levels of Marginalization in Mexico [J]. International Journal for Equity in Health，2020，19（24）：2 - 10.

③ 何蕾，高博，任晓晖等. 社会资本对居民就医机构选择的影响研究——基于分类树与 logistic 回归模型相结合的方法 [J]. 四川大学学报（医学版），2022，53（2）：310 - 315.

④ 〔美〕罗伯特·帕特南著. 刘波，祝乃娟，张孜异等译. 独自打保龄 [M]. 北京：中国政法大学出版社，2018：11 - 12.

关系紧密、资源同质，但又相对封闭；联系型社会资本特指由水平组织和当权阶层之间形成的社会关系而产生的资本，此类资本具有网络开放、资源异质、关系松散的特征，但又有助于农户拓展信息和就业渠道；桥接型社会资本是指由处于不同阶层的成员构成的社会网络而形成的资本，此类资本具有脱域性、异质性、高能性的特点，但此类资本由于位阶不等，互惠互助机制较难建立，存在"门槛效应"。经实证分析后，两位学者发现，不同类型的社会资本均可降低农户的贫困脆弱性，但联系型社会资本的效能最大，紧密型次之，桥接型最小，并且紧密型和联系型社会资本对绝对贫困和相对贫困农户的效应均有显著性。①

本研究认为，在深度贫困县，无论是贫困户还是非贫困户，其社会资本均不高，是五大资本维度中的弱项，也是短期内未发生改变的难项。帕特南曾指出代际更替、女性就业率的大幅提升以及职场圈层的疏离、居所的郊区化和分散化、电子产品的使用等因素是导致一个社会的社会资本出现降低的主要原因。② 诸多西南地区的深度贫困县位于边远山区，自然村落零星分布，农户居住分散，传统的基于血缘、地缘、族缘形成的社会关系网络相对封闭，地域空间阻隔也制约了外接型社会关系网络的形成和信息的流通。③ 近年来，随着大量青年外出求学就业，以及电子产品和互联网的介入，当地的社会关系网络节点和代际互惠规则也在失序脱嵌，以往的紧密型社会资本正在消逝。然而，伴随着我国贫困治理侧重点的转变和乡村振兴的接续推进，社会资本的全面提升必将有助于脱贫地区持续改善民生福祉，提升民众参与度和信任度，增强社区在不确定性中的自治和自组织能力。

鉴于不同类型社会资本的作用，原深度贫困县的社会资本积累可从三条路径入手。其一，提振紧密型社会资本。以社会主义核心价值观为

---

① 谢家智，姚领．社会资本变迁与农户贫困脆弱性——基于"乡土中国"向"城乡中国"转型的视角［J］．人口与经济，2021（4）：1-21.

② 〔美〕罗伯特·帕特南著．刘波，祝乃娟，张孜异等译．独自打保龄［M〕．北京：中国政法大学出版社，2018.

③ 孙军．社会资本视角下民族地区贫困治理研究［J］．上海市社会主义学院学报，2020（6）：52-56.

引领，挖掘民间信仰和道德观念中的有益元素，制定村规民约，积极倡导互信、尊重、互助的传统美德，促进家风建设和对良善的追求；利用重要节庆日和少数民族传统盛事，举办社区文体活动，增进团结互动。其二，拓展联系型社会资本。赋能当地社区，推动社区组织或公益小组建设，促进村民对公共事务的参与；补齐农村信息基础设施建设短板，充分利用脱贫后交通设施的便利性和互联网的优势，增加农户与外界的沟通交流，缩小城乡之间的"资源鸿沟"和"数字鸿沟"，畅通农户对外交流和流动的渠道；帮助大龄未婚男性拓展就业渠道和社会网络；在各公共发展领域，构建城乡融合发展和双向流动机制，促进城市居民与农村居民的双向互动；发挥返乡青年、新乡贤的作用与优势，带动村落与外界的互联互通。其三，优化桥接型社会资本。加快政府职能从治理型向服务型转变，为农户搭建信息反馈、建言献策和参与决策的平台；缩小收入和资源占有的阶层差距和城乡差距，建立层级流动机制，进一步提升脱贫农户和弱势人群对教育、健康等公共资源的可及性和可获得性。

（三）拓展层层冗余边界，着力提升基层医疗卫生的"战略敏捷性"

当前，在全球化、气候变化、技术变革、市场动荡等诸多变量的影响下，任何一个组织都面临生存压力和持续性波动。面对复杂而多变的环境，组织需要在不断变化的环境中做出反应，具备迅速适应的反弹能力和蓬勃生长力，可被统称为"战略敏捷性"。[①] 战略敏捷性是一个组织在动态环境中快速预测、灵活适应、果断前行，同时避免变动带来的负面影响的能力，是促使组织可持续发展的先决条件，这些能力与反脆弱的理念不谋而合。因而，在打造一个专业体系、组织或团队时，需要转变思路，把不确定性转变为"动态的稳定性"，这就需要构建共有而清晰的目标或愿景，提升各个层级的环境弹性、认知弹性和行为适应能力，注重文化建设和人员敬业度的激发。[②] 在健康扶贫的支持下，深度贫困地

---

① 〔英〕琳达·J.霍尔比契著. 刘善仕，眭灵慧等译. 敏捷组织：如何建立一个创新、可持续、柔性的组织（原书第2版）[M].北京：机械工业出版社，2020：4–19.

② 〔英〕琳达·J.霍尔比契著. 刘善仕，眭灵慧等译. 敏捷组织：如何建立一个创新、可持续、柔性的组织（原书第2版）[M].北京：机械工业出版社，2020：47–66.

区县、乡、村三级医疗机构的基础设施、药具供给和人员配备均按照脱贫要求，逐年获得提升并全面达标，基本实现了让贫困地区的群众"有地方看病""看得上病"的阶段性目标。然而，也如上文实证分析结果所指出的，深度贫困地区县、乡、村三级医疗卫生服务的质量和能力亟待巩固提升，服务体系的"冗余"建设也面临规模扩大之后的"忍痛效应"。为了探寻新发展阶段脱贫地区医疗卫生服务体系和组织的反脆弱建设路径，本研究借鉴战略敏捷性与反脆弱的异曲同工之处，提出五点有关组织系统"敏捷性"建设的对策与建议，这也是基层医疗卫生服务体系从脱贫时期的"硬条件"建设转变为脱贫后"软实力"提升的发展思路。

1. 建立清晰、准确和共有的医疗服务体系愿景及目标

一项针对公立医院的研究发现，机构中共同意义的构建与行为绩效密切相关，共有的目标方向感，领导层的积极态度和真实的核心价值有助于确保每个人朝着同一目标携手并进。[①] 清晰的组织愿景和目标是一个机构、系统的行动指南，也会促使团队成员产生强烈的认同感，在危机应对时形成强大的精神支柱。因此，未来脱贫地区的医疗卫生服务体系建设首先就需建立和强化医疗卫生服务的价值准则和职业精神，以及近远期发展愿景和目标：以社会主义核心价值观为引领，以《中国医师宣言》中"平等仁爱、患者至上、真诚守信、精进审慎、廉洁公正、终生学习"为基准，打造和强化县域"医共体"共有的价值取向和"身份印记"，筑牢诚信基础，在不确定性中明确新型确定性；以健康中国建设愿景和核心目标为基本要求，以当地人民的健康水平和切实健康需求为导向，为"医共体"的发展设立清晰、准确、可测量的近远期发展目标。

2. 提升各层级的认知弹性、行为弹性和环境适应能力

认知弹性、行为弹性和环境适应能力是一个组织或体系具备"敏捷性"的重要基础。[②] 关注新知识并通过知识创造价值就是一个组织的认知

---

① Thomas J B, Clark S M, Gioia D A. Strategic Sensemaking and Organizational Performance: Linkages among Scanning, Interpretation, Action, and Outcomes [J]. Academy of Management Journal, 1993, 36 (2): 239–270.

② 〔英〕琳达·J. 霍尔比契著. 刘善仕，睢灵慧等译. 敏捷组织：如何建立一个创新、可持续、柔性的组织（原书第2版）[M]. 北京：机械工业出版社，2020：47–66.

弹性，而创建持续性学习的良好氛围，乐于参与新知识的学习，乐于向包括竞争对手在内的其他人学习，乐于促进组织内部的交流与学习均是提升认知弹性的有效途径。与此同时，能够准确感知外部环境变化，让组织中各成员保持动态联网，通过改变常规工作方式或改变人员组合来满足"新任务""新变化"的需求或为服务对象提供最佳体验，就是一个组织的行为弹性和环境适应能力。根据认知弹性、行为弹性和环境适应力的基本建设路径，未来可以县为单位，采取如下途径解决人员和服务两方面的问题。

一是打造基于学习的能力提升方案。借助医疗机构"对口帮扶"机制和远程医疗服务平台，尽可能为县、乡、村三级医疗卫生人员创造各类知识技能的进修学习和培训机会；采用融媒体技术等，建立内部知识分享平台或资源数据中心，鼓励不同层级和不同专业的医疗卫生人员分享信息和知识，以供其他人员使用；加强与其他地区的交流学习和互访活动。

二是持续推进和优化县、乡、村"医共体"建设。组建不同健康领域的协同工作团队，尽可能提升医疗卫生人员的多种素质，以应不时之需；按照各省医疗卫生服务体系规划及医疗卫生机构设置标准，及时补齐县、乡、村执业医师、护士和公共卫生人员缺口。

三是主动适应新局面。提升各机构领导层的环境感知力、快速决断力，适时调整人才建设方案和团队建设方案；建立县域内医疗卫生机构人员编制统筹使用制度，推行"县管乡用"，建立医疗卫生人员"下沉、流动、共享"的用人机制；优化岗位编制，提升编制外人员的待遇。加大柔性引才力度，鼓励各地区建立"候鸟"人才（含退休人员）工作站，引进"候鸟"人才到脱贫地区的医疗卫生机构开展诊疗、带教、手术、科研等服务。

四是提高乡村医生待遇，着力保障医疗卫生服务"网底"。健全公共卫生机构执业人员培养、准入、使用、待遇保障、考核评价和激励机制；有序推动公共卫生机构贯彻落实"两个允许"政策，[①] 提高基层医

---

① 2017年人力资源社会保障部等4部门印发的《关于开展公立医院薪酬制度改革试点工作的指导意见》明确提出了"两个允许"，即允许医疗卫生机构突破现行事业单位工资调控水平，允许医疗服务收入扣除成本并按规定提取各项基金后主要用于人员奖励。

疗卫生人员待遇；落实基层医生的绩效分配政策、生活补助政策，建立奖励机制，提高乡村医生基础性工资收入，为村医购买"养老保险"，逐步提高福利性待遇。

3. 通过敬业度培养提振医疗卫生人员工作热情和绩效

敏捷的组织需要有弹性、灵活和有能力的员工，他们积极投入、富有热情，乐于付出和接受新变化。然而，全天候的工作时间、技术产品的取代、实际评价中对"人"的忽略往往会严重挫伤员工的士气，让其失去工作安全感和满足感。① 工作敬业度是一种适用于企业和公共服务事业的方法，用以确保员工致力于实现组织的目标和价值取向，愿意为组织的成功做出应有贡献，同时能提高员工自身的幸福感。② 角色理论、社会交互理论和社会认同理论是敬业度的理论基础，敬业度既是个体对职场角色定位的感知和满足感，也是组织（机构、企业、事业单位）与职员之间默契形成的利益结合点或互认机制，是反映雇佣关系的晴雨表。③

在深度贫困县的调查显示，由于工作任务繁重、经济报酬偏低、工作环境较差等因素的影响，当前基层医疗卫生从业人员的价值感、认同感和职业安全感缺乏，这成为困扰脱贫地区基层医疗卫生队伍稳定性的主要问题。琳达·霍尔比契（Linda Holbeche）和杰弗里·马休斯（Geoffrey Matthews）的研究指出，除了工作和薪酬外，能否参与到组织建设中才是影响人们敬业度的关键因素，包括关联、支持、声音和机会。④ 因而，医疗卫生体系作为一种组织形式，也可以围绕关联、支持、声音和机会四维度为基层医疗卫生工作者打造一种全新的"敬业度"模式和雇佣关系，增强医务工作者的职业热情、价值感和工作绩效。例如，

---

① 〔英〕琳达·J. 霍尔比契著. 刘善仕，睦灵慧等译. 敏捷组织：如何建立一个创新、可持续、柔性的组织（原书第 2 版）［M］. 北京：机械工业出版社，2020：38 – 39.

② MacLeod D, Clarke N. Engaging for Success：Enhancing Performance through Employee Engagement, A Report to Government ［R］. London：Department for Business, Innovation and Skills, 2009：9.

③ 吴湘繁，孙海洋. 我国敬业度研究综述——基于 CSSCI 期刊的可视化分析 ［J］. 新疆财经，2022（1）：61 – 70.

④ Holbeche L, Matthews G. Engaged：Unleashing Your Organization's Potential Through Employee Engagement ［M］. Chichester：John Wiley & Sons, 2012：55 – 86.

可采取表彰、奖励或宣传的方式，重视和肯定包括村医在内的各级各类医疗卫生从业者的贡献度，提升医务人员的荣誉感和价值感；畅通基层医生建言献策渠道，转变官僚作风，加强管理者与一线卫生服务人员的平等交流；对一线服务人员的实际需求保持警觉，及时给予回应或提供必要的关怀与支持；为各级各类医疗卫生人员提供技能提升机会，为新进人员配备技术指导员或同行导师；进行职业规划，鼓励内部（外部）流动性岗位和晋升的机会。

4. 聚焦目标人群体验打造有价值的基本医疗卫生服务

除了治病救人的生物学价值外，医学还具有独特的社会功能、道德感和身份认同感。医生被赋予了神圣的职责和权威，不仅需要对生命负责，也需要站在病人的需求、家庭的尊严、社会道德秩序的角度去履职尽责，平衡好医生与患者、个体与家庭、医学与社会等诸多关系体的利益。[1] 同时，医疗服务不能简单地划归消费性"商品"，医疗结果的不确定性和医患双方信息的不对称性致使买卖双方很难实现公平交易。因此，回归以病人为中心的价值医疗是当下医疗卫生服务突破诸多困局的良策。价值医疗就是"病人认可的有价值的医疗，这个价值不在于理论的深奥、设备的高级、治疗程序的复杂，也不在于科学家和研究所的声誉、仪器测量的数据，而在于临床研究显示的、治疗可以改变的、病人可以感觉到的并认为重要的临床结局以及这个改变的程度"。[2] 价值医疗倡导不依赖高级设备、繁杂的程序、著名机构和医生，而是把决策权尽量交还给病患，这也正是反脆弱中"减法"原则和减少医源性损伤的核心主张。

在本就欠缺资金、设备和人力的脱贫地区，承担了大量基本医疗卫生服务，肩负着广大低收入群体健康使命的农村基层，就更理应成为推行和实践价值医疗的重要场域，从而改善病患的就医体验，充分挖掘开发基层医疗卫生的"柔性"力量。一方面，需要进一步强化那些无须依赖高端技术与设备，而又显示可行且能发挥重要作用的健康服务能力。

---

① 〔美〕查尔斯·罗森伯格著. 张大庆主译. 当代医学的困境 [M]. 北京：北京大学医学出版社，2016：9 - 10.

② 韩启德. 医学的温度 [M]. 北京：商务印书馆，2020：139.

例如，有序推进分级诊疗，强化乡村级重大传染病预防、随访和应急处置能力，慢性病管理能力，伤害防范和急救能力，健康教育和重点人群健康指导能力。另一方面，可以借鉴疗愈环境策略①、跨文化照护②等简约、低廉、有效的方式，从诊疗时间、就医空间、病患交流、机构文化等"微环境"入手，改善当地医疗卫生服务的质量和文化适从力，打造兼具"功能价值"和"情绪价值"的健康服务项目或基层"品牌"。

5. 利用互联网和人工智能技术提升医疗卫生服务品质

如今，以 5G 网络、人工智能、大数据等为标志的数智时代已然到来，数智技术作为变革性资源，使得各行各业的创新创造极速扩展，发挥出前所未有的巨大潜能，深度嵌入人类社会生活生产的诸多面向，③重塑着信息和资源传递的交付方式，人与人、人与技术，以及人与社会的关系引发了新的服务创新活动、价值主张和伦理需求。④ 2021 年，《数智乡村白皮书（2021）》发布，明确界定了数智乡村概念，即特指综合利用人工智能、大数据、区块链、云计算、物联网等数智技术，建设以乡村数智操作系统为代表的乡村新型基础设施，推动乡村产业数智化、乡村治理现代化、乡村生活智慧化，加快农业农村现代化。从"乡村数智化合伙人"的定位出发，构建起"一基三化五流动"的乡村数智化服务体系。⑤ 数智化、新兴技术引领下的现代化新农村建设已势在必行，蓄势待发。

当前，在原深度贫困县的医疗服务体系中已初步融入了数字化技术

---

① 王焕. 高密度城区综合医院住院部外部疗愈环境设计策略研究［D］. 深圳大学，2020.

② Giger J N, ed. Transcultural Nursing：Assessemnt & Interventions（6th ed.）［M］. Missouri：Elsevier，2013：6.

③ Makridakis S. The Forthcoming Artificial Intelligence（AI）Revolution：Its Impact on Society and Firms［J］. Futures，2017，90：46 – 60.

④ 吴心钰，王强，苏中锋. 数智时代的服务创新研究：述评与展望［J］. 研究与发展管理，2021，33（1）：53 – 64.

⑤ 一基：以乡村数智操作系统为代表的新型基础设施；三化：京东科技的乡村产业数智化解决方案、乡村治理现代化解决方案和乡村生活智慧化解决方案；五流：通过数智科技激活乡村信息流、商流、物流、资金流、人才流五大关键要素循环流动。参见《数智乡村白皮书（2021）》发布［EB/OL］.（2021 – 12 – 22）［2022 – 03 – 31］. http：//finance. people. com. cn/n1/2021/1222/c1004 – 32314592. html.

的基本要素，包括 5G 网络、数字化信息系统、远程医疗等的建设与应用，但由于医疗卫生服务的特殊性，以及这些地区技术革新能力的有限性，医疗服务与数智融合的发展是一个顺势而为、借势而进的过程，需要从"互联网＋"到"智慧医疗"再到乡村"数智服务"递次推进。就健康服务领域而言，既要利用好当前已有的资源，也要进一步加速服务方式的创新应用。例如，一方面，在现有健康扶贫数据系统和监测平台的基础上，进一步整合资源，与乡村振兴局、医疗服务质量中心等的监测数据进行有效对接，建立健康风险监测预警信息平台，精准识别高危群体和高危疾病，动态调整和制定靶向措施，严守因病致贫返贫风险底线；有效利用现有远程医疗的平台与资源，发挥远程会诊、远程教学、远程诊断的作用，有力提升边远欠发达地区的医疗服务质量，减少患者不必要的就医支出。另一方面，可在基层医疗行业探索建设融入更多人工智慧、传感技术等高科技元素的智慧医疗。[1] 建设和优化患方就诊系统和医方诊疗系统，提高基层医疗卫生服务体系的管理效率和服务质量；将互联网融入医养结合，促进乡村老年人智慧健康养老服务的发展；深化乡村数字惠民服务，逐步普及人工智能电子医疗产品，开发本土化可促进便捷服务的医疗服务 APP 和公众号；研发推广各类可测量个体关键危险因素的可穿戴智能设备，[2] 及时为患者提供专业服务。此外，在逐步推进医疗卫生服务数字化和智能化的同时，也需要进一步完善农村地区网络、技术风险预判和应对机制，包括患者隐私泄露、机器介入后的社会隔离和文化冲突风险、灾难性服务故障等问题。

（四）释放健康环境效能，进一步打造和提升农村人居卫生环境

基础卫生设施建设薄弱既是制约贫困地区社会经济发展的重要因素，也是影响人群健康的环境因素。据发展经济学家的测算，在卫生设施上每投入 1 美元，在节约医疗支出和提高生产力方面将能获得平均 7 美元的回报，卫生设施的改善可以同时促进健康、教育、工业和旅游等产业

---

① 廖生武，薛允莲，谭碧慧等．"互联网＋"人工智能时代医院智慧诊疗管理策略［J］．中国医院管理，2019，39（10）：5-8．

② 应晓华．"互联网＋"背景下的医疗服务体系［J］．中国社会保障，2020（5）：85．

的发展，是一个地区或国家获益较高的投资方式之一。^① 健康公平性是实现全民健康覆盖的前提条件，也应是每个社会发展的终极目标之一。世界卫生组织认为，卫生资源和服务不公平的出现并非自然现象，而常常是制度执行不力或经济发展失衡所致。^② 因此，促进健康公平需要重新审视健康的社会决定因素，从源头上根除不平等，让每一个人从出生开始就享有基本体面的生活和工作环境，预防疾病，提高生命质量。^③ 脱贫攻坚以来，贫困地区卫生设施建设与健康扶贫融合推进，采取了"两全推进"的路径，一是从饮水安全、厕所革命、居住条件等方面全方位推进，二是贫困地区全域推进，由此一改这些地区长期落后的面貌和集体福利大规模缺失的状态，以强有力的建设，迅速缩小了城乡和地区间在居住环境和卫生设施方面的差距。这一建设成果再次确证，中国减贫成功的一大秘诀就是将公平和效率两大底层逻辑进行了有机统一，实现社会发展与贫困治理的良性互动。^④

生态环境实际上是众多西南原深度贫困地区的优势资源，空气质量、森林覆盖率、人均绿化面积等指标都优于全国平均水平。人居卫生环境的改善不仅是生活条件品质的提升，也是遵循反脆弱"长期主义"的原理。一是利用已被时间检验后的方式消除欠发达地区环境中的不利因素，把环境中的"负资源"变为"正资源"；二是用成本效益极高的方式，也就是通过最小的努力，释放出这些地区生态自然环境的大优势和长久的健康潜能。因而，本研究建议，未来宜从覆盖广度、技术革新和健康行为三方面入手，接续弥合城乡人居环境建设中的差距。

---

① 〔英〕罗斯·乔治著. 吴文忠，李丹莉译. 厕所决定健康：粪便、公共卫生与人类世界〔M〕. 北京：中信出版社，2009：56.

② Michael M, Friel F, Ruth B, et al. Closing the Gap in a Generation：Health Equity through Action on the Social Determinants of Health 〔J〕. The Lancet, 2008, 372 (9650)：1661 - 1669.

③ Michael M, Friel F, Ruth B, et al. Closing the Gap in a Generation：Health Equity through Action on the Social Determinants of Health 〔J〕. The Lancet, 2008, 372 (9650)：1661 - 1669.

④ 新华社国家高端智库. 中国减贫学——政治经济学视野下的中国减贫理论与实践 〔R〕. 2021：6.

1. 持续提高原深度贫困县农户卫生设施的普及面和项目类

2021 年 2 月，中共中央、国务院发布 2021 年一号文件《关于全面推进乡村振兴加快农业农村现代化的意见》。其中明确指出，中国将继续实施农村人居环境整治提升五年行动，分类有序推进农村厕所革命，加强排污治理，深入推进村庄清洁和绿化行动，2025 年全国农村自来水普及率达到 88%。2021 年，国务院印发的《"十四五"推进农业农村现代化规划》指出，要进一步加强乡村基础设施建设和整治提升农村人居环境，重点强化农村供水保障、清洁能源建设、农村厕所革命、生活污水治理、生活垃圾处理和村容村貌清洁。这些政策和规划的实施，都是中国兑现人人享有饮水安全、卫生厕所和个人卫生设施国际承诺的最强回音。

在后脱贫时代，农村人居环境建设的脚步将持续前行，原深度贫困县也需紧跟时代步伐，一方面需要强弱项，进一步扩大现有的卫生设施建设项目的覆盖面，缩小地区、城乡和农户间的差距，另一方面则需要补短板，补齐当前尚未开展或推进力度不足的建设项目。例如，构建以可再生能源为基础的农村清洁能源利用体系，推进清洁能源使用；探索和建立农村垃圾分类处理和再生资源利用的方式与途径；开展室内空气质量监测和干预，积极推进无烟社区、无烟环境建设；充分利用现有资源，完善农村社区通用设施、体育健身场所设施、洗手设备等公共卫生基础设施的改造与建设。

2. 推进卫生设施技术创新，因地制宜，开发节约环保型产品

国内外研究发现，虽然农村卫生设施改善了，但利用率却不高，造成投入资金和产能浪费，例如农村人口的大量外流减少了卫生设施的使用，部分经济收入欠缺的人群依然会选择免费的"自然"水源而非需要付费的洁净水，公厕位置较远，无人打扫造成闲置等。[①] 因此，未来农村环境卫生治理的关注点不应仅停留在普及率和覆盖面的提高和扩大上，

---

① Ray I, Smith K R. Towards Safe Drinking Water and Clean Cooking for All [J]. The Lancet Global Health, 2021, 9 (3): E361 - E365; 时元智, 张学明, 施海祥等. 云南农村饮水安全工程现状分析与思考 [J]. 中国农村水利水电, 2018 (2): 186 - 189 + 193; 李婕, 王玉斌, 程鹏飞. 如何加速中国农村"厕所革命"?——基于典型国家的经验与启示 [J]. 世界农业, 2020 (10): 20 - 26.

也需要深入调查，着力提高卫生设施的实用性和使用效能。可在卫生设施使用率偏低的地区开展专项调查或居民需求评估，探索设备设施闲置的深层次原因；根据不同地区民众需求和生态环境评估结果，按照"安全、卫生、经济、实用、适用"的原则，分类分区分户制定改造方案；研发适用于不同环境和地区的卫生技术和产品，在确保便利性的同时降低经济成本；抓住绿色低碳发展的主旋律，积极推动形成节约资源和保护环境的生产方式、生活方式和空间格局。

3. 发挥环境的提示作用，促进公众健康环保意识及行为养成

个人卫生和行为养成是一个长期建设的过程，人居环境改善和卫生设施的普及仅是行为发生的前提条件，但环境也具有强大的"提示"作用，既包括对健康行为塑造的强化作用，也包括对健康行为的淡化作用。例如，洗手设施的建立，有助于暗示人们及时净手，而公共场所的乱涂乱画可能会成为社会秩序混乱的信号，诱发不良行为的产生。[①] 在未来的农村人居环境整治中，需要把环境的改善与行为的正向激励联系在一起，把驱动良好行为习惯的"提示"（如具有心理暗示作用的标语）设置在显而易见的地方；在加大具有正向驱动力设备设施建设的同时，为减少有害健康行为设置"环境障碍"，例如设置限定范围的公共吸烟区。加大环保知识的公众宣传力度，开展基于社区的参与性环保建设或评估活动，及时化解"邻避效应"。[②]

第四节　健康扶贫同乡村振兴有效衔接的展望

纵览全球，尽管众多研究已证实了健康与贫困的双向互联性，但世界上尚未有其他国家提出和实践过综合性的"健康扶贫"，大多数涉及减贫的健康项目多立足于单一领域（如妇幼保健或营养改善的有条件现

[①] 〔加〕马尔科姆·格拉德威尔著．钱清，覃爱冬译．引爆点［M］.北京：中信出版集团，2020.

[②] 邻避效应是指居民或机构因担心建设项目（如垃圾场等设施）对身体健康和生活环境带来负面影响而激化滋生的厌恶情绪、反对态度或强烈抵制。参见朱阳光，杨洁，邹丽萍等．邻避效应研究述评与展望［J］.现代城市研究，2015（10）：100-107.

金转移支付项目），唯有中国的健康扶贫是一套"组合拳"，关注了从个体到整体的健康需求、从预防到治疗的全过程，覆盖全贫困区域、全贫困人口和多类疾病谱，既是一个相对独立的贫困治理方略，又是一个嵌套于健康中国建设和脱贫攻坚战的模块，其全局性、综合性，以及所产生的实变与时变，以及健康、社会和经济效益，很难用单一理论一言以蔽之，也难以用片段事实窥探全貌。本研究仅能聚焦于"脆弱"二字，力图通过对"脆弱""反脆弱"的解读，探析深度贫困地区健康脆弱性的根源、健康扶贫所致的反脆弱效应，以及进一步应对疾病风险的可能性，以期在从健康管理和风险管理的融合视角总结健康扶贫经验的同时，为其未来的巩固发展与融合创新寻求一条可行之路。

健康扶贫实施以来，我国因病致贫返贫户由 2016 年的 775 万户下降到 2018 年底的 189.7 万户。经过 2018 年底与 2019 年初两次病种扩展，大病专项救治病种由 2017 年的 9 种增加到 2019 年的 25 种，救治患者从 2017 年的 21.1 万人增加到 2019 年的 145.7 万人，累计受益贫困家庭 132.5 万户 409.1 万人。101.4 万户家庭已经脱贫。截至 2019 年 9 月底，全国共救治贫困患者 502 万人，1181 万人次，其中住院的为 387 万人，572 万人次。贫困患者群众满意度由 2016 年的 89.2% 提升到 2017 年的 95.7%，2018 年达 95.9%。[①] 本研究结果进一步证实，深度贫困县的医疗卫生建设也在短短几年内发生了巨变，居民健康素养大幅提升，家庭生计资本增殖明显，县、乡、村三级医疗卫生服务基建全部达标，农村人居环境和卫生设施快速改善，为深度贫困县的全面脱贫，为实现"两不愁三保障"的脱贫目标贡献了坚实的力量。

然而，有别于其他致贫原因，因病致贫具有反复性、延续性和长期性的特点，疾病问题的有效解决并非一朝一夕之功，即便是在有力医疗救治、社会救助的保障下，疾病仍是人类社会发展和变迁的永续组成，疾病所导致的健康缺损和社会影响也始终存在。甚至在其他减贫策略取得明显进展之时，疾病所导致的贫困问题越发突出。例如，2015 年云南省未脱贫人口中因病致贫的占比为 11.73%，而这一比例却随着脱贫攻坚

---

① 数据来源：中国人口与发展研究中心 2019 年全国健康扶贫监测报告。

的全面推进，出现持续上升，2016 年达到 14.5%，2017 年为 23.5%，2019 年继续上升为 38.8%。李惠文和陈佳鹏 2020 年底随机从全国健康扶贫动态管理系统中抽取了 10% 的脱贫人口样本（207.5 万人，141.1 万户），分析后发现，脱贫患者仍占脱贫人口的 24.8%，这些患者中，38.5% 的人主要是因病致贫。慢性病仍是主要疾病，占 72.8%，前五位依次为高血压、脑血管病、冠心病、糖尿病和慢性阻塞性肺气肿。[①] 在经济相对发达地区，这一问题也依旧存在，例如玉溪市是云南省唯一的没有贫困县的地区，但其贫困人口中因病致贫的比例高达 63.0%。列出这一组数据并非否定脱贫攻坚的伟大成就和健康扶贫的实际成效，而是要说明，在反贫、减贫的道路上，其他治理措施可以在短期内发挥实效，并有可能永绝后患，但疾病却是一个实实在在的"灰犀牛"，长期存在、随时爆发、危及人人。

2020 年底中国取得了全面脱贫的伟大胜利，创造了彪炳史册的人间奇迹，但"贫困"不会就此停滞，而是以相对贫困、动态贫困和多维贫困等形式长期存在。农村的贫困治理和"三农"工作重心也历史性地从摆脱绝对贫困向乡村振兴转移。为了使脱贫地区能够平稳过渡，预防规模性返贫的发生，所有脱贫地区和脱贫人口将处于动态监测、摘帽不摘政策的五年过渡期。2021 年，中共中央、国务院发布的一号文件《关于全面推进乡村振兴加快农业农村现代化的意见》明确指出，全面建设社会主义现代化国家，实现中华民族伟大复兴，最艰巨最繁重的任务依然在农村，最广泛最深厚的基础依然在农村。解决好"三农"问题不仅关乎城乡的协调发展、平衡发展和循环发展，也是应对国内外风险挑战的基础支撑和基本盘。因而，要巩固拓展脱贫攻坚成果同乡村振兴有效衔接，持续巩固拓展脱贫攻坚成果，接续推进脱贫地区乡村振兴。2022 年，中共中央、国务院发布的一号文件《关于做好 2022 年全面推进乡村振兴重点工作的意见》进一步提出，要牢牢守住保障国家粮食安全和不发生规模性返贫两条底线，扎实有序做好乡村发展、乡村建设、乡村治理重点工作。

---

① 李惠文，陈佳鹏. 不同致贫原因脱贫人口的患病特征比较 [J]. 人口与发展，2021，27（5）：140 - 144.

　　由此可见，在后脱贫时代，中国的贫困治理与农村发展依然深度契合，贫困治理的主战场仍在农村，而农村的良序发展又是稳定脱贫实绩，迈向共同富裕的逻辑底线和实践所需。贺琳凯也指出贫困治理与乡村振兴时序相交、场域重叠、制度同构、要素同质，既有协同推进的逻辑关系，也有协同发展的实践空间。① 健康扶贫虽然仅是各项精准扶贫举措中的一部分，是打赢脱贫攻坚战的阶段性超常规举措，但在全面脱贫之后，农村居民的健康服务保障和健康水平提升依然是我国新征程的重要篇章。在健康中国建设的背景下，广大农村人口的健康仍是全民健康的基石，健康中国的建设时序也与全面小康和乡村振兴交错叠合；疾病不仅是农村地区的主要致贫原因，也是防范返贫的动态监测风险点，是多维贫困、相对贫困治理不可回避之议题；乡村振兴中农村人口的发展、农村人居环境的改善均与卫生健康问题交互影响；医疗卫生也是破除城乡二元分割，实现城乡协同发展格局的关键要素。根据国家卫生健康委的规划部署，到 2022 年，建档立卡因病致贫家庭实现稳定脱贫；2030年，全面建立优质、高效的农村县、乡、村三级医疗卫生服务体系，相对贫困人口保障制度较为完善，建成防止因病致贫返贫的长效机制；到2035 年，全面完成健康乡村建设，实现乡村振兴。② 因而，在乡村振兴背景下的后脱贫时代，脱贫地区医疗卫生事业的接续发展需进一步处理好几组重要的治理关系。

　　其一，相对贫困治理中健康与贫困的关系。推进脱贫地区可持续发展，与全国同步实现乡村振兴的首要环节就是继续深入做好、做实贫困治理工作，从绝对贫困治理过渡到相对贫困治理。鉴于疾病与贫困的深度交互因果关系，以及贫困成因中疾病风险冲击的较高占比，在相对贫困治理阶段，脱贫地区和农村人口中的疾病风险防范和健康促进依然是不可或缺的重要组成，需要"防促"并举。在防范方面，一是要加强重点地区和重点人群的疾病风险预警监测，及时采取针对性措施，防止大规模因病致贫返贫的

---

① 贺琳凯. 贫困治理与乡村振兴的协同推进：时序、场域、制度与要素 [J]. 思想战线，2022，48（2）：138－145.
② 朱兆芳，程斌，赵东辉等. 我国健康扶贫与乡村振兴衔接路径研究 [J]. 中国卫生经济，2021，40（7）：9－13.

255

发生；二是要防止出现人群和地区间收入不平等的加剧。众多研究已证实，单纯的、少数群体的低收入状态并不会造成严重健康后果，经济收入上"鸿沟"的出现才会引发群体性健康危险和不良结局，例如肥胖/超重人群的增多、健康预期寿命下降、人群死亡率上升、抑郁症等精神疾病患病率的上升。① 此外，社会不平等还会导致社会距离增加、社会信任度降低，而这一连环效应产生的影响并非仅波及低收入者，而是社会中的所有人都将面临更高的致贫、致病风险。② 因而，收入本身并不具有反脆弱性，有效解决收入不平等问题才是保障健康的关键。③

其二，城乡协同治理中健康与公平的关系。消除城乡二元分割，实现城乡协同治理，赋权农民，让其成为治理的主体，把广大农村地区和众多农民群体转化为平等参与社会发展的重要资本，是解决"三农"问题的根本途径，也是乡村振兴的核心要旨。④ 在城乡协同治理的转型升级过程中，弥合城乡人口健康水平差距，改善医疗卫生资源分布不均的问题也理应成为协同治理中的关键内容。在乡村振兴和健康中国建设的宏观背景下，处理好城乡之间的健康公平问题，需要重新审视医疗卫生"中心"与"边缘"的发展关系。首先，农村地区的医疗卫生虽不是医学发展的"中心"，却是关乎亿万农民健康福祉的安全"边缘"网。在确保农村地区医疗卫生建设与发展的必要支持性投入外，还需改变农村在地理、经济和行政上的边缘地位，⑤ 赋予农村医疗卫生部门更多协同治理的权利，提高其对医疗卫生资源的控制能力、调拨分配能力和组织

---

① 〔英〕理查德·威尔金森，凯特·皮克特著. 安鹏译. 不平等的痛苦：收入差距如何导致社会问题［M］.北京：新华出版社，2010：80－83；〔美〕罗伯特·帕特南著. 刘波，祝乃娟，张孜异等译. 独自打保龄［M］.北京：中国政法大学出版社，2018：345－355.

② 〔英〕理查德·威尔金森，凯特·皮克特著. 安鹏译. 不平等的痛苦：收入差距如何导致社会问题［M］.北京：新华出版社，2010：63－100；〔美〕安格斯·迪顿著. 崔传刚译. 逃离不平等——健康、财富及不平等的起源［M］.北京：中信出版社，2014：4－14.

③ 〔美〕基思·佩恩著. 李大白译. 断裂的阶梯：不平等如何影响你的人生［M］.北京：中信出版集团，2019：104.

④ 李成贵. 解决三农问题的基本思路和政策方向［J］.中国农史，2005（2）：108－116.

⑤ 周晶. 中心－边缘视角下少数民族地区贫困成因探析——以武陵山区为例［D］.华中师范大学，2012.

建设能力。其次，随着区域性医疗卫生"中心"机构的建设，需要对农村医疗卫生服务的"边缘"定位、资源配置、服务内容和服务能力重新进行划分和部署，促进"中心"机构和"边缘"机构的平衡发展，有效发挥两者在疾病救治与健康促进中的协同作用。最后，农村医疗卫生发展的"中心"目标是全面保障农村人口健康水平，而进一步缩小城乡人群健康水平差距的关键则是有力提升诸多"边缘"人口（少数民族人口、低收入人口、妇幼老弱人群等）的疾病预防和健康服务水平。

其三，"三农"问题治理中健康与发展的关系。2018 年 3 月，习近平总书记在第十三届全国人民代表大会第一次会议山东代表团审议时发表重要讲话，并提出了乡村振兴战略的"五个振兴"，即产业振兴、人才振兴、文化振兴、生态振兴和组织振兴。① "五个振兴"是相辅相成的有机整体，是实现乡村振兴"产业兴旺、生态宜居、乡风文明、治理有效、生活富裕"总体要求的对应路径。虽然医疗卫生事业貌似与"五个振兴"无明显联系，但农村健康事业的发展却是农民生活的改善和农村经济社会协调发展的有力支撑，全面推进农村卫生与健康事业改革发展，也是新时代对党的执政能力和基层治理能力的一次重大考验。② 从全面脱贫到乡村振兴需要造血循环和内生长效的能力建设，需要在协同巩固健康扶贫成效的同时，逐步将卫生与健康事业发展纳入常规乡村治理体系，充分挖掘和发挥农村健康产业的致富效应，加大农村医疗卫生人才培养力度，扎实推进农村人居环境整治，培育文明乡风和健康新风，与乡村振兴中的产业振兴、人才振兴、文化振兴、生态振兴有效衔接。

其四，应变发展中外生与内生的关系。贫困的界定本身就存在内生认知和外生建构的关系问题，生活在贫穷状态下的居民不仅有自我判定"贫困"的标准，也有应对当前状况的生存法则，甚至在深度贫困地区，贫困更有可能是一个外部输入性的认知概念。在政府力量主导下采取的群策群力的扶贫方式虽然体现了社会福利的制度优势，更加强调公共责

---

①　余孝忠，潘林青，张志龙．融合"三生三美"打造乡村振兴齐鲁样板——山东落实习近平总书记全国两会重要讲话精神纪实 [EB/OL]．(2019 - 02 - 27) [2024 - 01 - 28]．https://www.gov.cn/xinwen/2019 - 02/27/content_5369009.htm.

②　孔祥智等．乡村振兴的九个维度 [M]．广州：广东人民出版社，2018：177.

任和外部力量在扶贫中的主体责任，但也容易弱化村民本身的参与度和求变发展的诉求，尤其不宜在深度贫困地区长期执行。① 反脆弱的本质要求事物能够拥抱不确定性且获益成长，可以说，"变"是反脆弱的核心关键，无论是个体、群体还是系统不仅要乐于接受和适应"多变"，更要善于在"变中寻机"且能"应变发展"。步入后脱贫时代，贫困格局已发生深刻转变，处处可见的"变化"已遍及农村大地和农村人群，各方建设已由"保生存"向"促发展"迈进，更加推崇"内外互动式"的新内生发展理念，在充分利用本地优势资源的基础上，激发农村居民的广泛参与和地方认同，在内外市场互动中把外部干预转化为内部可持续发展的动力，② 村庄内生的防贫治理机制需要与外生防贫政策治理兼容并蓄，形成发展合力。③ 作为城乡公共服务的重要板块，农村医疗卫生的建设发展实质上也存在内生与外生的关系，例如地方性内生知识和医疗实践与外源性输入的健康理念和行为倡导。在未来乡村振兴接续发展的进程中，防范脱贫地区因病致贫返贫也应采取内外融合的长效发展路径，逐渐由外源性输入的理念、外援式帮扶的策略过渡为个人、家庭和地区"主动健康"的新内生模式，把科学验证的客观知识变为赋权赋能的内化经验，把普遍共识的健康理念变为符合实际的实践智慧，以适应不断变化的疾病风险和人群健康服务需求，推动全域、全人群健康促进的可持续发展。

---

① 朱冬亮，殷文梅. 内生与外生：巩固拓展脱贫攻坚成果同乡村振兴有效衔接的防贫治理 [J]. 学术研究，2022（1）：48 - 55 + 177 - 178.

② 张行发，徐虹，张妍. 从脱贫攻坚到乡村振兴：新内生发展理论视角——以贵州省 Y 县为案例 [J]. 当代经济管理，2021，43（10）：31 - 39.

③ 朱冬亮，殷文梅. 内生与外生：巩固拓展脱贫攻坚成果同乡村振兴有效衔接的防贫治理 [J]. 学术研究，2022（1）：48 - 55 + 177 - 178.

参考文献

一　中文文献

［1］〔印〕阿比吉特·班纳吉，〔法〕埃斯特·迪弗洛著．景芳译．贫穷的本质——我们为什么摆脱不了贫穷（修订版）［M］．北京：中信出版集团，2018.

［2］〔印〕阿马蒂亚·森著．任赜，于真译．以自由看待发展［M］．北京：中国人民大学出版社，2002.

［3］〔印〕阿马蒂亚·森著．王宇，王文玉译．贫困与饥荒［M］．北京：商务印书馆，2001.

［4］艾斌，谢忱，陈佳鹏．我国少数民族脱贫人口过渡期脆弱性研究［J］．中央民族大学学报（哲学社会科学版），2021，48（5）：134 – 141.

［5］〔美〕安格斯·迪顿著．崔传刚译．逃离不平等——健康、财富及不平等的起源［M］．北京：中信出版社，2014.

［6］〔美〕B. J. 福格著．徐毅译．福格行为模型［M］．天津：天津科学技术出版社，2021.

［7］〔美〕彼得·L. 伯格，托马斯·卢克曼著．吴肃然译．现实的社会建构：知识社会学论纲［M］．北京：北京大学出版社，2019.

［8］〔美〕查尔斯·罗森伯格著．张大庆主译．当代医学的困境［M］．北京：北京大学医学出版社，2016.

［9］陈东升．长寿时代——从长寿、健康、财富的角度透视人类未来［M］．北京：中信出版集团，2021.

［10］陈化．健康贫困与卫生公平［J］．学术论坛，2010，33（7）：1 – 6.

[11] 陈全功，程蹊. 少数民族山区长期贫困与发展型减贫政策研究
[M].北京：科学出版社，2014.

[12] 陈文贤，聂敦凤，李宁秀，毛萌. 健康贫困与反贫困策略选择
[J].中国卫生事业管理，2010，27（11）：749 - 751.

[13] 陈贻娟，李兴绪. 风险冲击与贫困脆弱性——来自云南红河哈尼族
彝族自治州农户的证据 [J].思想战线，2011，37（3）：85 - 89.

[14] 程斌，朱兆芳，赵东辉，徐楠，程陶朱. 我国健康扶贫成效、经验
与挑战 [J].中国卫生经济，2021，40（7）：5 - 8.

[15] 程联涛. 我国农村扶贫开发制度创新研究 [M].贵阳：贵州人民出
版社，2017.

[16] 邓涛，吴开松. 治理现代化导向下民族地区社区发展转向与路径选
择 [J].湖北民族学院学报（哲学社会科学版），2019，37（1）：
56 - 62.

[17] 〔印〕迪帕·纳拉扬，拉伊·帕特尔，凯·沙夫特，安妮·拉德马
赫，萨拉·科克舒尔特著. 付岩梅，姚莉，崔惠玲，董筱丹，孙文
博译. 谁倾听我们的声音 [M].北京：中国人民大学出版社，2001.

[18] 范小建.60 年：扶贫开发的攻坚战 [J].求是，2009（20）：35 - 37.

[19] 付玉联，谢来位. 健康中国战略背景下的健康扶贫政策研究 [J].
卫生经济研究，2019，36（9）：18 - 21.

[20] 高功敬. 中国城市贫困家庭生计资本与生计策略 [J].社会科学，
2016（10）：85 - 98.

[21] 高梦滔，姚洋. 健康风险冲击对农户收入的影响 [J].经济研究，
2005（12）：15 - 25.

[22] 郭君平. 参与式社区综合发展的减贫防贫效应研究——基于多维动
态视角 [M].北京：经济科学出版社，2018.

[23] 郭佩霞，朱明熙. 西南民族地区脆弱性贫困研究 [M].成都：西南
财经大学出版社，2017.

[24] 韩启德. 医学的温度 [M].北京：商务印书馆，2020.

[25] 何得桂，董宇昕. 深度贫困地区健康扶贫政策执行偏差及其矫正
[J].党政研究，2018（6）：99 - 110.

［26］贺丹主编.中国健康扶贫研究报告［M］.北京：人民出版社，2019.

［27］贺琳凯.贫困治理与乡村振兴的协同推进：时序、场域、制度与要素［J］.思想战线，2022，48（2）：138－145.

［28］胡新光，曹春霞，李浴峰.论健康促进在"健康中国"战略中的应用［J］.医学与社会，2017，30（4）：64－67.

［29］黄承伟.中国扶贫开发道路研究：评述与展望［J］.中国农业大学学报（社会科学版），2016，33（5）：5－17.

［30］黄倩，李宽，熊德平.家庭社会经济地位与居民健康——基于生活方式和社会支持双重视角的研究［J］.云南财经大学学报，2020，36（7）：66－80.

［31］〔美〕基思·佩恩著.李大白译.断裂的阶梯：不平等如何影响你的人生［M］.北京：中信出版集团，2019.

［32］景军.公民健康与社会理论［M］.北京：社会科学文献出版社，2019.

［33］孔祥智等.乡村振兴的九个维度［M］.广州：广东人民出版社，2018.

［34］赖先进.国家治理现代化场景下协同治理理论框架的构建［J］.党政研究，2020（3）：103－110.

［35］雷明，李浩等.中国扶贫［M］.北京：清华大学出版社，2020.

［36］李成贵.解决三农问题的基本思路和政策方向［J］.中国农史，2005（2）：108－116.

［37］李静.中国健康扶贫的成效与挑战［J］.求索，2019（5）：95－103.

［38］李瑞华."贫困－疾病"恶性循环防治机制研究［J］.中国卫生经济，2020，39（6）：27－29.

［39］李松有."结构－关系－主体"视角下农村贫困治理有效实现路径——基于广西15个县45个行政村878户农民调查研究［J］.当代经济管理，2020，42（5）：41－50.

［40］李小云.冲破"贫困陷阱"：深度贫困地区的脱贫攻坚［J］.学术前沿，2018（7下）：6－13.

［41］李小云，董强，饶小龙，赵丽霞.农户脆弱性分析方法及其本土化

应用 [J].中国农村经济，2007 (4)：32－39.

[42] 李雪萍.反脆弱发展：连片特困地区贫困治理的新范式 [J]，华中师范大学学报 (人文社会科学版)，2016，55 (3)：6.

[43] 李雪萍.反脆弱性发展：突破发展陷阱的路径——基于西藏城镇社区发展的实证调查与理论分析 [J].华中师范大学学报 (人文社会科学版)，2013，52 (2)：18－24.

[44]〔英〕理查德·威尔金森，凯特·皮克特著.安鹏译.不平等的痛苦：收入差距如何导致社会问题 [M].北京：新华出版社，2010.

[45]〔美〕林南著.张磊译.社会资本——关于社会结构与行动的理论 [M].北京：社会科学文献出版社，2020.

[46]〔英〕琳达·J.霍尔比契著.刘善仕，眭灵慧等译.敏捷组织：如何建立一个创新、可持续、柔性的组织 [M].北京：机械工业出版社，2020.

[47] 刘东，荆蕙兰，王家斌.后脱贫时代边疆民族地区相对贫困治理：逻辑理路、价值转向及战略选择 [J].广西民族研究，2021 (5)：172－180.

[48] 刘风.农民合作社的反脆弱性及其贫困治理能力 [J]，中国农业大学学报 (社会科学版)，2018，35 (5)：9.

[49] 刘解龙.经济新常态中的精准扶贫理论与机制创新 [J].湖南社会科学，2015 (4)：156－159.

[50] 刘梅，李灵清，普世传，唐顺定，矣佳蓉，梅丽静.2018年云南省86个贫困县区居民健康素养现状及其影响因素分析 [J].中国健康教育，2020，36 (1)：13－19.

[51] 刘小珉.贫困的复杂图景与反贫困的多元路径 [M].北京：社会科学文献出版社，2017.

[52] 刘亚孔，石丹淅.可行能力视域下健康贫困治理的内在逻辑研究 [J].三峡大学学报 (人文社会科学版)，2019，41 (6)：66－70.

[53] 卢光盛，熊鑫.国际减贫合作的体系变化与中国角色 [J].云南师范大学学报 (哲学社会科学版)，2020，52 (1)：118－129.

[54] 陆汉文，黄承伟主编.中国精准扶贫发展报告 (2018)：稳定脱贫

的深层挑战与有效途径 [M].北京：社会科学文献出版社，2018.

[55] 〔美〕罗伯特·帕特南著.刘波，祝乃娟，张孜异，林挺进，郑寰译.独自打保龄 [M].北京：中国政法大学出版社，2018.

[56] 〔加〕马尔科姆·格拉德威尔著.钱清，覃爱冬译.引爆点 [M].北京：中信出版集团，2020.

[57] 〔美〕马修·杰克逊著.余江译.人类网络：社会位置决定命运 [M].北京：中信出版集团，2019.

[58] 〔英〕玛格丽特·麦卡特尼著.潘驿炜译.病患悖论：为什么"过度"医疗不利于你的健康？[M].北京：中国社会科学出版社，2020.

[59] 〔英〕玛丽·道格拉斯著.黄剑波，柳博赟，卢忱译.洁净与危险——对污染和禁忌观念的分析 [M].北京：商务印书馆，2018.

[60] 〔英〕迈克尔·格伦菲尔编.林云柯译.布迪厄：关键概念（原书第2版）[M].重庆：重庆大学出版社，2018.

[61] 〔美〕纳西姆·尼古拉斯·塔勒布著.周洛华译.非对称风险 [M].北京：中信出版集团，2019.

[62] 〔美〕纳西姆·尼古拉斯·塔勒布著.雨珂译.反脆弱 [M].北京：中信出版集团，2014.

[63] 〔美〕尼古拉斯·克里斯塔基斯，詹姆斯·富勒著.简学译.大连接：社会网络是如何形成的以及对人类现实行为的影响 [M].北京：北京联合出版公司，2017.

[64] 牛胜强.多维视角下深度贫困地区脱贫攻坚困境及战略路径选择 [J].理论月刊，2017（12）：146 – 150 + 176.

[65] 〔美〕乔治·罗森著.黄沛一译.公共卫生史 [M].南京：译林出版社，2021.

[66] 渠鲲飞、左停、王琳瑛.深度贫困区技能扶贫运行困境分析——基于能力贫困的视域 [J].中央民族大学学报（哲学社会科学版），2018，45（3）：8.

[67] 〔美〕塞德希尔·穆来纳森，埃尔德·沙菲尔著.魏薇，龙志勇译.稀缺：我们是如何陷入贫穷与忙碌的（经典版）[M].杭州：浙江人民出版社，2018.

[68] 〔美〕史蒂夫·卡斯纳著．祝常悦，徐天凤译．思维与陷阱 [M].
北京：中信出版集团，2019.

[69] 世界银行．2000/2001 年世界发展报告 [M].北京：中国财政经济
出版社，2001.

[70] 世界银行．1990 年世界发展报告 [M].北京：中国财政经济出版
社，1990.

[71] 宋璐，李树茁．子女迁移对农村老年家庭生计资本的影响——基
于家庭结构的可持续生计分析 [J].人口研究，2017，41 (3)：
65 – 75.

[72] 苏芳，徐中民，尚海洋．可持续生计分析研究综述 [J].地球科学
进展，2009，24 (1)：61 – 69.

[73] 孙军．社会资本视角下民族地区贫困治理研究 [J].上海市社会主
义学院学报，2020 (6)：52 – 56.

[74] 唐林，罗小锋．贫困地区农户生计资本对大病风险冲击的影响研
究——基于结构和水平的双重视角 [J].华中农业大学学报 (社
会科学版)，2020 (2)：49 – 58 + 164.

[75] 田先红．家计模式、贫困性质与精准扶贫政策创新——来自西南少
数民族地区 S 乡的扶贫开发经验 [J].求索，2018 (1)：124 – 131.

[76] 万良杰，薛艳坤．贫困流动性、贫困类型与精准脱贫施策研究 [J].
湖北民族学院学报 (哲学社会科学版)，2019，37 (5)：47 – 54.

[77] 汪三贵，刘明月．健康扶贫的作用机制、实施困境与政策选择
[J].新疆师范大学学报 (哲学社会科学版)，2019，40 (3)：11.

[78] 汪三贵，胡骏，徐伍达．民族地区脱贫攻坚 "志智双扶" 问题研究
[J].华南师范大学学报 (社会科学版)，2019 (6)：5 – 11 + 191.

[79] 王超，刘俊霞．中国反贫困工作 40 年历史演进——基于 1979 –
2018 中国反贫困政策的量化分析 [J].中国农村经济，2018 (12)：
2 – 18.

[80] 王甫勤，马瑜寅．社会经济地位、社会资本与健康不平等 [J].华
中科技大学学报 (社会科学版)，2020，34 (6)：59 – 66.

[81] 王甫勤．地位束缚与生活方式转型——中国各社会阶层健康生活方

式潜在类别研究［J］.社会学研究，2017，32（6）：117－140.

［82］王俊程.中国农村扶贫实践逻辑与未来发展：1978－2017［J］.青海社会科学，2018（5）：13－19.

［83］王曙光.中国的贫困与反贫困［J］.农村经济，2011（3）：3－8.

［84］王文长主编.少数民族地区反贫困：实践与反思［M］.北京：中国社会科学出版社，2016.

［85］伍艳.贫困地区农户生计脆弱性的测度——基于秦巴山片区的实证分析［J］.西南民族大学学报（人文社会科学版），2015，36（5）：128－133.

［86］习近平.在深度贫困地区脱贫攻坚座谈会上的讲话［J］.中国农业会计，2017（9）：60－63.

［87］夏振洲.深度贫困、健康人力资本与金融支持——以扶沟县为例［J］.西南金融，2018（12）：52－57.

［88］谢家智，姚领.社会资本变迁与农户贫困脆弱性——基于"乡土中国"向"城乡中国"转型的视角［J］.人口与经济，2021（4）：1－21.

［89］严丽萍，魏南方，解瑞谦，杜维婧，卫薇，庞静，黄相刚.我国城乡居民健康素养影响因素分析［J］.中国健康教育，2012，28（1）：8－11.

［90］杨菊华.后小康社会的贫困：领域、属性与未来展望［J］.中共中央党校（国家行政学院）学报，2020，24（1）：111－119.

［91］叶普万，贾慧咏.我国农村妇女贫困的现状、原因及解决对策［J］.理论学刊，2010（9）：61－64.

［92］曾小溪，汪三贵.中国大规模减贫的经验：基于扶贫战略和政策的历史考察［J］.西北师大学报（社会科学版），2017，54（6）：11－19.

［93］翟绍果，严锦航.健康扶贫的治理逻辑、现实挑战与路径优化［J］.西北大学学报（哲学社会科学版），2018，48（3）：56－63.

［94］翟绍果.健康贫困的协同治理：逻辑、经验与路径［J］.治理研究，2018，34（5）：53－60.

[95] 张超正，杨钢桥．不同模式农地整治前后农户生计资本变化研究 [J]．中国土地科学，2018，32（10）：90－96.

[96] 张得平，马俊杰，戚宏云，赵仲禄，罗占业，文俊．甘肃省某深度贫困县居民健康素养调查 [J]．疾病预防控制通报，2019，34（6）：8－13.

[97] 张丽君等．中国少数民族地区扶贫进展报告（2017）[M]．北京：中国经济出版社，2017.

[98] 张敏，张淑娥，贺景平，殷东，尹红艳，黄颖，孙涛．我国健康扶贫治理评述：实践、逻辑及原则 [J]．华西医学，2019，34（12）：1340－1347.

[99] 张行发，徐虹，张妍．从脱贫攻坚到乡村振兴：新内生发展理论视角——以贵州省 Y 县为案例 [J]．当代经济管理，2021，43（10）：31－39.

[100] 张秀艳，潘云．贫困理论与反贫困政策研究进展 [J]．经济问题，2017（3）：1－5.

[101] 赵欣，郭佳，曾利辉．后脱贫时代健康扶贫的实践困境与路径优化 [J]．中国卫生事业管理，2021，38（8）：598－601.

[102] 郑长德．深度贫困民族地区提高脱贫质量的路径研究 [J]．西南民族大学学报（人文社会科学版），2018，39（12）：103－112.

[103] 郑长德．"三区""三州"深度贫困地区脱贫奔康与可持续发展研究 [J]．民族学刊，2017，8（6）：1－8＋95－97.

[104] 郑杭生，李棉管．中国扶贫历程中的个人与社会——社会互构论的诠释理路 [J]．教学与研究，2009（6）：5－10.

[105] 郑继承．中国健康扶贫的逻辑演进与新时代战略转型研究 [J]．云南社会科学，2020（5）：149－156.

[106] 中国健康教育中心编著．中国居民健康素养监测报告 [M]．北京：人民卫生出版社，2018.

[107] 仲超．"贫困女性化"的形成与治理 [J]．云南社会科学，2019（6）：143－150＋183－184.

[108] 周君璧，施国庆．农村家庭贫困脆弱性与扶贫对象精准确定 [J]．

贵州社会科学，2017（9）：145－151.

[109] 周立．以"志智制立体扶贫"解决深度贫困［J］．学术前沿，2018（7下）：14－19.

[110] 朱冬亮，殷文梅．内生与外生：巩固拓展脱贫攻坚成果同乡村振兴有效衔接的防贫治理［J］．学术研究，2022（1）：48－55＋177－178.

[111] 朱兆芳，程斌，赵东辉，王军永，程陶朱．我国健康扶贫与乡村振兴衔接路径研究［J］．中国卫生经济，2021，40（7）：9－13.

[112] 邹薇，方迎风．健康冲击、"能力"投资与贫困脆弱性：基于中国数据的实证分析［J］．社会科学研究，2013（4）：1－7.

[113] 左停，徐加玉，李卓．摆脱贫困之"困"：深度贫困地区基本公共服务减贫路径［J］．南京农业大学学报（社会科学版），2018，18（2）：35－44＋158.

[114] 左停，徐小言．农村"贫困－疾病"恶性循环与精准扶贫中链式健康保障体系建设［J］．西南民族大学学报（人文社会科学版），2017，38（1）：1－8.

[115] 左停，杨雨鑫，钟玲．精准扶贫：技术靶向、理论解析和现实挑战［J］．贵州社会科学，2015（8）：156－162.

二　英文文献

［1］ Adger W N. Vulnerability［J］. Global Environmental Change，2006，16（3）：268－281.

［2］ Alcock P. Understanding Poverty（2nd ed.）［M］. New York：Palgrave，1997.

［3］ Bebbington A. Capitals and Capabilities：A Framework for Analyzing Peasant Viability，Rural Livelihoods and Poverty［J］. World Development，1999，27（12）：2021－2044.

［4］ Berkman N D，Sheridan S L，Donahue K E，et al. Low Health Literacy and Health Outcomes：An Updated Systematic Review［J］. Annals of Internal Medicine，2011，155（2）：97.

［5］ Berkman N D，et al. Health Literacy Interventions and Outcomes：An

Updated Systematic Review [R]. Evidence Report/Technology Assessment No. 199, 2011.

[6] Bourdieu P. The Forms of Capital. In: Richardson J G, ed. Handbook of Theory and Research for Sociology of Education [M]. New York: Greenwood Press, 1986.

[7] Bray R, De laat M, Godinot X, Ugarte A, Walker R. The Hidden Dimensions of Poverty [M]. Montreuil: Fourth World Publications, 2019.

[8] Chambers R, Conway G. Sustainable Rural Livelihoods: Practical Concepts for the 21st Century [R]. IDS Discussion Paper, 1992.

[9] Chambers R. Editorial Introduction: Vulnerability, Coping and Policy [J]. IDS Bulletin, 1989, 20 (2).

[10] Cho Y I, Lee S Y D, Arozullah A M, et al. Effects of Health Literacy on Health Status and Health Service Utilization amongst the Elderly [J]. Social Science & Medicine, 2008, 66 (8.): 1809 – 1816.

[11] Cruz M, Foster J, Quillin B, et al. Ending Extreme Poverty and Sharing Prosperity: Progress and Policies [R]. World Bank Group, Policy Research Notes, 2015.

[12] Cutter S L. The Vulnerability of Science and the Science of Vulnerability [J]. Annals of the Association of American Geographers, 2003, 93 (1): 1 – 12.

[13] Fang H, Eggleston K, Hanson K, Wu M. Enhancing Financial Protection under China's Social Health Insurance to Achieve Universal Health Coverage [J]. BMJ, 2019, 365: l2378.

[14] Hulme D, et al. Chronic Poverty: Meanings and Analytical Frameworks [R]. CPRC Working Paper No. 2, 2001.

[15] Hulme D, Shepherd A. Conceptualizing Chronic Poverty [J]. World Development, 2003, 31 (3): 403 – 423.

[16] Jyotsna J, Martin R. Is Transient Poverty Different? Evidence for Rural China [J]. Journal of Development Studies, 2000, 36 (6): 82 – 99.

[17] Kim S, et al. Contrasting Socioeconomic Profiles Related to Healthier

Lifestyles in China and the United States [J]. American Journal of Epidemiology, 2004, 159 (2): 184 – 191.

[18] Leon D, Walt G, eds. Poverty, Inequality and Health: An International Perspective [M]. New York: Oxford University Press, 2001.

[19] Lewis O. The Culture of Poverty, In Moynihan D P, ed. On Understanding Poverty: Perspectives from the Social Sciences [M]. New York: Basic Books, 1969.

[20] Martínez-Martínez O A, Rodríguez-Brito A. Vulnerability in Health and Social Capital: A Qualitative Analysis by levels of Marginalization in Mexico [J]. International Journal for Equity in Health, 2020, 19 (24): 2 – 10.

[21] Mcculloch N, Calandrino M. Vulnerability and Chronic Poverty in Rural Sichuan [J]. World Development, 2003, 31 (3): 611 – 628.

[22] McEntire D A. Sustainability or Invulnerable Development? Proposals for the Current Shift in Paradigm [J]. Australian Journal of Emergency Management, 2000, 15 (1): 58 – 61.

[23] McEntire D A. Pendulum Policies and the Need for Relief and Invulnerable Development [J]. International Journal of Mass Emergencies and Disaster, 1998, 16 (2): 213 – 216.

[24] Michael M, Sharon F, Ruth B, Tanja A, Houweling J, Sebastian T. Closing the Gap in a Generation: Health Equity through Action on the Social Determinants of Health [J]. The Lancet, 2008, 372 (9650): 1661 – 1669.

[25] Nutbeam D. HealthLiteracy as a Public Health Goal: A Challenge for Contemporary Health Education and Communication Strategies into the 21st Century [J]. Health Promotion International, 2000, 15 (3): 259 – 267.

[26] Nutbeam D, McGill B, Pav P. Improving Health Literacy in Community Populations: A Review of Progress [J]. Health Promot Int, 2017, 33 (5): 1 – 11.

[27] Nutbeam D. Defining, Measuring and Improving Health Literacy [J].

Health Evaluation & Promotion, 2015, 42 (4): 450 – 455.

[28] Prüss-Ustün A, Wolf J, Corvalán C, Bos R and Neira M. Preventing Disease through Healthy Environments: A Global Assessment of the Burden of Disease from Environmental Risks [M]. Geneva: World Health Organization, 2016.

[29] Qingyue M, et al. What can We Learn from China's Health System Reform? [J]. BMJ, 2019, 365: l2349.

[30] Scoones I. Sustainable Rural Livelihoods: A Framework for Analysis [R]. IDS Working Paper 72, 1998.

[31] Victora C G, Adair L, Fall C, et al. Maternal and Child Undernutrition: Consequences for Adult Health and Human Capital [J]. The Lancet, 2008, 371 (9609): 340 – 357.

[32] Victora C G, Hartwig F P, Vidaletti L P, et al. Effects of Early-Life Poverty on Health and Human Capital in Children and Adolescents: Analyses of National Surveys and Birth Cohort Studies in LMICs [J]. The Lancet, 2022, 399 (10336): 1741 – 1752.

[33] Visscher B B, Steunenberg B, Heijmans M, et al. Evidence on the Effectiveness of Health Literacy Interventions in the EU: A Systematic Review [J]. BMC Public Health, 2018, 18: 1414.

[34] Waldman R J, Mintz E D, Papowitz H E. The Cure for Cholera— Improving Access to Safe Water and Sanitation [J]. The New England Journal of Medicine, 2013, 368 (7): 592 – 594.

[35] Walters R, Leslie S J, Polson R, et al. Establishing the Efficacy of Interventions to Improve Health Literacy and Health Behaviours: A Systematic Review [J]. BMC Public Health, 2020, 20.

[36] Wei C, Hongfu R, Na W, Yaqing X and Fei X. The Relationship between Socioeconomic Position and Health Literacy among Urban and Rural Adults in Regional China [J]. BMC Public Health, 2021, 21: 527.

[37] Whitehead M, Bird P. Breaking the Poor Health-poverty Link in the 21st Century: Do Health Systems Help or Hinder? [J]. Annals of Trop-

ical Medicine and Parasitology, 2006, 100 (5 – 6): 389 – 399.

[38] WHO and the International Bank for Reconstruction and Development. Tracking Universal Health Coverage: 2017 Global Monitoring Report [R]. Switzerland Geneva: WHO, 2017.

[39] WHO. Dying for Change: Poor People's Experience of Health and Ill-health [R]. 2001.

[40] WHO. Primary Health Care on the Road to Universal Health Coverage: 2019 Global Monitoring Report [R]. 2019.

[41] WHO. Water, Sanitation, Hygiene and Health. A Primer for Health Professionals [R]. 2019.

[42] WHO. Drinking Water, Sanitation and Hygiene Strategy 2018 – 2025 [M]. 2018.

[43] Windsor R A, Bailey W C, Richards J M, et al. Evaluation of the Efficacy and Cost Effectiveness of Health Education Methods to Increase Medication Adherence among Adults with Asthma [J]. American Journal of Public Health, 1990, 80 (12): 1519 – 1521.

[44] Woolcock M, Narayan D. Social Capital: Implications for Development Theory, Research, and Policy [J]. The World Bank Research Observer, 2000, 15 (2): 225 – 249.

[45] World Bank Group. Poverty and Shared Prosperity 2016: Taking on Inequity [R]. Washington, DC: World Bank, 2016.

[46] Xie Y, Ma M, Zhang Y, Tan X. Factors Associated with Health Literacy in Rural Areas of Central China: Structural Equation Model [J]. BMC Health Serv Res, 2019, 19 (1): 300.

[47] Xu K, Evans D B, Carrin G, Aguilar-Rivera A M, Musgrove P and Evans T. Protecting Households from Catastrophic Health Spending [J]. Health Afairs, 2007, 26 (4): 972 – 983.

后　记

　　终于看到《破解因病致贫难题——云贵川深度贫困县健康扶贫成效研究》出版，心中百感交集，五味杂陈。回望过去几年来的研究历程，与一群研究生一次次翻山越岭，走村入户，开展调查。其间，虽有诸多艰辛与不易，却也亲身见证了中国脱贫攻坚取得的巨变。

　　我们深深感叹，那一条条平坦大道引向边远山村深处，从此，山村不再遥远！我们亲耳聆听，那一户户农户从山顶的土坯房搬迁到新居的故事，从此，过上了有电、有水、有网络的新生活！我们亲眼见证，那一个个乡村卫生室从无到有，从简舍到标准化配置，从此，"小病不出村"，村民看病再也不发愁！这些美好的变化让我们心怀喜悦，也更加坚信全面小康如期实现！

　　健康扶贫，是一条具有中国特色的减贫道路。倾听着老百姓对医疗保障和医疗服务改善的那一声声感谢、一个个故事，我们不禁一次又一次感慨中国精准扶贫的智慧，感慨贫病兼治的伟大创新。与此同时，我们对守护一方百姓，日日夜夜穿梭于农户，奋战在基层一线的医务工作者、扶贫干部愈加崇敬和钦佩。他们不辞辛劳，忘我奉献，付出了无尽的努力和汗水，他们是脱贫攻坚这条道路上无可替代的执行者与守护者。

　　本书虽然由邓睿、黄源执笔，但离不开陈莹、焦锋、陈雪、徐进、廖芮等团队成员在调研和撰稿过程中的积极支持，他们对研究设计和书稿提出了不少宝贵意见和建议。同样，我们也要感谢白露露、吴楷雯、李本燕、陈杰、王辛平、杨中婷等年轻学子，他们参与调研，进行数据清理和数据整理，使得本书有了更为翔实的证据。此外，还要感谢刘慧群和宋婷对文字进行的校对工作。正是有了团队成员的共同努力和团结协作，才使得本书顺利出版。

本书的出版得到了昆明医科大学公共卫生学院和云南省健康与危害量化测评博士生导师团队的资助。在实地调研中，我们得到了各调查点卫生健康局的大力协助，特别是基层医生和受访农户的无私支持与配合。同时，本书的编辑出版也离不开社会科学文献出版社刘荣老师的潜心指导与付出，离不开许文文等编辑的认真编校。在此，我们代表整个研究团队向以上机构和个人致以最诚挚的感激之情，感恩与我们携手同行的你们！

对于我们研究团队而言，《破解因病致贫难题——云贵川深度贫困县健康扶贫成效研究》的出版不仅是集体智慧和努力的结晶，也是多年来我们对健康社会科学实践与探索的重要成果之一。过去二十多年，我们始终对医学与社会科学的交叉融合情有独钟，力图通过跨学科视野和多类研究方法的联合运用，深入洞悉健康的社会决定因素，合力解决脆弱人群和脆弱地区的健康问题，为健康公平性的有效改善贡献一份力量。

最后，我们衷心感谢每一位支持我们的朋友、同事和家人，是你们的陪伴与鼓励，让我们勇往直前。希望我们的研究工作能够为社会和卫生健康事业的发展献出绵薄之力！

邓睿、黄源

2023 年 11 月 21 日于昆明医科大学

图书在版编目（CIP）数据

破解因病致贫难题：云贵川深度贫困县健康扶贫成
效研究 / 邓睿，黄源著. -- 北京：社会科学文献出版
社，2024.4
ISBN 978 - 7 - 5228 - 3213 - 5

Ⅰ.①破… Ⅱ.①邓… ②黄… Ⅲ.①医疗保健事业
－扶贫－研究－云南、贵州、四川　Ⅳ.①R197.1

中国国家版本馆 CIP 数据核字（2024）第 023681 号

破解因病致贫难题

——云贵川深度贫困县健康扶贫成效研究

著　　者 / 邓　睿　黄　源

出 版 人 / 冀祥德
责任编辑 / 刘　荣
文稿编辑 / 许文文
责任印制 / 王京美

出　　版 / 社会科学文献出版社（010）59367011
　　　　　　地址：北京市北三环中路甲 29 号院华龙大厦　邮编：100029
　　　　　　网址：www.ssap.com.cn
发　　行 / 社会科学文献出版社（010）59367028
印　　装 / 三河市尚艺印装有限公司

规　　格 / 开　本：787mm × 1092mm　1/16
　　　　　　印　张：17.5　字　数：269 千字
版　　次 / 2024 年 4 月第 1 版　2024 年 4 月第 1 次印刷
书　　号 / ISBN 978 - 7 - 5228 - 3213 - 5
定　　价 / 128.00 元

读者服务电话：4008918866